よ・く・わ・か・る

子どもの心身症

診療のすすめ方

編集

東京医科大学小児科 教授
星加明徳

筑波大学心身障害学系 教授
宮本信也

永井書店

■執筆者一覧

●編集

星加　明徳（東京医科大学小児科　教授）

宮本　信也（筑波大学心身障害学系　教授）

●執筆者（執筆順）

宮本　信也（筑波大学心身障害学系　教授）

深井　善光（国立精神・神経センター国府台病院児童精神科、関西医科大学小児科学教室）

藤本　　保（大分こども病院　院長）（大分市）

石崎　優子（関西医科大学小児科学教室　講師）

竹中　義人（大阪労災病院小児科　副部長）

井上　登生（井上小児科医院　院長）（大分県中津市）

村上佳津美（近畿大学医学部堺病院小児科　講師）

岡田（髙岸）由香（神戸大学発達科学部　助教授）

田中　英高（大阪医科大学小児科　助教授）

星加　明徳（東京医科大学小児科　教授）

松浦　恵子（東京医科大学小児科）

篠本　雅人（東京医科大学小児科）

河島　尚志（東京医科大学小児科　講師）

岩坪　秀樹（東京医科大学八王子医療センター小児科　講師）

汐田まどか（鳥取県立皆生小児療育センター小児科　医長）

亀田　　誠（大阪府立羽曳野病院アレルギー小児科　医長）

地嵜　和子（ちさきこどもクリニック）（大阪府豊中市）

武井　章人（東京医科大学小児科　講師）

山中奈緒子（東京医科大学小児科）

三輪あつみ（東京医科大学小児科）

中嶋　光博（東京医科大学八王子医療センター小児科）

柏木　保代（東京医科大学小児科）

高見　　剛（東京医科大学小児科）

武隈　孝治（東京医科大学小児科　助教授）

飯山　道郎（東京医科大学小児科）

齊藤万比古(国立精神・神経センター精神保健研究所　児童・思春期精神保健部長)
塩川　宏郷(自治医科大学小児科学・総合周産期母子医療センター　講師)
宮島　　祐(東京医科大学小児科　講師)
小枝　達也(鳥取大学教育地域科学部　教授)
金生由紀子(北里大学大学院医療系研究科医療人間科学群発達精神医学　助教授)
宮地　英雄(北里大学医学部精神科学)
奥山眞紀子(国立成育医療センターこころの診療部　部長)

はじめに

　心身症は、難しいといわれることが少なくない。心身症診療のためには、特別の知識や治療技法を身につけなければいけないような印象があることが、その一因であろう。確かに、熱意だけで診療できるものではないであろう。しかし、心身症診療には、一般小児科診療がそうであるように、小児科医であればほとんどの人が対応できる段階と、より専門的立場からでなければ対応が難しい段階とがあると考えるものである。

　小児科医は、乳幼児を日常の診療対象とすることが多いことから、患者である子どもに穏やかに接する態度が自然に身についている場合が多い。また小児科医は、自ら話すことに限界がある年齢の子どもたちを診ることが多いことから、保護者の話すことをよく聞く姿勢がいつの間にか身についている場合が多い。小児科医は、乳幼児健診が業務であるため、子どもの健全な心身の発達や望ましい子育てのために何が大切かを考える習慣が身についている場合が多く、さらに、そうした病気でない状態への対応を自分にとって重要な仕事の1つとしてとらえる考え方が身についている場合が多い。一方、保護者は、子どもにとって最も重要な心理社会的環境である。子どもの治療を行う際には、保護者への働きかけを抜きにできない。

　こうした状況は、小児科医に心身症診療に向く特性を与えてくれている。日常診療において、小児科医は、子どもへ穏やかに接することで子どもの気持ちを和らげようとし、子どもの心理社会的環境（保護者）を考慮し、子どもの成長発達段階（個々の子どもの特性）を考慮しながら、それへの働きかけ（保護者へのアドバイス）を常に行っているのである。

　本書は、わが国のすべての小児科医の方々に、自分たちが心身症の子どもたちへ対応することができる存在であることを認識して頂き、さらに、より深いご理解をして頂くため、また、既に心身症医療に携わっている方々には、ご自分たちの知識を整理して頂けるよう編まれた。本書の内容は、日本小児心身医学会作成の研修ガイドラインに沿った形で構成されている。そうすることで、ある考え方に偏ることのない、全般的で現時点でのオーソドックスな考え方をお示しすることができると考えたからによる。本書が、わが国の小児心身医療に

なんらかの役割を果たすことができれば、編者・著者一同のこのうえない幸せである。ただ、分担執筆のためもあり、一部、内容に統一性に欠けるところを感じられる点があるかも知れないが、それらも含め本書に関する不備な点は、すべて編者の責任である。読者の方々からの忌憚のないご意見、ご批判を切にお願いする次第である。

平成15年9月吉日

星加明徳、宮本信也

目 次

I. 基本的な考え方

1. 心身相関のメカニズム ――――（宮本信也） 3
1　心身症とは……………………………………………………………………3
2　心身医学的アプローチとは…………………………………………………5
3　心身症の成り立ち……………………………………………………………5
4　小児における心身医学的対応の必要性……………………………………7
5　小児の心身医学の対象………………………………………………………10

2. 心身医学の基礎理論 ――――（深井善光） 15
1　子どもの不適応………………………………………………………………15
2　心の発達………………………………………………………………………16
3　各年齢の特徴…………………………………………………………………19
4　精神力動論……………………………………………………………………21
5　行動科学………………………………………………………………………22
6　システム論（家族療法）……………………………………………………24

II. 診療の実際

1. 小児心身医学における診療の流れ ――――（藤本 保） 29
1　小児心身医療の特殊性………………………………………………………29
2　医師-患者・家族関係における要点…………………………………………30
3　面接技法・医療コミュニケーションの要点………………………………34
4　保険診療………………………………………………………………………38

2. 診　断 ――――（石崎優子） 41
1　面接……………………………………………………………………………43
2　身体生理学的検査……………………………………………………………47
3　心理検査………………………………………………………………………47
4　アセスメント…………………………………………………………………50

3. 治　療 ――――（竹中義人） 53
1　ステップ1……………………………………………………………………53
2　ステップ2　心理社会的要因の把握と心理療法を含む全人的治療の導入……56
3　ステップ3　自己表現力の改善、症状の軽快・消失の体験………………59
4　ステップ4　より適切な適応様式の習得……………………………………59
5　ステップ5　治療の終結………………………………………………………60
6　症例……………………………………………………………………………60

4. 各種関連機関との連携 ――――（井上登生） 70
1　地域子育て支援事業と次世代育成支援対策推進法の背景………………70
2　各種関連機関の種類…………………………………………………………71
3　各種関連機関との連携の実際………………………………………………72

III. 心身症および関連領域

1. 消化器系 ――――――――――――――――（村上佳津美） 83
1 過敏性腸症候群 83
1. 疾患概念 ………………………………………………………………83
2. 疫学 ……………………………………………………………………83
3. 病態生理 ………………………………………………………………83
4. 臨床症状 ………………………………………………………………84
5. 検査、鑑別診断 ………………………………………………………84
6. 診断基準 ………………………………………………………………85
7. 治療 ……………………………………………………………………86
8. 症例 ……………………………………………………………………89

2 反復性腹痛 90
1. 疾患概念 ………………………………………………………………90
2. 病態生理 ………………………………………………………………90
3. 症状、理学的所見 ……………………………………………………90
4. 診断 ……………………………………………………………………91
5. 治療 ……………………………………………………………………91
6. 症例 ……………………………………………………………………91

3 心因性嘔吐 92
1. 疾患概念 ………………………………………………………………92
2. 診断、鑑別診断 ………………………………………………………93
3. 治療 ……………………………………………………………………93

2. 呼吸器系 ――――――――――――――――（岡田（髙岸）由香） 95
1 過換気症候群 95
1. 疾患概念 ………………………………………………………………95
2. 疫学 ……………………………………………………………………95
3. 病態生理 ………………………………………………………………95
4. 臨床症状 ………………………………………………………………96
5. 診断基準・鑑別診断 …………………………………………………97
6. 検査 ……………………………………………………………………97
7. 初期対応・治療 ………………………………………………………98

2 心因性咳嗽 100
1. 疾患概念 ………………………………………………………………100
2. 疫学 ……………………………………………………………………100
3. 病態生理 ………………………………………………………………100
4. 臨床症状 ………………………………………………………………100
5. 検査 ……………………………………………………………………101
6. 診断基準・鑑別診断 …………………………………………………101
7. 初期対応・治療 ………………………………………………………102
8. 症例 ……………………………………………………………………102

3. 循環器系 ――――――――――――――――（田中英高） 104
1 起立性調節障害 104
1. 起立性調節障害は一般小児科、学校保健で頻度が高く、かつまた適切な対応を必要とする ……………………………………………………………………………104

- 2 起立性調節障害は自律神経失調症状を伴う ……………………………………104
- 3 ODを診断する客観的な方法は何か? ……………………………………………105
- 4 ODサブタイプの病態生理と診断基準 ……………………………………………107
- 5 ODの脳循環は障害されているものが多い ………………………………………109
- 6 ODのQOLについて ………………………………………………………………109
- 7 不定愁訴-OD-不登校の関係 ………………………………………………………110

4. 泌尿生殖器系 ────────────────────────── (星加明徳、ほか) 115
1 夜尿症　115
- 1 疾患概念 ……………………………………………………………………………115
- 2 疫学 …………………………………………………………………………………115
- 3 病態生理・病態生化学・力動的解釈 ……………………………………………115
- 4 臨床症状 ……………………………………………………………………………116
- 5 検査 …………………………………………………………………………………116
- 6 診断基準・鑑別診断 ………………………………………………………………117
- 7 初期対応・治療 ……………………………………………………………………118

2 遺糞症　125
- 1 疾患概念 ……………………………………………………………………………125
- 2 疫学 …………………………………………………………………………………125
- 3 病態生理・病態生化学・力動的解釈 ……………………………………………126
- 4 臨床症状 ……………………………………………………………………………127
- 5 診断基準・鑑別診断 ………………………………………………………………127
- 6 初期対応・治療 ……………………………………………………………………128

5. 皮膚系 ───────────────────────────── (汐田まどか) 130
1 脱毛・抜毛　130
- 1 疾患概念 ……………………………………………………………………………130
- 2 疫学 …………………………………………………………………………………130
- 3 病態生理・病態生化学・力動的解釈 ……………………………………………130
- 4 臨床症状 ……………………………………………………………………………131
- 5 検査 …………………………………………………………………………………131
- 6 診断基準・鑑別診断 ………………………………………………………………131
- 7 初期対応・治療 ……………………………………………………………………132

6. アレルギー系 ───────────────────────── (亀田　誠) 135
1 気管支喘息　135
- 1 疾患概念 ……………………………………………………………………………135
- 2 疫学 …………………………………………………………………………………135
- 3 病態生理 ……………………………………………………………………………136
- 4 臨床症状 ……………………………………………………………………………137
- 5 検査 …………………………………………………………………………………137
- 6 診断基準・鑑別診断 ………………………………………………………………139
- 7 初期対応・治療 ……………………………………………………………………140
- 8 症例 …………………………………………………………………………………144

2 アトピー性皮膚炎　145
- 1 疾患概念 ……………………………………………………………………………145
- 2 疫学 …………………………………………………………………………………145
- 3 病態生理 ……………………………………………………………………………145

  4 臨床症状 …………………………………………………………………………145
  5 検査 ………………………………………………………………………………146
  6 診断基準・鑑別診断 ……………………………………………………………146
  7 初期対応・治療 …………………………………………………………………146
  8 症例 ………………………………………………………………………………151
 ③ 蕁麻疹　151
  1 疾患概念 …………………………………………………………………………151
  2 疫学 ………………………………………………………………………………151
  3 病態生理 …………………………………………………………………………151
  4 臨床症状 …………………………………………………………………………152
  5 検査 ………………………………………………………………………………152
  6 診断基準・鑑別診断 ……………………………………………………………154
  7 初期対応・治療 …………………………………………………………………154
  8 症例 ………………………………………………………………………………155

7．内分泌代謝系　　　　　　　　　　　　　　　　　　　　　　　　　（汐田まどか）　157
 ① 単純性肥満　157
  1 疾患概念 …………………………………………………………………………157
  2 疫学 ………………………………………………………………………………157
  3 病態生理 …………………………………………………………………………157
  4 臨床症状 …………………………………………………………………………158
  5 検査 ………………………………………………………………………………159
  6 診断基準・鑑別診断 ……………………………………………………………159
  7 初期対応・治療 …………………………………………………………………160
  8 症例 ………………………………………………………………………………161
 ② 愛情遮断性小人症　163
  1 疾患概念 …………………………………………………………………………163
  2 疫学 ………………………………………………………………………………164
  3 病態生理・病態生化学・力動的解釈 …………………………………………164
  4 臨床症状 …………………………………………………………………………164
  5 検査 ………………………………………………………………………………165
  6 診断基準・鑑別診断 ……………………………………………………………166
  7 初期対応・治療 …………………………………………………………………166
 ③ 周期性嘔吐　167
  1 疾患概念 …………………………………………………………………………167
  2 疫学 ………………………………………………………………………………167
  3 病態生理・病態生化学・力動的解釈 …………………………………………167
  4 臨床症状 …………………………………………………………………………168
  5 検査 ………………………………………………………………………………168
  6 診断基準・鑑別診断 ……………………………………………………………168
  7 初期対応・治療 …………………………………………………………………169

8．摂食の問題　　　　　　　　　　　　　　　　　　　　　　　　　　　（地嵜和子）　173
 ① 摂食障害　173
  1 疾患概念 …………………………………………………………………………173
  2 疫学 ………………………………………………………………………………173
  3 病態生理・病態生化学・病因 …………………………………………………174
  4 臨床症状 …………………………………………………………………………177

	5	検査	178
	6	診断基準・鑑別診断	179
	7	初期対応・治療	180
	8	症例	186

2 その他の食行動異常　191
1	乳児期の哺育障害	191
2	偏食	192
3	小児期にみられるその他の食行動異常	192
4	発達障害にみられる食行動異常	193

9. 神経・筋肉系 ────────────────────────────（星加明徳、ほか）　194

1 偽神経学的症状（心因性運動障害・心因性意識障害・心因性痙攣など）　194
1	疾患概念	194
2	疫学	194
3	病態生理、病態生化学、力動的解釈	194
4	臨床症状	195
5	診断基準・検査・鑑別診断	195
6	初期対応・治療	200

2 チック障害・トゥレット障害　202
1	疾患概念	202
2	疫学	202
3	病態生理、病態生化学、力動的解釈	202
4	臨床症状	203
5	診断基準・検査・鑑別診断	207
6	初期対応・治療	207
7	症例	212

3 睡眠驚愕障害（夜驚症）　214
1	疾患概念	214
2	疫学	214
3	病態生理	214
4	臨床症状	216
5	診断基準・鑑別診断・検査	216
6	初期対応・治療	217
7	症例	220

4 睡眠相後退症候群　221
1	疾患概念	221
2	疫学	222
3	病態生理、病態生化学、力動的解釈	222
4	臨床症状	222
5	検査	222
6	診断基準・鑑別診断	222
7	初期対応・治療	223
8	症例	224

10. 感覚器系 ────────────────────────────（飯山道郎、齊藤万比古）　226

1 心因性視覚障害　226
1	疾患概念	226
2	疫学	226

3　病態生理 …………………………………………………………………227
　　　4　臨床症状と受診の動機 …………………………………………………228
　　　5　検査 ………………………………………………………………………228
　　　6　診断基準・鑑別診断 ……………………………………………………229
　　　7　初期対応・治療 …………………………………………………………229
　②　心因性聴覚障害　231
　　　1　疾患概念 …………………………………………………………………231
　　　2　疫学 ………………………………………………………………………232
　　　3　病態生理 …………………………………………………………………232
　　　4　臨床症状と受診の動機 …………………………………………………232
　　　5　検査・診断 ………………………………………………………………233
　　　6　鑑別診断 …………………………………………………………………233
　　　7　初期対応・治療 …………………………………………………………233

11．行動・習癖の異常 ――――――――――――――――――（塩川宏郷）235
　①　不登校　235
　　　1　疾患概念 …………………………………………………………………235
　　　2　疫学 ………………………………………………………………………236
　　　3　病態生理・力動的解釈 …………………………………………………236
　　　4　臨床症状 …………………………………………………………………237
　　　5　検査 ………………………………………………………………………238
　　　6　診断基準・鑑別診断 ……………………………………………………239
　　　7　初期対応・治療 …………………………………………………………244
　　　8　経過・予後 ………………………………………………………………248
　　　9　症例 ………………………………………………………………………248

12．一般小児科学における心身医学的問題 ――――――――（宮島　祐）252
　①　慢性疾患・悪性疾患児の心理社会的問題と包括的ケア　252
　　　1　血液・悪性腫瘍（白血病）の心理社会的問題と包括的ケア …………253
　　　2　慢性特発性血小板減少症（慢性ITP）…………………………………256
　　　3　てんかん …………………………………………………………………258
　　　4　慢性疲労症候群 …………………………………………………………259

Ⅳ．発達行動小児科学

1．発達障害および関連障害 ――――――――――――――（小枝達也）263
　①　総論　263
　　　1　発達障害と心身症との関連性について ………………………………263
　　　2　発生頻度 …………………………………………………………………264
　　　3　心身症外来を受診してくる発達障害児の特徴 ………………………266

　②　各論　269
　　　1　学習障害（LD）…………………………………………………………269
　　　2　注意欠陥/多動性障害（AD/HD）………………………………………272
　　　3　高機能広汎性発達障害（高機能自閉症とアスペルガー症候群）……275
　　　4　軽度MR …………………………………………………………………277

2．小児精神医学領域 ──────────────────（金生由紀子、宮地英雄） 281

1 総論-注意すべきポイント 281
- 1 診断のポイント ……………………………………………………………281
- 2 対応・治療のポイント ……………………………………………………282

2 各論 283
- 1 不安障害 ……………………………………………………………………283
- 2 社会恐怖 ……………………………………………………………………285
- 3 パニック障害 ………………………………………………………………287
- 4 強迫性障害 …………………………………………………………………289
- 5 外傷後ストレス障害(PTSD) ………………………………………………292
- 6 気分障害 ……………………………………………………………………295
- 7 身体表現性障害 ……………………………………………………………297
- 8 解離性障害 …………………………………………………………………301
- 9 統合失調症(精神分裂病) …………………………………………………302

3．社会小児科学 ──────────────────────（奥山眞紀子） 305

1 子どもと社会 305
2 子ども虐待 306
- 1 子ども虐待対応の歴史 ……………………………………………………306
- 2 子ども虐待とは ……………………………………………………………307
- 3 虐待対応の目的 ……………………………………………………………310
- 4 虐待を受けることによる子どもの危険 …………………………………311
- 5 子ども虐待に対する医師の役割 …………………………………………311

3 その他の子どもの被害 315
4 いじめ 316
5 メディアの影響 316
6 薬物の問題 316

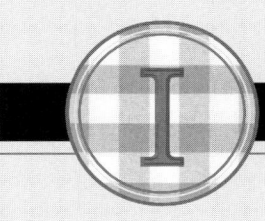
I 基本的な考え方

1 心身症とは

1・心身症の概念

▶心身症

　日本心身医学会は、心身症を、『身体疾患のうち、その発症と経過に心理社会的因子が密接に関与し、器質的ないし機能的障害の認められる病態を呈するもの。但し、神経症、うつ病などの精神障害に伴う身体症状は除外される』と定義している[1]。基本的には、『心身症』という特定の疾患は存在せず、ある身体疾患があった場合、その治療に関して心理社会的要因を考慮する必要がある場合、その疾患は『心身症』としてとらえられることになる。『心理社会的要因を考慮する必要がある場合』とは、治療に際して心理社会的要因への介入をしない限り完治しない状況のことである。

▶心理社会的要因

　例えば、気管支喘息があり、喘息発作を起こしたときに、気管支拡張剤による身体的治療のみで発作が改善し、しかも、発作の反復もない場合、この気管支喘息は、身体疾患としてとらえられることになる。一方、同じように喘息発作があり、発作は薬物療法により改善するが、薬物の増量や変更によっても発作の反復を抑えられず、いじめの事実が判明した後、いじめ状況への介入により、薬物の変更がないままに発作の反復がなくなった場合、この気管支喘息は心身症ととらえられることになるのであ

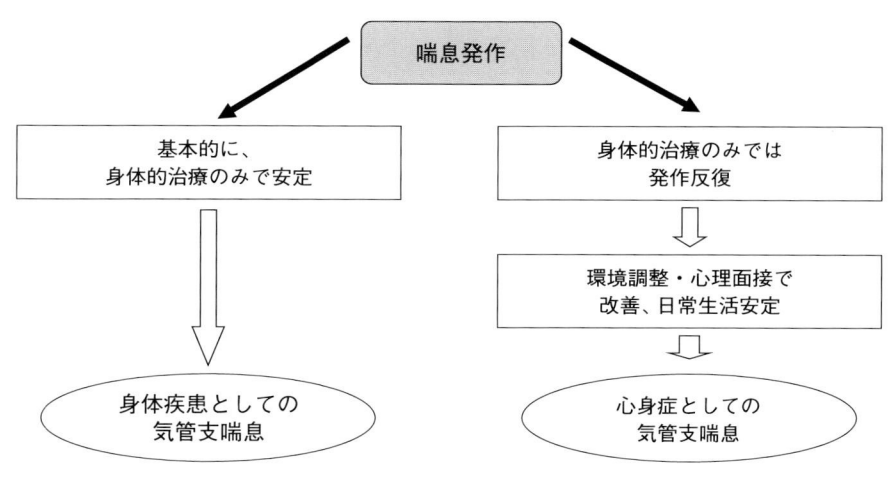

図 1．心身症の考え方

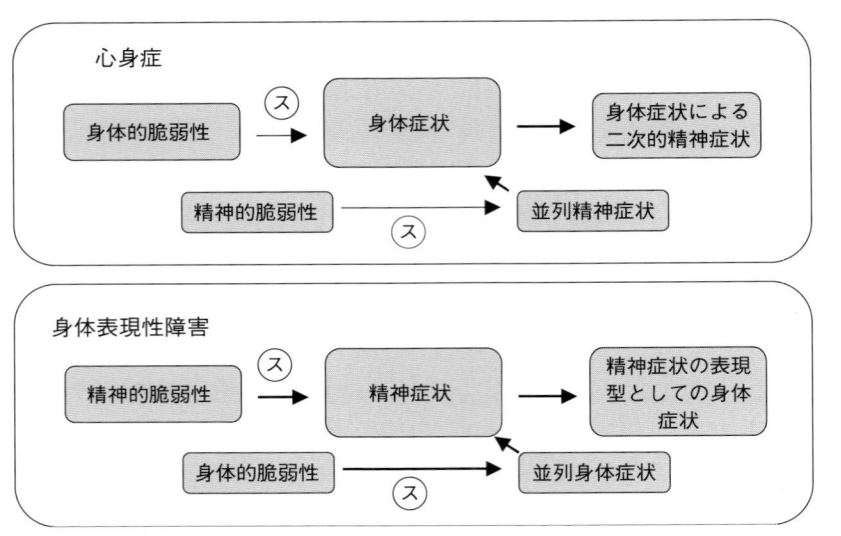

図 2．心身症と身体表現性障害の違い

る(図1)。

　結局、心身症とは、診断名ではなく、疾患を診る視点を示す用語と考えるべきであろう。そのように考えることで、ある身体疾患が、ある状況では通常の身体疾患として捉えられ、別の状況では心身症として考えられることを理解することができる。

2・心身症と身体表現性障害

▶身体表現性障害

　身体表現性障害とは、身体的異常がない、あるいは、あった場合でも、その状況に見合わない強さと頻度で、身体面の不調を訴え続ける精神障害である。さまざまな身体症状を訴える身体化障害、訴えというより神経障害を思わせる症状(運動障害、知覚障害など)を主として示す転換性障害、痛みと痛みの苦痛を訴える疼痛性障害、症状というよりも重大な病気に罹っているという思いを訴え続ける心気症、などが代表的なものである。

▶身体的脆弱性
▶精神的脆弱性

　心身症と身体表現性障害との違いを図示したのが図2である。心身症では、素因としての身体的脆弱性がまずあり、そこにストレッサーが作用して身体症状が生じる。時に、それと並列の精神的脆弱性も存在し、そこから精神症状が出現することもあるが、その精神症状は、身体症状とは並列のものである。この精神症状が、また、身体症状を修飾する。さらに、身体症状の持続により、不安・うつなどの二次的な精神症状が出現してくることもある。一方、身体表現性障害では、精神的脆弱性がまず存在し、そこにストレッサーが作用し、精神的不安定状態あるいは精神症状が生じ、その

精神症状の表現型として身体症状あるいは身体的訴えが前面に出てくる。時に、並列の身体的脆弱性から身体症状が出現することもあり、この身体症状が、また、精神症状を修飾することもある。

結局、心身症では、基本症状は身体症状であり、精神面の問題があったとしても、それは、身体症状と並列に存在するか、あるいは、身体症状の持続による二次的なものとして考えられる。それに対し、身体表現性障害では、精神面の問題・症状が基本症状であり、身体症状はその表現型に過ぎない、と考えられるのである。

2 心身医学的アプローチとは

▶心身医学的アプローチ

心身医学的アプローチは、前述の心身症の考え方をもとにして考えることができる。つまり、心身医学的アプローチとは、ある身体症状・身体疾患の診療において、身体要因のみならず、心理社会的要因を考慮し、必要に応じてそうした心理社会的要因への介入を行う診療姿勢のことである。心理社会的要因への介入は、必ずしも患児への直接的な心理的対応とは限らず、患児・家族への日常生活指導、患児への対応方法の家族への指導、学校などの集団場面での留意事項の指導なども含まれる。

但し、心理社会面への対応をすることだけを、心身医学的アプローチと思い込まないようにしなければならない。前述したように、心身症とは、基本的には身体症状・身体疾患を対象とした視点である。存在する身体症状は、決して「気のせい」ではなく、患児には本当に苦痛と感じられているものである。この身体症状への対応を抜きにして、心理社会面への対応だけをすることは、心身医学的アプローチとはいえない。身体面への対応と心理社会面への対応の双方を行っていくことこそが、真の心身医学的アプローチといえるのである。

3 心身症の成り立ち[2]

一般に、心身症は、さまざまな素因や準備状態をもつ個体にストレッサーが加わりストレスが生じ、そのストレス状況から再適応に失敗したときに発症する。素因は体質や身体的要因であり、準備状態とは既往状態として存在する身体的問題・疾患や心理的問題・精神疾患のことである。ストレス状況および再適応状況は、修飾因子と呼ばれる要因に左右される。修飾因子もまた、身体的要因と心理社会的要因から成る。以下、心身症の発症機序を、身体的側面と心理社会的側面から述べる。

1・心身症において身体異常をきたす生理学的機序

心身症における身体症状は、気のせいではなく、ましてや、仮病でもなく、実際に

臓器に機能的、時に器質的な変化が生じて出現しているものであり、子ども自身には実際に感じられているものである。こうした心身の関連性を最初に示したのは、生理学者であるCannonである。彼は、犬を目の前にした猫の血液中にアドレナリンが大量に存在し、交感神経系が興奮した状態を生じることを示した。いわゆるfight and flight(闘争と逃走)反応である。さらに、心身相関の考え方、つまりは、心身症の発生メカニズムを説明する最初の学説と考えられるストレス学説を提唱したのがSelyeである。彼は、ストレス状況では、主として副腎皮質ホルモンの影響により身体にさまざまな反応が生じるとした(全身適応症候群)。この反応は一種の生体防御反応と考えられ、警告反応期、抵抗期、疲憊期の三段階に分けられる。警告反応期は、ストレッサーを受けて身体にさまざまな急性の変化(心拍・血圧の変動など)が生じる時期である。抵抗期では、ストレッサーに対する抵抗力が増加し、一見安定したようにみえる時期である。疲憊期は、ストレッサーの持続により抵抗力が弱まり、さまざまな身体変化が再び出現する時期である。心身症は、この疲憊期に生じる状態と考えるのである。

▶ Cannon

▶ Selye

▶自律神経系
▶内分泌系

　Cannonは自律神経系を介した心身相関を示し、Selyeは主として内分泌系の視点からの心身相関を示したということができる。つまりは、心の問題から身体的変化が生じるのは、心の場である脳の中に「心」と身体をつなぐこうした経路があるからなのである。

　この経路を図示したのが図3である。大脳皮質で認知されたストレッサーは、大脳辺縁系と呼ばれる脳の部分に影響を与える。大脳辺縁系は、快・不快などの情動を引き起こす。大脳辺縁系からは、視床下部に神経線維の連絡があり、視床下部に影響を及ぼす。視床下部には自律神経の中枢があり、さらに、ホルモンも分泌されている。一方、身体の抵抗力をつくっている免疫系は、自律神経系や内分泌系の影響を受けている。結局、視床下部が受けた情動の影響は、自律神経系、内分泌系、免疫系の働きに影響を与えることになり、その結果、身体機能のさまざまな不調が生じてくることになるのである。

2 ● 心身症発症に至る心理社会的過程

　心身症はなんらかの心理社会的ストレス下で存在する。ストレスとは、心身の状態がそれなりに『安定していた』状態から変化した状態をいう。望ましくない状態ばかりでなく、個人にとっては喜ばしいことでも、そこに変化が生じている場合、その状態はストレスとされる。そして、そのようなストレスを引き起こすきっかけとなっ

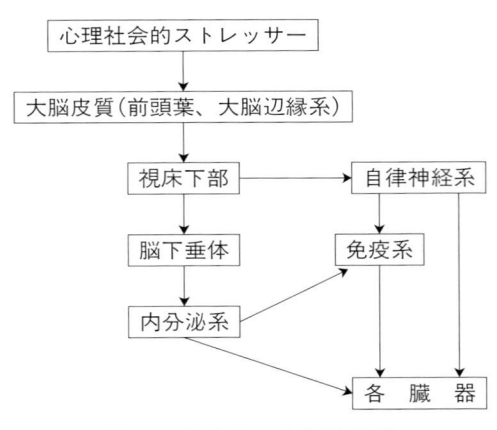

図3. 心身症の生理的基盤

た事柄をストレッサーと呼ぶ。一般に、心理社会的ストレッサーが身体面に影響を与える経過は、図4のように考えることができる[3]。

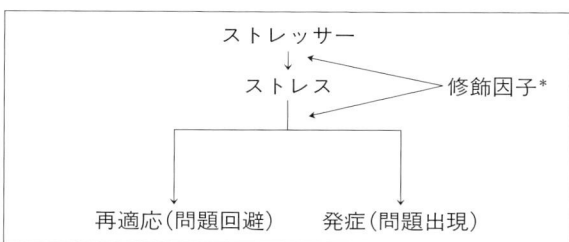

図 4．心身症発症に至る心理社会的過程
※修飾因子
① ストレッサーの性質：新規さ、望ましさ、持続期間、など
② 個人の特性：年齢、性、各能力、身体的問題、経験、など
③ 援助システム：家族・友人・教師との関係、など
(Rabkin ら 1976 を参照して作成)

ストレッサーがあった場合、必ずなんらかのストレスが生じる。生じるストレスの状態は、ストレッサーが加わったときにその小児に関連していた修飾因子により左右される。修飾因子とは、ストレッサーに対する個人の受けとめ方や感じ方（perception or sensitivity）に影響を与えるものである。それらは、①ストレッサー自体の特徴、②個人の生物的・心理的特性、③その個人がもつ援助システムの状況、から成り立っている。さらに、こうして生じたストレスに再び修飾因子が関係する。そして、問題回避に働く修飾因子と問題増強に働く修飾因子との相互関係により、再適応して安定化するか、再適応に失敗し心身症発症や心理・行動面の問題が出現するかのどちらかに分かれていく。例えば、ストレッサーの持続が長期間であっても毎日のように話を聞き励ましてくれる友人がいたり、運動能力が高くないのに選手に選ばれた小児に対して温かく練習を指導してくれる指導者がいたり、宿題がたまってだれも手伝ってくれなくともその小児の学力と集中力が極めて高かったりした場合、生じているストレスをうまく乗り切れる可能性は高いであろう。

結局、心理社会的ストレッサーから心身症発症に至るかどうかは、修飾因子で左右されるということができる。そして、小児で心身医学的アプローチが必要とされるのは、まさにこの修飾因子において、小児は成人よりも弱点をもっているからである。

4 小児における心身医学的対応の必要性[4]

「病気そのものは存在しない、存在するのは病気をもった人である」とはよくいわれることである。病気をもった人は、大なり小なり、その病気の影響を生活に受けるものであり、その意味では、すべての身体疾患において心身医学的アプローチが必要ともいえる。実際には、疾患の重篤度や慢性度、あるいは、身体症状の強さなどによって、その必要性は異なってくる。しかし、一般に、小児は成人よりも心身医学的対応の必要性が高い。それは、小児では、心身症の発症に関係する修飾因子のうち、個人特性と援助システムにおいて小児固有の問題増強要因があるからである。

1・個人特性における問題

●a. 心身の関係が未熟・未分化であり、精神的ストレスが身体症状化しやすい

　小児では、心身の関係が未熟・未分化であり、精神的ストレスが容易に身体症状や行動面の問題として表現されやすいといわれる[5]。成人や青年期であれば、精神的な悩みとして自覚され表現される問題であっても、小児期、特に、年少児では身体症状として自覚され表現されやすい。身体症状は、年少児ほど、単一症候的である。したがって、小児で単一症候的な身体症状の訴えを繰り返し認め、身体的異常がない場合には、背後に精神的問題が隠れている可能性を考えなければならない。

▶単一症候的

●b. 成長発達している存在であり、年齢が小さいほどストレッサー耐性が低い

　個人特性の中で、小児に最も固有のものは、成長発達過程にあるということである。小児は、年齢・性別によって、その個体能力が大きく異なる。それは、成人集団における個人差とは比べものもないくらいに大きな、そして、質的な差である。例えば、3歳児と9歳児では、その能力の差は単純に3倍の差ではない。

　同じストレッサーであっても、年齢が異なればその受ける影響は大きく違ってくる。それは、単に、年齢が高いほど課題処理能力が高くなり問題を解決できるようになるからではなく、ストレッサーの意味が異なってくることにもよる。例えば、母親が1週間家にいないということは、3歳児にとってはパニックを引き起こすほどのマイナスのストレッサーとなるが、中学生の年代の小児にとってはのびのびできるいい機会ととらえられるかも知れないのである。

●c. 身体疾患が成長発達経過に影響を与え、二次的な心身症化を生じやすい

　純粋な身体疾患であっても、慢性化したり、症状が激しい場合、日常生活・社会生活に影響を与え、結果的には小児の成長発達過程が阻害されることが少なくない。そのような二次的なストレス状況が、患児の治療コンプライアンスを低下させたり、身体症状に疾病利得を付与したりして、身体疾患自体が心身症化してしまったり、別の心身症症状が合併してきたりすることがある。

▶治療コンプライアンス

　治療コンプライアンスの低下は、てんかんや若年性糖尿病など日常自覚症状のない慢性疾患で生じやすい。特に、思春期になると、自分がほかと異なることを嫌い、病気である自分を否定しようとして怠薬などがみられやすくなり、原疾患の悪化へとつながることがある。

▶疾病利得

　疾病利得の問題も少なくない。疾病利得とは、その症状があることで、患児がなんらかのメリットを得ているものをいう。症状があることで直接得られる一次性疾病利

得と、症状があることで予想していなかったメリットを得、その後そのメリットを得るために症状が続くようになってしまう二次性疾病利得がある。身体疾患から二次的な心身症化を引き起こすのは、多くは二次性疾病利得である。例えば、もともと不登校気味の気管支喘息の患児が、たまたま朝方発作を起こして欠席するのを何度か繰り返した後、朝になると発作が起こりやすくなってしまったり、多忙な両親にかまってもらえずにいた小児が肺炎になり両親がそれまでになかったほどに看病して一緒にいてくれたことから、肺炎が治癒したにもかかわらず咳だけが残存するようになる、などがその例である。

2 ▪ 援助システムにおける問題

●a．生存・生活を周囲に依存しており、環境（周囲の人）の影響を受けやすい

　小児は、通常、生きていくことや生活の多くを周囲の成人、特に保護者に依存している。年少児ほどその傾向は強く、乳児においては全存在を保護者に依存しているといってもよいであろう。このことは、小児の思考・価値観や心理的ストレス状況が周囲の人の影響を強く受けることを意味し（発達途中という要素も加味して）、ひいては、そうしたストレス状況からなんらかの心身症症状が出現しているならば、その心身症症状も周囲の人の影響を受けて動揺しやすいことにつながっていく。したがって、そうした症状を診るときには、患児と周囲の人との関係を考慮する必要、つまりは、心身医学的アプローチの視点が要求されてくることになる。

●b．社会へのアクセス手段に乏しく、援助システムを自ら築きにくい

▶援助システム

　小児の人間関係は、家族、友人、教師がその中心である。このうち、家族と教師は、通常は、最初から小児に対して援助システムとして機能するような構造の中にある。しかしながら、それ以外の人との関係は、必ずしも援助システムとして機能するとは限らない。

　援助システムとは、基本的には、自分を助けてくれる人との関係のことである。自分に対して好意的、あるいは、支持的なそうした人たちは、黙って待っていてやってくるわけではない。日頃の対人関係の中で、こちら側の言動が相手に受け入れられ、相手の言動をこちらも受け入れるという相互関係の中で自然につくられていくものである。友人関係が、すべてそのような関係にあることは稀であろう。

　家族と教師の援助システムが有効に機能していれば、多少のストレス状況であっても心身症が発症することはないであろう。したがって、もしそこに心身症が発症しているとすれば、既存の援助システムがうまく機能していなかったことを意味する。このようなとき、成人であれば、友人や先輩、上司、さらには、各種専門家などへ自ら援助を求め、新たな援助システムをもつことが可能である。しかし、小児、殊に、年

少児では、能動的に家族外に援助システムを自らつくっていくことは、その能力の問題、家族への強い依存度、有効な資源に関する情報不足、などのことから極めて困難である。

結局、家族と教師の援助システムがうまく機能していない場合、小児では、多くの場合、外部から誰かが新たな援助システムを組み立ててくれる、つまりは、心身医学的アプローチで接してくれるのを待つしかなくなってしまうのである。

5 小児の心身医学の対象

1 ▪ 小児の心身症の特徴[5]

小児の心身症、つまり、心身医学の対象となる状態は成人よりも広い。それは、前述したように、小児では心身未分化であり、心理的ストレスが容易に身体症状として表現されやすいこと、また、成人では心身症を起こすようなストレスにより身体症状だけでなく精神・行動面の問題を起こしやすいこと、などによる。つまり、単一症候的な反応性の身体症状や行動面の問題が中心となっているものでも、小児においては心身医学的対応の対象となるからである。こうした小児の心身症の特徴を表1に示す。

表 1. 小児の心身症状の一般的特徴

| 1. 特定の器官に固定しにくく、全身反応性 |
| 2. 両親・環境の影響を受けやすい →易変性・一過性・可逆性・反復性 |
| 3. 情緒・行動上の問題を伴いやすい |

(高木, 1991を改変)

▶好発年齢

一方、小児の心身の問題には、年齢による特徴もみられる。小児期にみられる心身症・行動異常の主なものの平均的な好発年齢をみると(表2)、単一の身体症状は乳幼児期に多く、習癖を中心とした行動異常は学童期によくみられ、いわゆる完成された心身症は12歳前後以降で出現しやすくなっていることがわかる。好発年齢の下限に注目すると表3のようにまとめることができ、好発年齢の下限に一定傾向があることがうかがわれる。

▶ Piaget

好発年齢下限の区切りとなっている8歳と12歳という年齢は、発達心理学的にも重要な年齢である。8歳はPiagetのいう具体的操作期の始まり、12歳は形式的操作期の始まりとされる。前者は思考の自己中心性が薄れるもののまだ具体的な例が呈示されなければ十分思考できない時期であり、後者は具体性がなくとも考えることができるようになる時期といわれる。医療と関係する事柄でも、8歳を過ぎると死の理解が成人に近くなっていき、12歳を過ぎると病気や疼痛に関して成人と同様の説明が理解できるようになるといわれている。小児の認知機能にこうした発達段階の区切りがあることが、複雑な心理機制を必要とする心身症や行動異常の下限年齢を規定する一要因

表2. 小児における心身症・行動異常の好発年齢

1. 乳児期〜幼児期前半からの好発
   - 6カ月〜1歳半：夜泣き
   - 6カ月〜2歳：反芻
   - 6カ月〜2歳：憤怒痙攣
   - 3カ月〜5歳：指しゃぶり
   - 2〜6歳：性器いじり
   - 2〜8歳：周期性嘔吐

2. 幼児期後半からの好発
   - 4歳：遺糞
   - 5歳：遺尿
   - 4〜5歳：緘黙
   - 4〜10歳：夜驚
   - 4〜11歳：反復性腹痛
   - 5〜10歳：下肢痛
   - 5〜10歳：チック障害
   - 5〜12歳：胸痛
   - 6〜10歳：夢中遊行
   - 6〜11歳：爪噛み

3. 学童期後半からの好発
   - 7〜16歳：心因性視力障害
   - 8〜13歳：抜毛
   - 8〜14歳：心因性難聴
   - 8〜16歳：心因性歩行障害
   - 10〜14歳：心因性発熱
   - 10歳〜成人：頭痛

4. 青年期初期からの好発
   - 12〜15歳：不登校
   - 12歳〜20代：ヒステリー
   - 12歳〜成人：過敏性腸症候群
   - 13〜25歳：神経性食欲不振症
   - 13〜20代：過換気症候群
   - 13〜20代：強迫神経症
   - 13〜20代：対人恐怖・自己臭

表3. 好発年齢下限によるまとめ

〜8歳：単純な心因反応的なもの
　　　　身体的要因が背景となった問題

8歳〜：心理的要因の割合が増加

12歳〜：完成された心身症や神経症

表4. 小児心身医学の対象

1. 典型的な心身症状態（狭義の心身症）
   慢性身体疾患（心身症）：気管支喘息など
   完成された心身症症候群：過敏性腸症候群など

2. 反応性の身体症状（広義の心身症）
   反復性腹痛、頻尿など

3. 身体疾患ではないが心身医学的視点が有用なもの
   不登校、神経性食欲不振症など

となっていると考えられる。思春期の子どもたちは、形式的操作期の段階に入っており、そうした認知発達レベルに到達していることで、さまざまなストレス下で成人同様の心理規制が働き、成人同様の完成された心身症や神経症の出現頻度が増加していくものと考えられるのである。

2 ▪ 小児心身医学の対象

　小児における心身医学の対象は**表4**のようにまとめることができるであろう。いわゆる成人領域の心身症の定義そのものに該当する狭義の心身症、反応性の身体症状のみである広義の心身症、身体症状を伴う行動面の問題の3つである。狭義の心身症には、慢性身体疾患と、その診断名がつけばすべて心身症と見なすことのできる『心身症症候群』（この用語は一般的なものではない）とでもいうべきものとがある。

表 5. 小児心身医学の対象

1. 小児心身医学領域
    1）消化器系
        ① 反復性腹痛
        ② 過敏性腸症候群
        ③ 消化性潰瘍
        ④ 心因性嘔吐
    2）呼吸器系
        ① 気管支喘息
        ② 過換気症候群
        ③ 心因性咳嗽
    3）循環器系
        ① 起立性調節障害
    4）泌尿生殖器系
        ① 夜尿・昼間遺尿・遺糞
        ② 心因性頻尿
    5）皮膚系
        ① アトピー性皮膚炎
        ② 蕁麻疹
        ③ 脱毛
    6）内分泌代謝系
        ① 単純性肥満
        ② 愛情遮断性小人症
        ③ アセトン血性嘔吐症
        ④ 甲状腺機能亢進症
    7）神経性食欲不振症・神経性過食症
    8）神経・筋肉系
        ① 慢性頭痛
        ② 心因性運動障害
        ③ 心因性痙攣
        ④ チック
        ⑤ 睡眠障害
    9）感覚器系
        ① 心因性視覚障害
        ② 心因性聴覚障害
    10）行動・習癖の問題
        ① 不登校
        ② 習癖
    11）小児生活習慣病
    12）一般小児科学における心身医学的問題
        ① 慢性疾患における心理社会的問題
        ② 悪性疾患児の包括的ケア
        ③ 周産期の母子精神保健
    13）その他
        ① 不定愁訴

2. 発達行動小児科学領域
    1）発達障害および関連障害
        ① 精神遅滞
        ② 学習障害
        ③ 運動能力障害
        ④ コミュニケーション障害
        ⑤ 広汎性発達障害
    2）崩壊性行動障害
        ① 注意欠陥/多動性障害
        ② 反抗挑戦性障害
        ③ 行為障害
    3）小児精神医学領域
        ① 身体表現性障害
        ② 分離不安障害
        ③ 反応性愛着障害
        ④ 不安障害
        ⑤ 気分障害
        ⑥ 精神分裂病
    4）社会小児科学
        ① 児童虐待
        ② 学校精神保健
        ③ 嗜癖の問題

（日本小児心身医学会研修ガイドライン(2002)より引用）

小児心身医学の対象を具体的に示したものとしては、日本小児心身医学会が提唱しているものがある(**表5**)[6]。そこでは、小児の心身医学の対象を、心身症領域と発達行動障害領域に分けて示している。前述もしたが、小児では、発達や行動の問題と身体症状が混在することが少なくないからである。

3 ▪ 思春期心身症における留意点

▶思春期

思春期では、年少児期に比べて、単一症候的なあるいは行動異常を主とするような病態の割合は減少し、成人にみられるのと同様の完成された「心身症」状態が増加してくる。その1つの理由は、思春期の子どもたちがそれだけの認知発達段階に到達している点にあると考えることができる。思春期の心身症として注意が必要なものがある。

表 6. プライマリ・ケアにおける小児の心身問題の対象

1. 対応方法を知り、完全に対応できることが望ましいもの（プライマリ・ケア医が主となって診療できるもの）
   乳幼児に認められる心身の問題
   　例：反応性の身体症状（反復性腹痛など）、食行動の問題
   　　　育児上の問題（虐待を除く）、習癖など

2. 薬物療法と、患児・家族へのアドバイスができることが望ましいもの（プライマリ・ケア医が中等症までは診療できるもの）
   心理的要因が関与している身体疾患
   行動・精神面の問題の重症でないもの（薬物療法が有効なもの）
   　例：器官心身症や反応性の身体症状で不登校を伴わないもの
   　　　中等度までのチック障害、排泄障害、睡眠障害
   　　　軽症の遺糞、抜毛、緘黙など

3. 診断に関する知識と、やってはいけない対応の知識をもち、対応可能な専門機関の情報をもっていることが望ましいもの（プライマリ・ケア医が初期対応でき、その後、専門機関へ紹介すべきもの）
   行動・精神面の問題を中心とするもの
   　例：発達障害、子ども虐待、不登校を伴う心身症、不登校、摂食障害、行為障害など

それは、慢性身体疾患の悪化と軽度発達障害を背景としたものの2つである。

a. 慢性身体疾患の悪化

前述したように、若年性糖尿病やてんかんなど、幼少児期に発症した慢性疾患をもつ子どもでは、思春期に入ると、治療や病態が変化していないにもかかわらず、病状が悪化することがよく経験される。

▶同一性課題

こうした患者では、思春期心性の特徴である同一性課題を背景として、理想の自己像・期待される自己像と病気をもつ現実の自分とのギャップの問題が大きな心理的ストレスを生じている。さらに、思春期は、他者、特に、同年代の人たちからの評価を気にしやすい年代なため、自分が他者とは違わない同じ存在であることを求める気持ちが強く生じてくる。こうした心性は、病気である自分を受け入れにくくし、ひいては、治療を拒否することで、その治療をしなければならない病気の否定、つまりは、病気をもたない、ほかと同じ自分を意識しようとする行動につながっていくものと考えられる。この場合、心身医学的アプローチをしないと、単に身体疾患の悪化と考えられ無用に薬の増量や追加・変更が行われてしまいかねず注意が必要である。

b. 思春期軽度発達障害

▶軽度発達障害

境界知能、学習障害、注意欠陥/多動性障害、高機能自閉症など、知能障害のないいわゆる軽度発達障害をもった子どもたちが、さまざまなストレスの蓄積に思春期の同一性課題が加わり、思春期にいろいろな不適応状態を示すことはよく知られていることである。そうした状況で、チック障害、排泄障害、睡眠障害、反応性身体症状などの心身症状態を示すことが時にある。心身医学領域において、発達障害の知識が必要とされる由縁である。

4・プライマリ・ケアにおける小児心身医学の対象

▶プライマリ・ケア　　プライマリ・ケア段階での小児心身医学の対象を表6にまとめた。プライマリ・ケア段階での心身医療は、まず、悪化させないことを考え、その状態を維持しながら、改善に向けての対応を時間をかけながら考えていくのが現実的な態度といえるであろう。

（宮本信也）

【文献】
1) 日本心身医学会教育研修委員会：心身医学の新しい診療指診．心身医学 31：537-576, 1991.
2) 宮本信也：心身症発症のメカニズム．心身医療 9(1)：81-85, 1997.
3) Rabkin JG, Struening EL：Life events, stress, and illness. Science 194：1013-1020, 1976.
4) 宮本信也：小児医療における心身医学的アプローチの必要性．小児内科 31(5)：629-633, 1999.
5) 高木俊一郎：小児心身症の発症機序とその特徴．小児内科 23 suppl：6-11, 1991.
6) 日本小児心身医学会研修委員会：日本小児心身医学会研修ガイドライン．子どもの心とからだ 11(1)：1, 2002.

1 子どもの不適応

　適度な環境の負荷は、人が成長し適応能力を伸ばすことに必要であるが、能力を大きく上回る負荷には対処できない。情動・感情と理性的な判断との折り合いがつかず、ストレス状況が持続する場合、身体症状や精神症状、行動上の問題など種々の不適応が現れる。

1・身体化（心身症、器質的疾患の増悪）

▶過剰適応

　困難な状況になんとか適応（過剰適応）しようとする場合、理性的な判断で情動を押さえ込もうとする。この状態が持続すると情動を司る大脳辺縁系から視床下部を通じて、自律神経系、ホルモン系、免疫系の活動が乱れて身体の症状となる（心身相関）。

▶アレキシサイミア

　成人は感情を理性により抑圧し続けることで、次第に感情が麻痺し（失感情症：アレキシサイミア）となり出口を失ったストレスが身体化する。一方、小児は元来、感情が未成熟なため大人からの規制に対抗できないため容易に身体化する。つまり、成人において失感情状態が心身症の要因となるが、小児においては未熟感情なため身体症状となりやすい。

▶心身症

　対処不能なストレス状況を身体症状の消長により適宜回避できるならば、身体症状は有用であるともいえる。しかし、症状が持続的で強く、全般的な生活に支障が出る場合は治療の対象となる。

2・精神症状化（不安障害、強迫性障害、解離性障害、気分障害など）

　対処困難な状況下で理性的判断と情動とが拮抗し、葛藤や不安や緊張が持続すると精神症状となることが多い。しかし、不安障害や気分障害における愁訴（頭痛、腹痛、嘔気、易疲労、睡眠障害など）は身体疾患によるものと区別しにくい。これらのうち小児科医が心身症および、心身症の延長として診療可能な範囲と、しかるべく児童精神科医に紹介すべき範囲を注意深く判断する必要がある。

　　A) 症状が精神疾患の診断基準の中に定義されているもの
　　　・不安障害（小児の過剰不安障害、分離不安障害など）
　　　・気分障害（うつ病、躁うつ病など）
　　B) 症状そのものが精神疾患であるもの

- 強迫性障害
- 心気症、転換性障害、身体化障害
- 統合失調症による身体症状へのとらわれ
- 解離性障害による意識障害

3・行動化(不登校、暴力、問題行動、自傷行為、食行動異常など)

▶行為障害

▶リストカット症候群

　与えられた環境の中での適応が困難な場合、模索することを放棄し、衝動の制御を失い、環境を変化させるための行動をとる。不登校は身体症状や精神症状も併せ持つことが多くそれらに対する複合的な対処が求められる。以前、非行といわれていた万引き、家出、性的逸脱行為などの問題行動は行為障害として精神疾患のカテゴリーに含まれる。自傷行為については、真に希死念慮から死をはかるうつ病と、葛藤状態に耐えられずに痛みに注意を移す目的のリストカット症候群とがある。リストカット症候群では、結果的に周囲に対応の変化をもたらすために自傷行為が習慣化してしまう。子どもにおける摂食障害ついては、やせ願望や肥満恐怖が明確でないものが多く、難治性のものと一過性で予後良好なものとが混在する。

2 心の発達

▶退行

　人はストレス状況の対応に失敗すると、心理的な退行(赤ちゃん返り)を起こすことが多い。退行は時に治療・発達にとって有効であるが、年齢不相応な甘えや反抗といった形の退行は周囲にとって対処が難しい。この段階でのストレス状況が解消されない場合、なんらかの不適応が生じる。

　子どもに不適応が起こると親の育て方に原因を求める向きがあるが、"子育て"と"親育ち"とは相互に影響し合っており、親は親として成長の途上にある。なんらかの特性をもって生まれた子どもと過去の生育歴や経験をもつ親という2つの条件に加えて、互いの関係の取り方に大きな要因がある。そこでは、単に症状の除去を目的にするのではなく、症状の意味を考え、適切な介入により健康な親子関係の発達を目指すことが治療につながる。

▶心理発達

　心身症や不登校などの不適応は各年代における心理的発達のつまずきが関与していることが多い。そのため、心身症の診療にあたって心理発達についての基本的知識は不可欠である。子どもの心の発達に関する理論の多くは臨床事例の研究による精神分析と実証的研究に基づく発達心理学によるものである。近年の乳幼児精神医学では、児童精神医学、小児科学、発達心理学、母子保健学、精神分析学などの枠組みを超えた乳幼児像と母子相互作用に関する理論構築を目指している。それらの知見の中で重要なものを以下に紹介する。

1 ▪ 愛着理論

⬤ Harlow HF
　子ザルを母ザルから分離し、ミルクを与えてくれる針金製の母ザル模型とミルクを与えてくれないが母ザルと似た触感をもつ布製の母ザル模型とを与えた。その結果、布製の模型の方にしがみつく時間が長く、恐怖刺激に対しても布製の方に庇護を求めた。そのことから母子の愛着(attachment)形成には触感による満足(contact comfort)が重要であることを示した。

▶愛着

⬤ Bowlby JM
　乳幼児期に愛情に満ちた母親による視覚的、聴覚的、触覚的、運動感覚的なかかわりが健全な精神的発達にとって重要である。母親の精神疾患や養育者からの虐待などのため、それらが得られない場合(母性剝奪)、子どもの人格の発達は阻止され反応性愛着障害(愛情遮断症候群)などの永続的障害となるとした。

2 ▪ 認知の発達

⬤ Piaget J
　認知機能の発達段階を 4 つに別け、その発達が外界からの刺激による受動的なものでなく、主体が外界に能動的に働きかけることで進むとした。

　　ⅰ）感覚・運動期(2 歳頃まで)
　　　　「いま、ここ」で五感により確認できるものしか認識できない。
　　ⅱ）前操作期(2～7、8 歳頃まで)
　　　　現物が存在しない状態で言葉や絵など象徴を使った思考が可能となる。
　　ⅲ）具体的操作期(7、8～11、12 歳頃まで)
　　　　具体的な事物を使った論理的な思考が可能となる。
　　ⅳ）形式的操作期(11、12 歳以降)
　　　　抽象的な概念を用いた思考が可能となる。

3 ▪ 母子関係の発達

⬤ Mahler MS
　観察用の住宅で 0～3 歳までの乳幼児と母親との関係をビデオ記憶を用いて実証的に観察し、初期の母子関係の発達を理論化した。

▶分離―個体化

〈分離―個体化のプロセス：separation-individuation process〉
　・正常な自閉期：normal autistic phase(生後 1 カ月まで)……自己以外のものは
　　　　　　　　　認識されていない時期
　・正常な共生期：normal symbiotic phase(生後 2～6 カ月まで)……快の獲得と

不快の回避に関して自己の努力と母の世話の区別がつかない時期

・分離―個体化期

分化期：differentiation period（生後6～10カ月）
自己と母とが切り放されたものであることを認識する時期

練習期：practicing period（生後10～16カ月）
歩行により世界が広がり急速に発達と満足を得る時期

再接近期：rapprochement period（生後16～24カ月）
母との分離に不安を感じ接近と回避を繰り返す時期

分離期（個体化の確立と対象恒常性の萌芽）（生後24～36カ月）
母との分離は不可避であることを受け入れる時期

4・自己感（主観的構造）の発達

●Stern D

「精神分析の発達理論として描かれた乳児」（臨床乳児）と「発達心理学者が実際の観察をもとに描く乳児」（被観察乳児）を対峙させ、統合的な見地から乳児の主観的体験が自己感として発達していくとした。以下の4つの自己感は次々と加えられ、共存して生涯作用し続ける。また、Mahler MSのいうように乳児は決して自閉的ではなく、生まれた瞬間から外界とかかわっているとした（図1）。

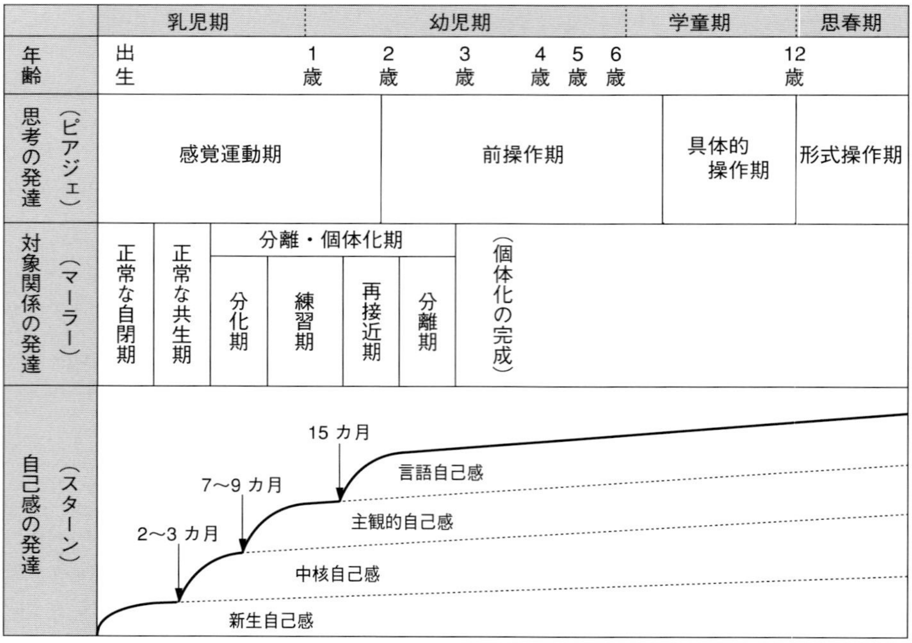

図 1．各発達理論の年齢相関

ⅰ）**新生自己感**：出生直後から、見たものと舌で感じたものが同じものと感じる知覚（無様式知覚）を生得的にもち、五感を通じたバラバラの体験の関連を模索している。

ⅱ）**中核自己感**：生後2〜6カ月に、母親と自己とが別の存在であることを知ると同時に、別々の個体である母と乳児自身がともにあることを認識する。

ⅲ）**主観的自己感**：生後7〜9カ月頃、行動の背後にある精神活動（感情、動機、意図など）を認識し、自分以外の他者（母親）にも心があることに気づく。そして、相手の心を読み、それが自分と調和したり、ずれたりすること（情動調律）を体験する。

ⅳ）**言語自己感**：生後15〜18カ月頃、言語の習得することにより自己の体験を客観化・言語化できるようになり、他者との間で体験を伝達、共有、貯蔵できるようになる。

3 各年齢の特徴

● a．新生児期：0〜1カ月

ヒトの新生児は「在胎40週の未熟児」といわれ、ハイハイもできず、視力も0.02程度しかない。生きていくのに必要な行動は原始的な反射（追いかけ反射、吸啜反射、把握反射、モロー反射などの生後4カ月頃消失するもの）としてもつのみである。さらに、実際は感情を伴わない新生児微笑を有している。それらに対して、母親は児が自分を頼りにしていると感じ、なんとか不快を取り除こうと児に没頭する。この母親の原初的没頭により満足させられた児は「この世界は自分にやさしい、不快は永遠に続かない」という安心感（基本的信頼感：basic trust）を得るとともに、不快が自動的に取り除かれるのは自分の力であるという万能感を形成する。

▶原初的没頭

▶基本的信頼感

▶万能感

● b．乳児期：infancy（1歳まで）

Klein Mは2〜5カ月の頃、乳児は自分にかかわる乳房や手、声、顔が同じ母親の部分であるとは認識できないという。但し、自分以外の何かが快や不快を制御していると感じ（自己と対象の分離）次第に自らの万能感は薄れていく。やがて、快と不快のどちらかしかなかった情緒は、母親が表情や啼泣、しぐさなどにより適切に読みとること（情緒応答性）によりさらに分化、発達していく。情動が分化していくに従って情動の表現も発達する。1カ月頃には不快の種類に応じて泣き方の強弱や高低を使い分け、2カ月頃には快を微笑みとして、3カ月頃から喃語を使うようになる。

▶情緒応答性

Emde Rによると、6カ月頃の乳児は自らの体験や判断が妥当かどうかを居合わせた母親の様子から判断する能力（母親参照機能）をもつ。その頃には母親側の読み取り能力（情緒応答性）と相俟って母子間の緊密な情緒交流が行われる。

▶母親参照機能

8〜9カ月に母親への愛着が形成されると、母と母以外の人とを認識（人見知り）するようになり、些細なことで泣くようになる（8カ月不安）。

c. 幼児期前期(1〜3歳)

1歳前後で単語を、1歳半〜2歳頃には2語文を使用する。2〜3歳頃でそれまで反射的に行われていた排尿、排便をトイレットトレーニングにより随意的に制御できるようになる。この時期、母親は保護してくれると同時に、自分を規制するという存在であり、その両価性と折り合いをつけるために自己の欲求は抑圧される。また、母親を基地として興味のある対象との間を行ったり来たりする。

▶移行対象

　ⅰ) **移行対象**(transitional object)：幼児が母親から離れる不安に耐えるため毛布やぬいぐるみなど、肌身離さず持ち歩くものをいう。

d. 幼児期後期(3〜6歳)

生後3年以降、対象恒常性の達成が進むにつれて、幼児は活動範囲を広げ母親から離れて遊ぶようになる。さらに、自我が芽生え、親の言いつけに反して自己主張をするようになる(第一反抗期)。また、生活の刺激が多様化するため、夜驚、チック、神経性習癖、偏食などが出現しやすい。また、語彙が急速に増加するため生理的吃音が起こる。

▶第一反抗期

　ⅰ) **情緒的対象恒常性**(object constancy)：母が不在で、欲求不満や不快な状態におかれても、自分を愛する母の存在を確信し、どのようなことがあっても母が自分を捨てないという自信をもつことをいう。例えるなら、毎日会わないと不安になる恋愛から、遠距離恋愛でもやっていける恋愛関係に移行するということである。

▶エディプス・コンプレックス

　ⅱ) **エディプス・コンプレックス**：幼児が異性の親に対する愛着を示すと同時に、同性の親に対する敵意・罰せられる不安を抱くことをエディプス・コンプレックスという。エディプス葛藤は、異性の親への思いを隠蔽し、同性の親への敵意を隠蔽することで一旦封じ込められるが、これにより社会適応のためのスキルの基本を獲得することになる。思春期(性器期)には性衝動の高まりとともにエディプス葛藤が再燃するが、その克服が成人にふさわしい規範(超自我)や自我理想を形成する原動力となる。

e. 学童期(7〜11歳)

親から離れて同年代の集団といる時間が次第に増える。高学年になると徒党を組み(ギャングエイジ)同一行動を取ることで仲間意識に目覚め、親の規制を守るよりも仲間の約束の方が重要となる。これらの行動は自立への準備として大人から距離をとる意味が大きい。

▶ギャングエイジ

f. 思春期(12〜15歳)

生命として生まれる第一の誕生に対して、人として生まれる第二の誕生ともいう。それまで抑圧されていた自我が台頭し、大人から与えられてきた規制を破り、決定権の自立を模索する反面、自立による不安定さに怯える独立と依存との葛藤状態にある。葛藤は心身症や不登校、摂食障害、問題行動(非行)、学力低下などに現れる。二次性徴に伴う性衝動の制御にも困惑する疾風怒涛の時代である。

g．青年期（16〜20歳）

▶自我同一性

自我同一性（identity）の確立の時期である。幼児期からの感情体験や自己決定の経験が希薄な場合、積極的な方向性がもてずにモラトリアムとなるものもある。

ⅰ）自我同一性（アイデンティティー）：思春期から青年期にかけて、自分はなんなのか、自分は何をしたいのか、なんのために生きているのかなどの命題に直面する。そこから方向性を見い出すのは容易ではなく、長らく混沌の中でもがき苦しむ。やがて、男性・女性として、グループの一員として、日本人として、なんらかの趣味や特技をもつものとして、自分の有り様をみつけることがアイデンティティーの確立につながる。

4 精神力動論

20世紀初頭、向精神薬はいまだ発見されていなかった頃、催眠療法の実践の中からFreud Sは精神分析を見い出した。Freud Sは意識、前意識、無意識を定義し、受け入れ難い欲動が無意識に抑圧された結果としてヒステリー症状が出現しており、抑圧された内容を意識化することで治癒がもたらされると考えた。しかし、患者の治療に対する無意識の抵抗のため抑圧を取り払うことは容易ではなかった。そこで、人格に

▶イド・自我・超自我

イド（本能欲動）・自我・超自我という三層構造を導入し、自我に意識的側面と無意識的側面があるとした。自我の無意識的側面が抑圧などの防衛機制を荷い、イドと超自我のせめぎ合いを調整して妥協形成をする結果、症状が現れるとした。

精神力動論とは抵抗や過去の対人関係が現在の治療者との関係にオーバーラップすることを用いて精神内界を考える治療診断技法である。Freud Sによる精神分析は父子関係とエディプス期を強調した「個の精神分析」であり、この流れはFreud Aら以

▶自我心理学
▶対象関係論
▶自己心理学

降、自我心理学として現在も続いている。一方で、対象関係論や自己心理学などの「関係性の精神分析」へと分化している。Klein Mらの対象関係論では乳児期早期の母子関係を中心として自己と対象の内在化された関係を重視する。Kohut H、Stern Dらの自己心理学では外的な関係が健康な自己愛を育てるうえで重要であると主張した。

1・精神分析と精神分析的心理療法（力動的心理療法）

▶自由連想法

本来、精神分析とは週4〜5回の自由連想法による面接を3〜4年行うものである。自由連想法では患者を寝椅子に寝かせて思い浮かんだことを自由に話し、その内容に対して治療者は解釈などの介入を行う。しかし、1人の患者に多くの時間と治療費を要するため、精神分析の考えに基づく対面による週1〜2回の面接が主に行われており、これを精神分析的心理療法（力動的心理療法）という。言葉を用いて内面を語ることができることが前提となるため子どもには適応となりにくい。しかし、治療者にとって

症状の意味を理解するためには有用であり、専門機関では遊戯療法における児童分析にも応用されている。

2 ▪ 抵抗

患者が治療を求める一方で、症状をもつことで安定している現状を無意識に保持しようとすることを抵抗という。例えば、面接に遅刻したり、面接中に雑談ばかりして本題に入ることを避けたり、治療者の解釈を忘れたりという形で現れる。抵抗は耐え難い感情を体験することから患者を守るものであり、抵抗の意味を考えることが治療の一部である。

3 ▪ 転移

治療場面で患者が治療者に向ける種々の感情を転移という。転移は、過去における重要な他者（父、母など）との関係を反復、再現すると考える。よって、転移の内容を解釈することで、患者の過去における未解決な葛藤を浮き彫りにしていく。

5 行動科学

行動科学では神経症の症状や不適応行動は誤って学習された行動または学習の欠如の結果であると考える。そのため、治療とはこれを補正するようなプログラムを作成し、対象者に学習させることである。その過程において目に見える行動のみを扱い、その裏にある心の深層や無意識は扱わない。行動療法とは学習理論や実験心理学に基づいた諸技法によって問題行動を消去し、望ましい行動を習得させることである。

1 ▪ レスポンデント条件づけ（古典的条件づけ）に基づくもの

▶レスポンデント条件づけ

レスポンデント条件づけとは、ある行動が起こる前の状況を替えることによって、その行動を変えることである。PavlovIはイヌを用いた実験により、不随意に生得の反応を導く刺激（無条件刺激）と同時に、無関係な刺激（条件刺激）を呈示することを繰り返し、本来、無関係な刺激と反応を結びつけた（条件反射）。

```
無条件反応：無条件刺激　　　　　　　→（無条件）反応
　　　　　　例）餌を与える　　　　　　→唾液が出る

条件づけ　　条件刺激＋無条件刺激→（無条件）反応
　　　　　　例）ベルを鳴らす→直後に餌を与える→唾液が出る

条件反応：条件刺激　　　　　　　　→（条件）反応
　　　　　　例）ベルを鳴らす　　　　　→唾液が出る
```

ⅰ）**曝露反応妨害法**：不安や恐怖の場面（条件刺激）に曝露させると、最初強い情動反応（条件反応）が起こるが、それでも回避しないことで情動反応が急速に減少することを体験してもらう方法である。成人の強迫性障害の治療に用いられるが、本人に治療の動機が乏しい子どもに導入できることは少ない。

ⅱ）**系統的脱感作法**：刺激場面で不安・恐怖を示すときに、自律訓練法などのリラクゼーションを行うことで不安─反応習慣（症状）の連鎖を弱めていく。

2・オペラント条件づけに基づくもの

▶オペラント条件づけ

オペラント条件づけとは、ある行動に続く状況を替えることによって、その行動を変えることである。行動分析学の創始者 Skinner BF は、レバーを押すと餌が出る箱を用いて、ハトにレバーを押すことを学習させる実験を行った。事前に提示される特定の刺激（弁別刺激）により、目標とする反応が起こると報酬がもらえること（強化条件が有効であること）を呈示し、目標とする反応が起これば報酬（強化刺激）を与える。

▶強化

これを反復することによって反応を増加させる。

・強化随伴性：弁別刺激 ──────→ 反　　応 ──→ 強化刺激
　例）空腹なとき、レバーがある ── 偶然に押す ──→ 餌が出る
　　　　　学習の結果
　　　空腹になると、レバーを ──→ 意図的に押す ──→ 餌が出る

オペラント条件づけの原理に従い行動変容を起こす方法は、AD/HD（注意欠陥/多動性障害）児における不適応行動の消去、適応行動の形成に有効である。これらの手法を親に習得してもらい日常で実践してもらう方法をペアレント・トレーニングという。

ⅰ）**消去**：問題行動に対して叱るなどの注目を与えると、結果的にその行動を増やしてしまう。したがって問題行動の最中は無視し（計画的無視）、自ら止めたときにすぐ褒めるなどのかかわりを与える。

ⅱ）**タイムアウト法**：問題行動が起こったらその場所から子どもを一定時間引き離す。それにより問題行動を強化している要素をすべて除去することになり、その反復により問題行動を消去する。

▶トークンエコノミー法

ⅲ）**トークンエコノミー法**：望ましい行動を呈示し、その度にシールやカードなど一定数貯まると報酬と交換できる代用貨幣（トークン）を与える。報酬として食物・玩具、ほめ言葉、身体接触など子どもが望むことを設定する。望ましい行動の設定の仕方として、子どもが少し頑張れば7～8割成功できるようにすることが効果を上げる鍵である。

ⅳ）**シェイピング法**：最終目的とする行動に至るまでの過程を細分化し、それぞれの段階で報酬を与えることで行動を変化させる。

3 ▪ 社会学習理論に基づくもの

● a．セルフモニタリング

自ら症状や問題行動の頻度を調べ、どのような状況で起こるのか観察させる。その結果をみることで習慣化していた症状を常に意識し監視することになるため、自己コントロールすることが可能となる。成人の心身症の治療に多用されるが自己を客観視する能力の未熟な小児には適応しにくい。

6 システム論（家族療法）

システム論（円環的認識論）では、原因─結果という直線的な見方を排し、相互作用による円環的な見方で問題を捉える。システム論を家族に適用したシステム論的家族療法においては、症状を出している患者を IP（Identified Patient）と呼び、家族システムの相互作用における歪がたまたま IP をして表面化していると考える。そして IP の症状を持続させているシステム（交流パターン）を見極め、交流パターンのどこか1カ所を変化させる。それにより悪循環から開放し、結果的に IP の症状は改善する。

▶IP（Identified Patient）

例えば、子どもにはどうやっても変えられない家族間の不和をもつ家庭にヒステリー症状（転換性障害）をもつ子どもが IP として発症することは少なくない。そのような症状は家族の関係を修正するためのきっかけとして扱い、いたずらに症状除去を急がずにつきあっていく視点が必要である。

家族療法では、ビデオ、ワンサイドミラー、インターホンを三種の神器として、治療者は家族と面接室に入り信頼関係をつくる（ジョイニング：仲間入り）。面接室の外の熟練者から治療者に随時、指示や助言を与える。それによって固定的な交流パターンを妨げ、より柔軟な交流パターンを発展させる。また、家庭でも悪循環の交流パターンを断ち切るために、宿題として具体的な状況での言動を指示しそれによって何かが変わるか次の面接で報告してもらう。変化の手法として、リフレーミング技法やパラドックス技法、ロールプレイなどが用いられる。

▶ジョイニング

ⅰ）**リフレーミング技法**：症状や問題としている言動や状況、家族の誤った努力を別の角度からみて、新しく肯定的な見方を提供すること。

ⅱ）**パラドックス技法**：通常正しいと考えられる方法がうまくいかない場合、まったく逆の方法、より状況を悪化させると思われる方法を行うように支持すること。

ⅲ）**ロールプレイ**：頭であれこれ考えて動きが取れなくなっている場合、具体的に状況を設定しそれぞれの役割を演じさせたり、役割を交代して演じさせたりして展開を促進させること。

（深井善光）

【文献】

1) 小此木啓吾(編):精神分析事典. 第1版, p 276, 岩崎学術出版, 東京, 2002.
2) 氏原 寛, ほか(編):心理臨床大事典. 第1版, p 317, 培風館, 東京, 1992.
3) 小此木啓吾, ほか(編):精神医学ハンドブック. 第1版, p 289, 創元社, 東京, 1998.
4) 小林陽之助(編):MINOR TEXTBOOK 小児科学. 第1版, p 515, 金芳堂, 東京, 2001.
5) 小川捷之, ほか(編):臨床心理学大系 第3巻. 第1版, p 54, 金子書房, 東京, 1990.

Ⅰ 診療の実際

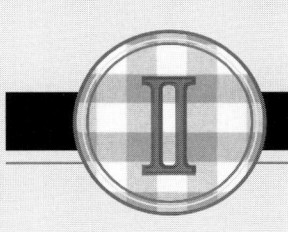

CHAPTER 1

●●●●はじめに

▶小児科外来

　実際の診療の流れを表1に示す。一般の小児科外来ではごくありふれた訴えや疾患として受診され、他覚的所見に乏しいことや反復することで気づかれることが多いと思われる。心身医学的治療は数回の一般小児科的診療の後に、予約制にして充分時間を取って行うのがよいと思っている。実際、筆者は時間外に夜7時から2時間かけてカウンセリングを行っている。この時間帯にすると父親や家族全員で来院してもらえることと、学校の教師にも同席をお願いすることができるからである。

1 小児心身医療の特殊性

1・子どもの心身症は"SOS"のサイン

▶全身の症状
▶異常な行動・行為（癖）

　子どもは、心の問題に対する解決への手段を、全身の症状や異常な行動・行為（癖）として表す。そのことに気づくには注意深い観察と洞察力に加え、心身医学的素養を必要とする。小児心身症診療での特徴の1つに、親は子どもの示す症状が心の問題に起因していることを認識していない、あるいは、それを否定したいと思っていることがある。また、心の問題であることを認めざるを得ないと悟った場合、多くの母親は自分を責める。祖父母など家族も母親を責めてしまう。ところが、その『責め』が他人、学校や級友に向かうことがあり問題を複雑にすることもあるので注意が必要である。

表 1．小児心身症診療のフローチャート

初診……不定愁訴・ごくありふれた訴え
　　　　・初期対応
　　　　・臨床検査（血液一般・生化学・X線・超音波・CT など）
　　　　・除外診断（心配を取り除き、次につなげる）
再診……予約外来で時間をかけて対応
　　　　・検査結果の説明
　　　　・確定診断［心の問題であることを告げる…その対応と治療の見込み（予後）を説明］
再診……予約専門外来で心身医学療法
　　　　・カウンセリング
　　　　・心理療法、遊戯療法

表2. 年齢段階による症状および疾患

	乳児期	幼児期前半	幼児期後半	学童期	思春期
症状および疾患	吐乳 夜泣き 食欲がない （飲まない・食べない）	人見知りが強い 親から離れない 夜驚 臍疝痛 憤怒痙攣 便秘 下痢 異食症 心因性嘔吐 呑気症	周期性嘔吐症 反復性腹痛 心因性頻尿 昼間遺尿 遺糞症 吃音 緘黙 爪かみ 指しゃぶり 性器いじり	チック 心因性発熱 起立調節障害 気管支喘息 心因性咳嗽 胃・十二指腸潰瘍 過敏性腸症候群 めまい 反復性頭痛 心因性視力障害 抜毛症 夜尿症 転換ヒステリー反応	過換気症候群 神経性食欲不振症 過食症 月経前症候群 月経痛 転換ヒステリー反応

2・子どもの心身症は救急

▶緊張や不安
▶葛藤

　小児心身症として取り扱われる疾患の大部分は、発症が突発的で時間を問わず、しかも反復することが多く、その対応に急を要することが多く、夜間や早朝など時間外に診療を求められることが多々ある。それらの症状や問題発症の基盤に、緊張や不安あるいは葛藤という心理機転が関与しているからと考えられる。

3・年齢による特徴

　種々の問題や症状の出現には、年齢による特徴が認められる。代表的なものを収集[1)-4)]して改変したものを**表2**に示す。

2 医師―患者・家族関係における要点

1・信頼を得るための心得

▶信頼関係

▶問題解決

　どのような診療場面でも同じであるが、信頼関係が確固たるものであることが最も重要である。一般の小児科外来では、子どもの示す症状が心の問題であると認識して受診している場合は少なく、もしかしてと疑っている場合でも否定してほしいと願っての受診であることの方が多いため、信頼関係が確立できたと確信できるまでは心身症であると断定的に診断しない方が無難である。いきなり心身症と説明しても理解できないか、理解しても納得しなくて、いたずらにドクターショッピングをさせてしまい、子どもの問題解決が遅れることになってしまう危険の方が大きいからである。診察にあたっては面倒くさがることなく訴えを十分聴きとめ、現れている問題に理解を示し、一つひとつ丁寧に検査や検討を行って頂きたい。その結果、心身症であること

表 3. べからず集

1. 医師として

こ　と　ば	態　　度
これくらいのことで…	矢継ぎ早の質問
弱いね	せっせとカルテにメモをとる
みんな頑張っているのよ	時間を気にする
どこも悪くありません	突き放すような説明
気にし過ぎ	威厳的
こころの病気です	
小さいときの育て方が悪かった	
お母さんが変わらなければ	

2. 両親として

こ　と　ば	態　　度
またなの	困惑
うそつき	疑念
我慢しなさい	失望
怠け者	面倒くさい
勝手にしなさい	イライラ、せかせか
あんたなんかお母さんの子じゃない	指示的
出て行け、死んでしまえ	威圧的
ごはん食べさせないよ	暴力
大嫌い	

3. 教師として

こ　と　ば	態　　度
時間がない	支配的
生徒は君1人じゃない	性急的
落第	
頑張りなさい	
規則だから	
家庭に原因	

が確定的となった場合、問題解決を自分1人で抱え込む必要はない。できるだけ多くの人を巻き込み、それぞれができる範囲で援助をすればよいのである。厄介な問題も嫌がらずじっくり取り組み、その後の診療を継続して頂きたい。検査結果や診察後の評価を説明するときに特に配慮してほしいことは、簡単に「どこも異常ない」「問題ない」「これは気のもちようだ」などとはいわないでほしいということである。常に優しく接し、親の疑問に的確に答え時間をかけて説明し、母親の責任ではないことを保証し、誰をも責めないようにして頂きたい。子どもには、「つらかったね」「よく頑張ったね、無理してはだめだよ」「先生はいつでもあなたの味方だよ」などの言葉をかけ、緊張や不安を取り除いてあげると信頼関係が築けるであろう。医師として慎むべき言葉や態度の『べからず』集を表3に示す。また、この表を参考に親や教師に子どもと接する場合の注意を指導して頂きたい。

▶援助

▶説明
▶保証

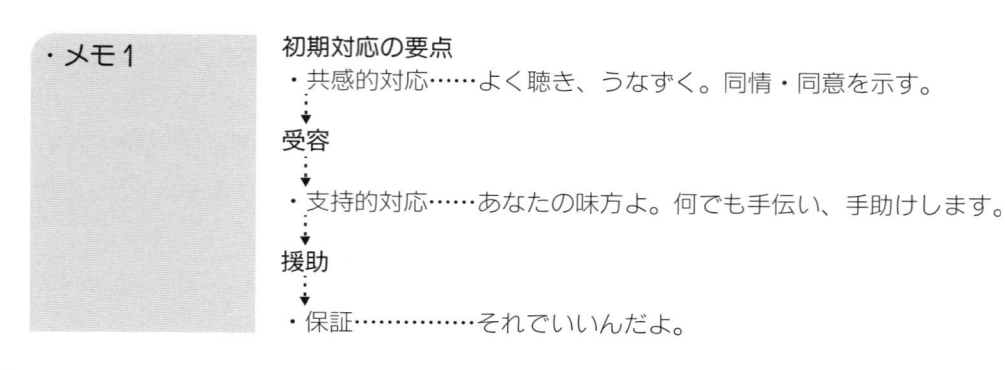

2 ■ 初期対応の方法(メモ1参照)

子どもの年齢により、子どもあるいは親に対する対応の心構えが異なる。

●a．乳児期・幼児期前半(3歳未満)

ⅰ) **親の不安を取り除く**：赤ちゃんにはよくあることで、この子だけに特別なことが起こったのではないことを伝える。子どもにとって不適切な環境や親の不安が乳幼児特有の心身症を引き起こしていることを理解させる。いつでも、どんなことでも相談に乗るし、手助けすること、診察に応じることを約束し、連絡方法などを具体的に教えておくとよい。夜間や休日など対応が困難な場合は、夜間・休日救急センターなどの利用方法を教え、紹介状を渡しておくと安心させることができる。安心していれば、多少のことは親として落ち着いて対処できるようになる。

▶不適切な環境
▶親の不安

ⅱ) **解決方法を親とともに考える**：なぜその症状が起こったのかを親に考えさせる。子どもが恐怖体験、不安、不快を感じたときに症状を表すことが多いことを説明し、それらの原因となった出来事を親とともに推測し、解決方法を考え、気づかせることが重要である。いきなり原因と思われることを指摘し、解決方法を指示してしまうと、親が自信を失い、育児不安を助長させてしまう危険性がある。

▶育児不安

ⅲ) **具体的対応法・治療法**：この年齢層の心身症では、夜驚症や夜泣きのように親が我慢強く対処することが主体となる。問題解決に薬物治療を必要としないものが多い。しかし、便秘や下痢では症状を速やかに取り除くことが、子どもと親にとって重要となる。詳細は、それぞれの疾患の治療指針を参考にして頂きたい。

●b．乳児期後半(3歳から就学前)

ⅰ) **しつけや子どもへの接し方を見直す**：この年齢層では、トイレットトレーニングやしつけと関連した症状が多く、消化器系や泌尿器系の症状が現れやすいものである。例えば、厳し過ぎるしつけや、弟・妹の誕生で兄や姉として過剰な期待や行動が求められると子どもの心に緊張が生じる。同胞に母を奪われたと感じ、競い合う気持ちが起こると不安や葛藤が生じる。親の態度が威圧的で拒否的な場合、分離不安を示す。不当な要求でなければわがままも受け入れてあげるように説得し、反抗すること

▶緊張
▶不安
▶葛藤
▶分離不安

・メモ1

初期対応の要点
・共感的対応……よく聴き、うなずく。同情・同意を示す。
　↓
受容
　↓
・支持的対応……あなたの味方よ。何でも手伝い、手助けします。
　↓
援助
　↓
・保証……………それでいいんだよ。

は成長の証であることを説明する。

　ii）**具体的対応法・治療法**：「ああしなさい、こうしなさい」とやたら指示するのではなく、「あれもだめ、これもだめ」と禁止せず、まず思いどおりやらせてみる。うまくできた場合は「すごいね、よくできたね」「さすがお兄ちゃんね」「偉いね」「よく頑張ったね」などと誉め、うまくできなかった場合は「残念だったね」「つらかったね」と共感・理解を示す。この年齢層での症状は反復かつ長期化する傾向にあるが、親には現れる症状に対して困った表情や厳しい態度は取らず、根気強く優しく接するように指導する。

▶対症療法
　疾患別の対応では、周期性嘔吐症では速やかに輸液を行う。反復性腹痛や心因性頻尿では、症状発現時にその都度対症療法としての薬物療法を行う。遺糞症では浣腸など必要な処置を行う。その際に注意すべきことは、浣腸のように子どもが不快感や痛みを伴う「嫌なこと」は決して自宅で母親にさせず、受診させて行うべきである。

●C．学童期

　i）**不登校との鑑別と対応**：種々の不定愁訴が不登校の初期症状として現れることが多いため、注意が必要である。最も重要なことは、治療者として子どもに安心を与えることである。登校をしぶるときには、過剰な登校刺激をせず、思う存分休ませるよう保護者や教師に説明する。よい初期対応が行われると、子どもは親や教師を信頼

▶初期対応
し、問題解決への援助を求めるようになる。これらの初期対応の過程では、種々の関

▶連携
連機関との連携が必要となることがある。

▶緊張と不安
▶集団不適応
　ii）**緊張と不安を取り除く**：学校での長時間の着席や周囲の期待や励ましなどによる緊張と不安、集団不適応、あるいは、いじめ、学業の過重などが引き金となって、行動の問題や困った習癖、自律神経症状が引き起こされることが多いのが特徴の年齢層である。決して、子どもが弱いわけではないことをまず説明する。無理に励まさず、ゆとりをもって接し、本人の意向を聞きお節介にならないように優しく援助するように指導する。

　iii）**具体的対応法・治療法**

　①カウンセリング：低学年では、言語化が十分にできないことが多いため、親への説明と指導が主となる。子どもに対して「先生はいつでもあなたの味方だ」ということを強調し、子どもの示す状態に理解を示し、訴えをよく聴くことが重要である。是正することが望ましい点については、決して非難せず、「この次はこんなふうにやれるかな」「約束しよう」と持ちかけてみるとよい。

▶基本的生活習慣
▶対人関係
　②指導と援助：子どもに自主的に計画を立てさせ、基本的生活習慣を確立させる。担任教師や同級生に学校での様子を尋ね、対人関係などを考察する。低学年では集団不適応も多いので、本人の同意を得て好きな同級生を自宅に招待するなど、過剰な手出しにならないように注意して親や教師が友達づくりを手伝うことを指導する。学業

が負担となっている場合は、親が宿題を手伝うなどで負担を軽減しつつ授業が理解できるように家庭学習を充実させる。また、学業以外での得意なことやその子がもつほかの良さを認め、それを誉めて自信をもたせ、子どもが自己評価を高められるようにする。過剰な期待や励ましは、むしろ悪影響を及ぼすだけなので慎むように説得する。子どもが自発的に表した計画・判断や意志・意欲には、「それでいいよ、やってみようね」と同意を示し行動を保証する。

▶反復性腹痛
▶胃粘膜保護剤

　ⅳ）**薬物療法**：学童期の反復性腹痛は、胃炎や胃・十二指腸潰瘍であることも多いため、胃粘膜保護剤や抗潰瘍剤を使用して効果をみる。対症療法による苦痛の除去・軽減は信頼関係を築くうえでも非常に重要で必要なことである。

●d．思春期

思春期になると、一般小児科外来では対応困難、解決困難なものが多くなる。思春期の特性やパーソナリティーを理解する必要があり、心理検査や精神科的診断（うつ病、人格障害との鑑別）および治療が必要なものもある。専門医と連携して対応するのが望ましく、治療法の選択と決定は専門医に任せる方がよいだろう。

▶パーソナリティー
▶精神科的診断
▶専門医と連携

▶過換症候群
▶疾病利得

　ⅰ）**具体的対応法・治療法**：過換気症候群では、医師をはじめ周囲の者が過剰に反応すると、疾病利得を助長する可能性がある。ペーパーバッグによる対処を指導し、親や教師など周囲の者には生命にかかわることはないので落ち着いてペーパーバッグ法（98頁参照）を行うよう教えておくとよい。

神経性食欲不振症では、患児に病識がないことが多いため拒食を批判しないことが重要である。また、なぜここまで放置していたのかなどと家族を責めてはいけない。患児の懐いているボディイメージを受け入れ、「太らないようにカロリー制限しながら、栄養バランスが壊れたところを治そうよ」と説明すると治療の同意が得られやすくなる。

❸ 面接技法・医療コミュニケーションの要点

▶個人面接
▶親子面接
▶家族合同面接
▶受容的
▶支持的

▶構造化

診察室に入って来たときの最初の出会いがすべてであると言っても過言ではない。面接には個人面接、親子面接、家族合同面接などがあり、子どもの年齢や問題により適時使い分ける。迎えるときの態度は親しみを込め、穏やかで、ゆとりがあり、どんなことでも受け入れ（受容的）、解決のための努力と援助を惜しまない（支持的）という姿勢が重要である。温かい視線で子どもと親を優しく見つめ、穏やかな口調で「どうしましたか」などと問いかけ、自由に話をさせた後に問題を把握し、**表4**に示す項目について必要最小限のことを聴取する（構造化）。しかし、最初からあまり根掘り葉掘り聞く必要はない。触れられたくないことには触れる必要はない。語らないこと、沈黙には重要な意味がある。困惑せず、慌てることなく待つことである。急に話題を変えた

表 4．面接時に聴取すべき項目

1. **症状・問題行動（行為）と現病歴**
   - どんなときに症状や問題が出現するか
   - 症状や問題が起こったとき、どんなふうに対応・対処したか
   - その症状や問題はどんなときに増悪し、どうしたら軽減あるいは改善したか
   - 今までどうしていたか（受けた治療・対策など）

2. **既往歴・発達歴**
   - 周産期の状況
   - 乳児期、幼児期の出来事
   - 発達の状況、健診での指摘事項
   - 罹患した疾患
   - 養育、しつけについて

3. **家族歴**
   - 家族構成
   - 身体的、心理的（精神的）、経済的、宗教的状況

4. **心理的・社会的要因**
   - 家族関係
   - 兄弟関係
   - 集団の中における問題
   - 性格傾向
   - 習いごと・塾など

▶治療的沈黙

りはしないで、なぜ沈黙が生じたかを考察して頂きたい。また、治療者が意図的に沈黙する『治療的沈黙』も面接技法として心得ておくとよい（メモ 2、3 参照）。

・メモ 2

面接・（医療）コミュニケーションのコツ（心構え）
- 支持的態度………求めていることを推測する。
- 受容的態度………すべての時間はあなたのためにある。どんなことでも手助けする。
- 構造化……………診断・判断のための必要事項を聞き漏らさない。
- 沈黙の重要性……子ども本人ははじめのうちは何も語らない。そのことに意味がある。話が途絶えたときには話し始めるまで待つ。

・メモ 3

治療的沈黙の意義
1. 面接の進行調整………いわゆる「間」。
2. 話題の焦点づけ………ある瞬間に注意を集中させる。
3. 安心を与えるため……余分なことを言うより何も話さない方が身構えさせないですむ（何か言われる、反対されると思うと話さなくなる）。
4. いたわり………………ことばで慰めるより黙っていることの方がいたわりを表す。
   （例）泣き出したとき、憂うつな状態でいるとき
5. 消極的拒否……………不合理なことやつじつまの合わないことを言った場合、批判するより効果がある。

1 ▪ 患児からのインテイク

▶不定愁訴

　いわゆる不定愁訴であり多彩な訴えをするのが特長である。最も多いのが反復性腹痛、反復性頭痛、全身倦怠、気分が悪い、微熱などで、次いで、嘔気、不眠、立ちくらみ、胸痛や胸の苦しみなどである。器質的疾患がある場合と異なり漠然としていることが多く、腹痛も腹部全体であり痛みの性状を具体的に説明できない。複数の症状を訴える場合、「何が最も苦痛で困っているの」「どれから早く治ってほしい」と質問して順位づけさせてみて頂きたい。心身症の子どもは順位がつけられないが、器質的疾患の患児は即座に順位づけが可能である。

▶順位づけ

2 ▪ 母親からのインテイク

▶空間的距離
▶心理的距離
▶母子関係

　患児が乳児期、幼児期前半の場合は、本人からの聞き取りは困難である。子どもの表情や行動を観察しながら、母親から症状が起こるときの状況について、子どもと母との空間的距離および心理的距離を推測できるように聞き出すことが重要である。このとき母自身に母子関係が子どもの症状発現に重大な関連があるのだと気づかせるようにする。例えば、頻回に吐くという問題で受診した場合、通常の問診と診察から器質的疾患が否定的だなと判断したならば、「この子がおっぱいを飲んでいるとき（食事中）お母さんはどんなふうにしていますか、飲み終わったとき（食後）どうしていますか」「吐く前、吐いたことに気づいたときお母さんは何をしていましたか」などの質問をして、母の心理状態や行動、子どもとのかかわりが影響していることに気づかせる。このとき決して「お母さんがイライラして、気ぜわしくしているからですよ」「不安そうにしているからでしょう」「ほかのことに心を奪われ子どもの面倒を十分看てないからなのです」などと指摘してはいけない。母親は自分を責め、育児の自信を失い、逆効果となってしまう。

3 ▪ 親子面接

　どの年齢層でも親が同席しての診察、面接が普通である。通常は母親のみが同席していることが多いが、両親揃っての場合も含む。親が一方的にしゃべることのないように配慮して頂きたい。親にとって子どもの前では話し難いこと、子どもは親がいれば話さないことがある。このような話題は個人面接を取り入れて個別に聞き出す。親子の話す内容に矛盾がある場合の取り扱いが最も重要となる。すぐに真相を確かめるのではなく、食い違いをいずれも真実と捉え、根底にあるものが何かを、時間をかけて解きほぐしていけばよい。問題解決に急を要する場合は、子どもの言い分を重視して取りかかればよい。子どもの味方をすることで子どもとの信頼関係を確固たるものにすることが最も優先されるべきことだからである。親は治療者の意図を十分理解し

4・家族合同面接

▶家族療法
▶家族機能
▶家族病理

両親に加え同胞や祖父母も同席して行われるもので、治療目的の場合が多く家族療法の一環として捉えられる。家族それぞれのもつ役割を認識させ、家族機能を高めることが可能である。患児の症状や問題がいわゆる家族病理に基づく場合、あるいはそれが家族全員に不安など種々の影響を与えている場合、家族全体でそれを解釈し解決への努力を促すことができる。一方、患児が病識に欠け治療意欲が乏しい場合があるが、このようなとき家族全員の協力により患児の治療への動機づけの強化を図ることができる。

5・こころを伝える技術

医療の中でのコミュニケーションは前述の心構えに加え、以下に示す実際の診療場面での工夫と技術によってさらに良好なものとなる。

●a．対人空間（距離）

通常の診察では、患児は聴診器が届く距離（凡そ50 cm）の真正面に座っているが（初診の場合）、何度かの再診を経てこころの問題として治療が開始される場合は、椅子も回転式のものからパイプ椅子でよいので背もたれのあるものに変え、患児も親も面前に座らせるのでなく、治療者の正面から30度ずつ左右に分かれた位置で、それぞれが1 mぐらい離れたところ（正三角形の頂点）に座るように設定するとよい。こうすると互いの視線による圧迫感を避けることができる。また、互いの距離が等しく適度の距離があることで心理的距離も対等にできる。カウンセリングルームのような特別の部屋がある場合はよいが、普通の診察室の場合はほかのスタッフの出入りなどを制限しておく方がよいだろう。

▶心理的距離

●b．うなずき

うまく相づちを打つことで話しやすくなる。また、注意深く聴いていると認識させることができる。このうなずきを統制して用いることで、患児や親の発言内容を承認したり強化したり、拒否したりすることができる。

●c．表情と動作

話の内容で自然に表情は変化しているのは当然である。微笑で迎えることは温かさと優しさを示すことになるが、常に微笑むことは馬鹿にしていると解釈される危険がある。面接中に慎むべき動作は、腕や足を組む、時計を見る、いわゆる貧乏ゆすりをするなどである。軽く前かがみになり全身の筋肉の力を抜いてリラックスした姿勢をとるのが望ましい。

d. 繰り返し（再述）

▶うなずき
▶沈黙
▶再述

応答には「うなずき」「沈黙」があり、それぞれの意義は前述した。さらに事実関係に関する応答に「再述」がある。患児あるいは親が今言ったことをもう一度治療者が繰り返すことで、正しく理解したことを伝えることができる（確認）と同時に、話した本人にその内容を反省する機会を与えることができる。この反省を促すことを利用し、2〜3度繰り返すことによって消極的拒否を示すことができる。しかし、この技法の使用を誤ると、一種の「オウム返し」になりうつろな印象を与え、気乗りのなさを曝露するという逆効果になってしまう。

▶消極的拒否

4 保険診療

▶初診

一般小児科外来における小児心身症診療での保険請求の例を表5に示す。ある問題でその月に最初に診察したときを初診といい初診料を算定する。初診時は主訴、病歴、診察所見などから鑑別すべき疾患が数多く考えられるので、必要と考える臨床検査（血液学的、尿・糞便、生化学的、免疫学的、微生物学的、病理学的、呼吸循環機能、脳波、超音波検査、内視鏡検査やレントゲン検査などあらゆる検査）を行う。はじめに述

表 5. 一般小児科外来における小児心身症診療の保険請求例

		初診料	再診料	再診継続管理加算	外来管理加算	小児特定疾患カウンセリング（1/月）	臨床検査	心理検査	心身医学療法
3歳未満	初診月・初診日	○				○	○		
	初診月・再診日		○		○	○		○	
	継続（再診月）・再診日		○	○	○	○			
	継続（再診月）・再診日		○		○			○	
3歳以上6歳未満	初診月・初診日	○				○	○		
	初診月・再診日		○		○			○	
	継続（再診月）・再診		○	○	○	○			
	継続（再診月）・再診		○		○			○	
6歳以上15歳未満	初診月・初診日	○				○			
	初診月・再診日		○		○			○	
	継続（再診月）・再診		○	○	○				
	継続（再診月）・再診		○		○			○	
15歳以上	初診月・初診日	○					○		○
	初診月・再診日		○					○	○
	継続（再診月）・再診		○		○				○
	継続（再診月）・再診		○					○	○

べたように信頼関係を構築し、診断に納得を得て以後の治療をより効果的に進めるためには十分な検査を実施した方がよいと思われる。2度目からその疾患が治癒あるいは中断・終了されるまではすべて再診といい再診療を算定する。心身症と確定診断できた場合は小児特定疾患カウンセリング料が月に1回加算できる。この小児特定疾患カウンセリング料は、小児科を標榜する保険医療機関において、小児科を担当する医師が、15歳未満の喘息、周期性嘔吐症、自閉症、登校拒否などの小児心身症および神経症の患者であって入院中以外のものに対して、療養上必要なカウンセリングを同一月内に1回以上行った場合に、1年を限度として月1回限り、同一暦月において第1回目のカウンセリングを行った日に算定するとある。

▶再診
▶小児特定疾患カウンセリング料

　また、小児科を標榜する保険医療機関のうち、ほかの診療科を併せ標榜するものにあっては、小児科のみを専任する医師が本カウンセリングを行った場合に限り算定するものであり、同一医師が当該保険医療機関が標榜するほかの診療科を併せ担当している場合にあっては算定できない。但し、アレルギー科を併せ担当している場合はその限りではない[5]とある。15歳以上や1年以上にわたって継続している場合は、心身医学療法を請求することになる。

▶心身医学療法

　そのほか、医師自らが検査および結果処理を行った場合のみ、臨床心理・神経心理検査(発達および知能検査、人格検査、その他の心理検査)も加算できる。津守式乳幼児精神発達検査、日本版ミラー幼児発達スクリーニング検査、遠城寺式乳幼児分析的発達検査、デンバー式発達スクリーニング、モーズレイ性格検査、Y-G矢田部ギルフォード性格検査などを概ね40分以上かけて検査および結果処理を行った場合は操作が容易なものの点数を加算でき、MCCベビーテスト、新版K式発達検査、田中ビネー知能検査、WISC-R知能検査、バウムテスト、SCT、P-Fスタディなどを概ね1時間以上かけて行った場合は操作が複雑なものの点数を、ロールシャッハテスト、TAT絵画統覚検査、CAT幼児児童用絵画統覚検査、ITPAなどを1時間30分以上かけて行った場合は操作と処理が極めて複雑なものの点数を加算できる。但し、同一検査項目(例えば知能検査)で複数の検査を行った場合でも1種類のみの所定点数により算定するという決まりがある[5]。保険診療は契約に基づくものであるので病名と診療内容が定められた療養担当規則などに適合していなくてはならない。したがって、初診月には初診日の日付で器質的な疑い病名で診療報酬の請求をすることになる。もちろん心身症の確定診断ができたのならばその日の日付で確定診断名を例えば反復性腹痛(心身症)と併記する。翌月の請求からは疑い病名を消去し確定診断名のみとする。

▶臨床心理・神経心理検査

▶療養担当

(藤本　保)

【文献】

1) 吾郷晋浩, 生野照子, 赤坂　徹(編): 小児心身症とその関連疾患. 医学書院, 東京, 1992.

2) 高木俊一郎：小児心身症の発症機序とその特徴．小児の心身症，小児内科 23（臨時増刊号）：6-11，1991．
3) 村山隆志：年齢層別にみた小児の心身症の特徴．小児内科 31：653-659，1999．
4) 冨田和巳：子どもの心身症．小児科臨床 54：1171-1180，2001．
5) 社会保険研究所：社会保険・老人保健診療報酬医科点数表の解釈．平成 12 年 4 月版．

CHAPTER 2

●● はじめに―子どもの心身症状を評価する際の留意点―

1．変化をどう理解するか

▶成長
▶発達

　なんらかの心身の症状をもつ子どもに面接や心理検査を実施し、それらを総合して診断を行う場合に念頭におくべき最も重要な点は「子どもは常に成長と発達とを続けている」ことである。小児科医であれば常に意識していることではあるが、子どもの心身の問題が成人とは大きく異なる点であり、小児心身症臨床において改めて強調する必要があろう。

　「成人と小児における変化のとらえ方の違い」を図1に示す。通常、成人であれば心身の状態がある一定（普遍）であれば「安定している」とし、状態が変化すれば「健康状態の向上」や「悪化」と理解する（図1）。しかし子どもの場合、「変化＝成長・発達」であり、「変化がないこと＝成長・発達に障害をきたしている」と理解しなければならない場合もある。

　一例として、これまで明るく天真爛漫にみえた児童が思春期になって「なんとなく気分が晴れない」、「体育祭で勝ったけれど、なんとなく素直に喜べない」と言った場合、どのように評価するであろう。これだけの情報から評価するならば、「今まで元気であった子どもが、うつ状態になっている」＝「病的な状態である」という評価と、「幼少

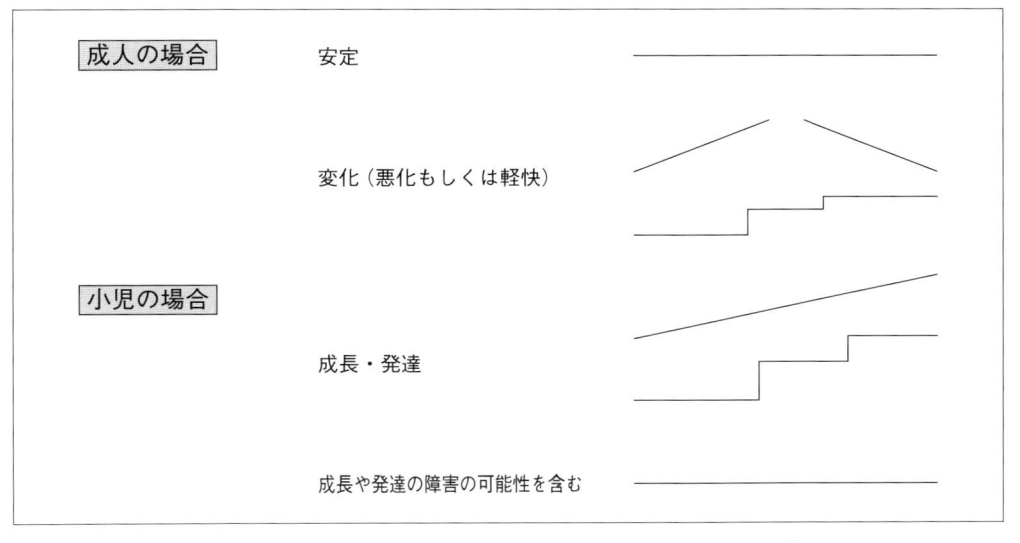

図 1．成人と小児における「状態の変化」の考え方の違い

表 1. 小児・思春期の心と行動の問題の評価にあたっての留意点

1．子どもの情報はどの程度、信頼できるのか。
2．現在ある問題が子どもの将来にどの程度影響するのか。
3．子どもの心理社会的問題の適切な情報提供者は誰か。
4．子ども、両親、関係者の情報をどう取り扱うか。
5．どのような心理検査を選択するか。
6．包括的評価にあたって、個人差をどう取り扱うか。

(文献 1)を改変)

時にはみえなかった社会がみえるようになって、さまざまに悩むこともあるだろう。感情を表現できるようになり、勝ち負けの結果だけでは喜べない細やかな感情が芽生えている」＝「健全な成長・発達である」という評価の両方ができるであろう。反抗する子どもについても同様である。成人であれば突然集団から離れたり、社会規範を破ることは問題視されるが、思春期の子どもが反抗すること、時に大人のつくったささやかな規範を逸脱してしまうことを、すべて問題視することは必ずしも適切とはいえない。

2．情報をどこから得て、どのように吟味するのか

また上述の例からもわかるように、子どもの心理や行動を評価する場合、子ども、あるいは保護者からの情報のみではなく、可能な限り多方面からの情報を収集する必要がある。そして経時的な変化を観察することも重要である。

子どもの心理や行動を評価し、診断を進めるに際して、留意すべき点を**表 1**に示す。子どもの心身症状や行動の評価は、以下のような点を考慮しながら行う[1]。

▶情報の信頼性
1．子どもの情報はどこまで信頼できるのだろうか。子どもの心身の問題についての情報の信頼性は、子どもの年齢や回答した状況（例：母子同室で得られた情報か、保護者のみもしくは本人のみから得られた情報か）により異なる。医療者は「子どもの言葉はすべて子どもにとっては真実」と受け止める一方で、「客観的事実とどの程度かけ離れているか」も考えなければならない。

▶症状・問題の持続性
2．その症状や問題は将来にまで続くのかどうか（症状・問題の持続性）を考えなければならない。思春期児童の反抗的態度が思春期に起こる心の動揺の現れであって成長を温かく見守るべきであるのか、反社会行動や成人した後の犯罪に結びつく早期介入が必要な程度のものであるのかを熟慮しなければならない。校則に反してスカート丈を伸ばした中学生は、将来全員が反社会的な成人になるわけではない。実際には症状や問題が明らかになった時点では、正常範囲であるのか病的であるのかの判断や、将来の予測が難しい場合も多いが、尚早に「病的」とのレッテルを貼って子どもを追い込むことは避けねばならない。

3．子どもの問題にとって最も適切な情報を与えてくれるのは誰なのか。年少児の場

▶情報提供者　合、自分の言葉で語ることは難しく、家族を主たる情報提供者として選ぶことが多いが、問題の根源が家族にある場合、問題の本質を歪めて理解してしまうこともある。

▶主観性
▶客観性

4．子ども、家族、学校関係者など多くの情報が寄せられ、それらの内容に食い違いがみられる場合、どう判断するのかを考えなければならない。まずは主観性を重視すべき内容と客観性の方が優れている情報に分けて考える。「授業中ぼんやりして、教師の言葉が耳に入らないようです」という教師の情報は、授業中の様子を知らない親の情報よりも正確である可能性が高い。しかし、子どもが泣きながら「教室に入ると落ち着かない、笑っていても本当はつらいんだ」と訴え、教師が「教室ではとても元気で普通にみえます」と言った場合、どちらの内容を評価するかは自明であろう。心の内面や感情の訴えは子ども自身の情報の信頼性が高く、クラスで落ち着きない、動き回るといった行動上の問題は教師や周囲の人の情報が信頼性が高い[2]とされる。また学校と家庭で様子が別人のような場合、そのこと自体が重要な情報といえよう。

5．心理検査を実施する場合、その結果は何を意味するのかを適切に理解しておかなければならない。言い換えれば種々の検査の正しい使い方と限界を知っておくことは必須である。

6．上述の面接やさまざまな検査により得た情報を評価するにあたり、常に発達に伴う変化と個体差や個性を念頭におく必要がある。本邦ではほぼ単一の言語（日本語）と文化から社会が構成されており、なんらかの評価を行うにあたり、生まれ育った文化の違いや民族性を意識することは少ない。しかし、日本国内であっても都市部の子どもと地方の子どもの振舞いには微妙な差がある。子どもの心理や行動の発達には身体の成長以上に個体差が大きく、それを病的とするのか個性として育てるのかについて医療者は熟考せねばならない。

❶ 面接

1・初回面接

▶初回面接　問題の評価にあたって収集すべき情報を**表2**に示す。初回面接においては、これらの情報を面接で聞いても問診票に記入してもらってもよい。面接は医師と患児の両方が時間的にも環境も落ち着いた状況で実施するのが望ましい。しかし一般的にいえば、小児科外来で初回面接が理想的な状況で行われることは多くはない。外来は混み合っていて、診察室の声は待合室にまで筒抜けである、など落ち着かないことが多い。加えて質問の内容によっては「話しやすいこと」と「書くことはできるが口に出してい

表 2. 面接で収集する情報

1. 主要症状と現病歴
   - 症状出現時の状況
   - 症状に対する子どもの親の態度(誰が困っているのか、親？ 子ども？ 周囲の人？)
   - 症状が増悪したり軽減する状況
   - 今までに受けた治療
   - 子ども、親ならびに周囲の人が症状をどう理解しているか

2. 既往歴・発達歴(母子手帳を持参してもらう)
   - 周産期の状況
   - 幼児期の問題、健診における問題
   - 発達歴
   - 内科的既往歴
   - 精神科的既往歴
   - 予防接種や歯科検診などの保健活動への参加
   - 小学校入学後の成長曲線

3. 家族歴
   - 身体疾患
   - 精神疾患
   - 親の生育歴(可能な範囲で)

4. 保育園、幼稚園、学校ならびにその他の集団での様子
   - 就園、就学時の様子(登園しぶり、母子分離不安)
   - 友達関係(いじめ、いじめられ体験の有無)
   - 学業成績(変化はないか、科目別もしくは分野別に差がないか)
   - 課外活動
   - 遊びの様子

5. 心理社会的問題
   - 家族関係
   - 家庭の社会的、経済的問題
   - ライフイベント
   - その他のストレス要因

えないこと」とがあるので、時間の節約のためにも、あらかじめ待合室で問診票に記入してもらい、より詳細な内容は面接時に尋ねるのが現実的である。初回面接で**表2**に示す項目すべてを聴取するのは困難な場合もあろう。特に家族の生育歴は、信頼関係が確立されていない初回面接で聞き出そうとすると、通院拒否にもつながりかねない。初回は問題の全容を明らかにするよりも、問題の概要を知り「目星」をつけ何よりも患児が「ここは安心できる場所である」と感じ、「次も来てもよい(来たい)」という信頼感を得られるよう「関係づくり」に重点をおく。

▶関係づくり

2・親子の行動観察

初回面接の際には、言葉だけではなくさりげなく親子の外観や行動も観察する。「親子を観察するうえで着目する点」を**表3**に示す。

▶体格および栄養状態

体格および栄養状態からは、子どもの体質や食行動を推測する一端となる。極端な

やせの場合やほかの同胞と比べて明らかに栄養状態が悪い場合には、虐待・ネグレクトの存在も疑われる。また極度の肥満の場合、内分泌疾患の検索と社会活動への不参加・ひきこもりによる肥満も念頭におく。乳児の肥満では育児不安によるミルクの与え過ぎ、年長児では「ストレス食い」による肥満もある。

子どもが垢まみれであったり、汚れた衣類により異臭がするといった不衛生状態は、児童虐待・ネグレクトを疑う重要な所見である。乳幼児の場合、一見衣服は清潔であってもオムツかぶれがひどい場合もある。

表 3. 親子を観察するうえで着目すべき点

1. 体格および栄養状態
   - 親と子の体格は似ているか
   - 年齢相当の発達状態か
   - やせ過ぎていないか
   - 太り過ぎていないか
   - 同胞も一緒に来院した場合、同胞と比べてどうか
2. 衛生状態
   - 衣服は清潔か
   - 身体は清潔か
   - 乳幼児の場合、おむつは清潔か
3. 外傷の有無
   - 外傷痕の有無と数
   - 普通の生活では発生しにくい不自然な外傷はないか
4. 親子の表情
   - 興奮状態
   - 無気力・無感動
   - おびえ
   - 親の訴えと子どもの様子に差はないか
5. 子どもの行動
   - 年齢に相当する行動・振舞いかどうか
   - 多動性
   - 攻撃性

子どもの身体の外傷もしくは外傷痕からは、子どもの日常的な危険行動（保護者が注意しない/保護者が注意しても危険な行動を繰り返す）場合や、児童虐待の存在を疑う。特に子どもの普通の行動では説明のつかない不自然な外傷には厳重な注意が必要である。

受診時の親子の表情では、親の子どもの様子に無関心な場合、親は子どもの問題に気づいていないが周囲にすすめられての受診の場合や気づいていながら否認していることなどが考えられる。親の訴えと子どもの様子や表情とに乖離がみられる場合や、親が過度に気遣う様子がみられる場合には、育児不安や親の自責感など親の精神状態の評価も必要である。子どもが親の言動の一つひとつに強く反応したり、おびえたり、不安げな様子がみられる場合には虐待や不適切なしつけなどを疑う。

▶育児不安

子どもの診察室における様子では、まず年齢相応の振舞いかどうかを考慮する。落ち着きがなく衝動が制御できない様子、医療者の受け答えの様子などが、子どもの年齢にふさわしいものであるのかどうかを見極める。心身症状の背後に知的発達の遅れが隠されていることは少なくない。

このような言外の情報も収集しながら、初回面接を進める。

3 ▪ 診断面接

▶診断面接

　初回面接の後、さらに情報を得るために、診断面接と心理検査が用いられる。診断面接の場合は、初回面接に増して環境に留意し、ほかの患者に話し声が聞こえるような状況ではなく、落ち着いた状況を設定する。

▶個人面接
▶親子面接
▶家族合同面接

　面接の種類には個人面接、親子面接、家族合同面接などがあり、子どもの年齢と問題に応じて適切な方法を選択する。年齢的には6歳以下の子どもの場合、子どもの面接の前に親から多くの病歴を聴取しておくと都合がよい[3]。問題の内容については、一般的には家族歴、既往歴、発達歴や現在までの治療歴、学校や家庭における行動上の問題については、家族の方が正確な情報を提供してくれるが、不安や抑うつといった内面の問題や秘密の反社会的な行為については子どもの報告が正確である。個人面接について、経過の中で一度は親のみ、子どものみの面接を試みるのが望ましい。子どもは往々にして親に聞かれたくない秘密をもっているし、親の方でも「子どもには聞かせられない」と思っている内容があり、既に子どもがそれに気づいて心を痛めているというのはよくあることである。親子面接や家族合同面接では、個人の態度に加えて家族内のダイナミクスが明らかになる。患児と母親のみの面接と、父親も含めた家族面接とで親子のやり取りに違いが出た場合、父親のかかわり方や夫婦関係になんらかのぎくしゃくしたものがあることが読み取れる。

▶構造化面接
▶非構造化面接

▶半構造面接

　面接の方法としては、構造化面接と非構造化面接がある。構造化面接とは、確認すべき内容・項目が明示され、その手順にのっとって行われる方法である。構造化面接では質問が厳密に設定されているが、面接項目を設定していながら状況に合わせて面接者が臨機応変に対応するのが半構造面接である。これに対して、面接方法や項目に

表 4．「構造化面接と非構造化面接の長所・短所」の例

例：診断基準に以下の項目が含まれる場合
　　1．腹痛が週に3回以上ある
　　2．腹痛は下痢を伴わない

構造化面接の質問の例
　　1．腹痛は週に3回以上ありますか？　　はい　→診断基準に合致
　　　　　　　　　　　　　　　　　　　　いいえ　→2回以下の腹痛は見落とされる
　　2．腹痛は下痢を伴いませんか？　　　　はい　→診断基準に合致
　　　　　　　　　　　　　　　　　　　　いいえ　→便秘やガスは見落とされる

半構造化面接の質問の例
　　1．腹痛は週に何回くらいですか？
　　2．腹痛時に何か下痢や便秘などの症状はありませんか？　　→症状の概要や性状を把握するのに有効

非構造化面接の質問の例
　　1．何かお困りのことは？　どんな症状ですか？
　　2．ほかにどんなことがありますか？
　　　→初回面接で問題の概要を知る場合や、症状の裏に隠された葛藤や心理的問題を明らかにする場合に有効

指定がなく、自由に面接を進めるのが非構造化面接である。**表4**に構造化面接と非構造化面接について単純化して説明する。構造化面接には診断に対して必要な情報を聞き漏らさないという利点があるが、設定以外の重要な情報を聞き漏らす恐れがある。非構造化面接は構造化面接の設問にないような重要な情報を得ることができるが、ともすれば漫然と話を聞いてしまいがちになる。初回面接から診断への流れの中では、早い時期には非構造化面接を用いて情報を収集し、最終診断に際しては構造化面接を用いるとよい。

2 身体生理学的検査

▶鑑別が必要な病態
▶脳腫瘍
▶てんかん
▶神経疾患
▶膠原病
▶内分泌疾患

親が「心の問題では」と訴えて来院した場合にも、生理学的所見を軽視して安易に「心の問題」「ストレスによる」と決めつけてはならない。心身症と鑑別が必要な病態としては、脳腫瘍やてんかんなどの神経疾患や膠原病や内分泌疾患などがあり[4]、それらの十分な検索を実施しなければならない。患者の訴えと周産期の経過や乳幼児期の情報、既往歴、発達歴に応じて、必要な神経学的検査(脳波、CT、MRI)や血液検査(ホルモン、抗核抗体など)を実施する。

3 心理検査

▶心理検査

さらなる情報収集と子どもの心理・発達の評価のために心理検査が用いられる。心理検査は適切な使用方法に従って使用すると短時間でより多くの情報を得ることができるが、反面、検査を受ける子どもに精神面や経済面での負担をかけることにもなる。

▶発達検査
▶知能検査
▶性格検査
▶精神作業検査

心理検査には、発達検査、知能検査、性格検査、精神作業検査がある。使用の目的と子どもの年齢・発達の程度によって使用可能な検査は異なる。実施や評価の方法も簡便なものから、一定の訓練を受けた専門家による評価を要する複雑なものまで多岐にわたっている。概して質問紙法はマニュアルを読むことにより初心者でも使用しやすいが、投影法はやや複雑で専門的知識が必要である。

1・性格検査

▶質問紙法

身体症状を前面に訴えて受診した子どもの心理的要因の有無を知りたい場合や、心身症を専門としない医師が専門機関への紹介をすべきかどうか考慮する場合には、使用法が簡便でかつ短時間で評価できる質問紙法が実用的であろう。しかし、たとえ簡便な検査においても実施のルールを守ることは重要である。実際に臨床面でよくある失敗としては、子どもが回答すべき質問を親に回答してもらう、また子どもの回答にいちいち親が口をはさむ、患児や親が質問の意味を看護師や医師に尋ね、誘導するよ

表 5. 質問紙法心理検査の目的と特徴

目的	心理検査名	適応年齢	回答者	特徴	発行所・連絡先
スクリーニング（早期発見）	PSC 日本語版	6〜15 歳	親	子どもの日常生活全般から心理社会的問題をスクリーニングする。	文献 5）参照
不安尺度	STAI	中学生以上	子ども	不安を「状態不安」と「特性不安」に分けて、5 段階で評価する。	三京房
	MAS	16 歳以上	子ども	不安を、5 段階で評価する。	三京房
	CMAS	小学 4 年〜中学 3 年	子ども	不安を、5 段階で評価する。MAS を子ども向きに翻案したもの。	三京房
うつ症状	SDS	質問文を読解可能なもの	子ども	うつ症状を 3 段階評価する。	三京房
	CDI			（詳細は発行所に問い合わせ願いたい）	Multi Health Systems
情緒と行動	CBCL	2〜18 歳	親	身体、不安・抑うつなど 9 つの領域について評価される。	文献 6）参照
性格傾向	YG 性格検査	小学 2 年以上	子ども	抑うつ性、活動性など 12 の性格特性に関する質問からなる。	日本心理テスト研究所
自我状態の分析	AN エゴグラム	小学 1 年〜高校 2 年	子ども	交流分析の理論に基づき、5 つの自我状態を分析する。	千葉テストセンター

表 6. 代表的な投影法

検査名	適応年齢	特徴	発行所・連絡先
PF スタディ	児童用：4〜14 歳 青年用：中学生、高校生	欲求不満場面が示された場面に対する回答を完成させ、① 集団順応度、② 反応プロフィール、③ 反応転移分析の、3 つの面から評価する。	三京房
バウムテスト	幼児〜成人	実のなる絵を書かせ、絵の位置や幹、枝、葉、根などの形、筆跡などから欲求、不安、外界とのかかわり、衝動性、外傷、他者とのかかわりなどを評価する。	
家族画	幼児〜成人	家族の絵を書かせて、構成員の配置、大きさ、特徴、距離などから家族関係を把握する。動的家族画、動物家族画など種々の方法がある。	
文章完成法	小学校高学年以上	不完全な書きかけの文章を提示し、その続きを完成させる。文章から、人格の知的側面、上位的側面、志向的側面、力動的側面を把握する。	金子書房

うな回答をしてしまうといったことがある。そのような場合、検査の結果の信頼性が保たれないので、実施のルールを守らせるよう注意する。表 5 に簡便な質問紙法心理検査を示す。

一方、小児心身症の専門機関では、診療に投影法を用いることが多い(**表 6**)。代表的なものはバウムテスト(樹木画テスト)、PF スタディ (Picture Frustrations study)、

表 7. 代表的な発達・知能検査

検査名	適応年齢	概要	発行所・連絡先
ウェクスラー式知能検査 　WPPSI 　WISC-III	3歳10カ月～7歳1カ月 5歳～16歳11カ月	本文参照	日本文化科学社
グッドイナフ人物画知能検査(DAM)	3歳～10歳	子どもが書いた人物画から知能発達を評価する。 簡便に実施でき、知能レベルを大まかに類推できる。	三京房
津守稲毛式乳幼児精神発達診断法	1カ月～7歳	質問紙式で実施が容易。乳幼児の発達概観を把握できる。 発達年齢、発達指標、発達輪郭表で評価する。	大日本図書
新版京都式児童発達検査（新版K式発達検査）	0カ月～14歳	① 姿勢・運動、② 認知・適応、③ 言語・社会の3つの領域の発達年齢、発達指数と全領域の評価を行う。	京都国際社会福祉センター

文章完成法（Sentence Completion Test；SCT）などがある。さらに詳細な精神病理を評価するものとして、ロールシャッハ検査があるが、一般小児科臨床で用いることは稀と考えられるので、詳細は成書を参照されたい。

2・知能・発達検査

▶知能・発達検査

　知能・発達検査とは、子どもの言語面、運動面、社会面などの側面から子どもの知能や発達の程度を評価するものである。**表7**に代表的な知能・発達検査を示す。心身症状が現れた子どもになんらかの発達上の問題が隠されていることが多いので、子どもの知能・発達の評価は常に考えておかねばならない。

　知能検査では「ウェクスラー（Wechsler）式知能検査」がよく用いられる。「ウェクスラー式知能検査」には適応年齢により、WPPSI（Wechsler Preschool and Primary Scale）、WISC-III（Wechsler Intelligence Scale for Children）、WAIS（Wechsler Adult Intelligence Scale）がある。WISC-IIIでは「絵画完成」や「単語」などの下位項目の課題から、知的水準を測定して平均を100とする指数で表す。全検査による知能指数（FIQ）、言語性IQ（VIQ）、動作性IQ（PIQ）と言語理解（VC）、知覚統合（PO）、注意記憶（FD）、処理速度（PS）の4つの群指数が得られる。それにより、

▶発達の偏り

子どもの知能発達のアウトラインと発達の偏りの有無を推察することができる。このほかに、簡便に知能を推測する方法としてグッドイナフ人物画知能検査（DAM）があり、特別な用具や場所を必要としないことから一般小児科外来で用いやすい。代表的な発達検査として「津守稲毛式乳幼児精神発達診断法」、「新版京都式児童発達検査」が挙げられる。知能・発達検査の実施や解釈の詳細は成書を参照されたい。

知能・発達検査の中には特定の用具を必要とし、実施に長時間を要するものと大まかな結果しか得られないが簡便に実施できるものとがある。小児心身症の臨床家は検査の特徴を知ったうえで、子どもの問題と施設に応じて、医療者・患者ともに無理なく実施できるものを選ぶことが先決である。

> **重要項目**……心理検査を臨床上および研究に使用する場合に、必ず守らなければならないルールを付記する。多くの心理検査は版権が明確にされており、原作者や原作者により邦訳を許可された者（外国で開発された場合）、もしくは版権をもつ団体や会社の許可なしで使用してはならない。例えば、版権をもつ会社から市販されている質問紙を勝手にコピーして使用したり、海外の文献に引用されている心理検査を原作者の使用許可なしに邦訳して使用したりするのは、違法行為である。海外で開発された心理検査が日本人においても有用かどうかを試す予備的調査においても版権所有者の許可なしには使用できない。

4 アセスメント

1・心身発達の評価

▶心理社会的発達

▶発達遅滞

▶過剰適応

　まず、家族歴、発達歴の聴取ならびに身体所見から、身体の発達の評価を行う。子どもが発達のどの段階にいるのか、正常範囲内にあるのか逸脱しているのかを評価する。次いで知能・発達の程度と心理社会的発達について評価する。多動や危険な行動などを主訴に来院する児において軽度の知能発達の遅れが認められたり、集団不適応が発達遅滞に二次的に起こることはしばしば経験される。また社会性の発達については年齢相応かどうか、発達の段階を踏まえているかどうかも考慮する。一見「しっかりした子ども」が、健常な発達の段階を飛び越えて背伸びせざるを得なかった「大人びた子ども」であり、周囲に対して過剰適応していることもある。さらに心理社会的発達に遅れがみられる場合、子どもの知能発達の遅れに基づくものか、家族機能不全により適切な社会経験をもつ機会がなかったという環境要因に基づくものかも考慮する。

2・心身相関の評価

▶生物学的(遺伝的)素因

▶加齢(成長)

▶年齢依存的

　子どもの心身症の発症には、心理社会的要因のみではなく、子ども自身がもつ生物学的(遺伝的)素因と加齢(成長)とが密接にかかわっている。多くの子どもにおいては、生来的になんらかの症状を現しやすい生物学的素因をもち、その症状が発症しやすい年齢で(年齢依存的に)、心理社会要因(ストレス)が負荷されることにより、症状が引き起こされる。しかし、心身症状の発現に生物学的素因と心理社会的要因とがどのような割合で関与しているのかは一様ではなく、ケースに応じて評価する必要が

表 8. チック症状の心身医学的理解の例

	症例 A	症例 B
主訴	咳払い、首を振る	瞬目
年齢	8歳	4歳
性別	男児	女児
家族歴	父親：8歳時にチック症 症状は自然に消失	チック症の家族歴なし
親が挙げた心理的要因	学芸会の練習を機会に症状が出現した。練習が厳し過ぎたのではないか。	同胞の誕生以後、黙り込むことが多くなり、チック症状が出現した。同胞誕生がストレスでは。
心身相関の評価	生物学的要因の関与が強く示唆される。心理的ストレスは第一の原因ではない。	心理的ストレスの関与の程度が生物学的要因より重要と考えられる。
対応	保護者に年齢依存性の経過をとること、および症状と心理的要因との関係を説明。	児へのかかわりを増やすよう心がけながら、同胞の誕生というイベントを乗り越えられるよう援助する。

ある。

表8にチック症状の例を挙げた。来院に際して、親はしばしば心身症状に先立つ心理社会的要因（いじめ、厳しい練習など）を症状と関連づけて訴えるが、その理解は必ずしも正しいとは限らない。中には子どもの症状の直接の原因となっている場合もあるが、初発症状の単なる誘因であったり、症状の増悪要因に過ぎない場合もあり、時には親の訴えるストレス要因が子どもの症状とまったく無関係の場合もある。

ある程度の小児心身症の臨床経験を積むと、子どもにとっての心理的ストレスを推測することはさほど難しくないと感じられるようになるが、生物学的素因と心理社会的要因の関与の割合を評価するのは容易ではない。親に対する説明の際にも、生物学的素因といわゆるストレスといわれる心理社会的要因の関与について、十分に説明するよう心がけ、必要以上に親の罪悪感をかき立てたり、焦燥感をあおったりしないよう配慮する。

まとめ

子どもの心身症の診断にあたり、その症状を理解し評価するためには、身体面の診察、面接とを包括的に評価する必要がある。そのためには、子どもの身体発達に関する小児科学的知識と心の発達に関する心理学的知識の両方の基礎知識が不可欠である。小児心身症に携わるさまざまな専門職が相互の知識を共有し、協力して診断と臨床にあたることが望ましい。

（石崎優子）

【文献】

1) 石崎優子：米国における思春期医学．治療 83：1227-1233，2000．
2) 石崎優子：子どもの心の問題とその評価法．保健の科学 42：860-865，2000．
3) Dulcan MK, Martini DR：Concise Guide to Child and Adolescent Psychiatry, Second（Ed）, American Psychiatric Press, Washington DC, 1999［松浦雅人（訳）：小児・思春期の「心の問題」の診療ガイド．p 5-15，メディカル・サイエンス・インターナショナル，東京，2000］．
4) 星加明徳：鑑別診断が必要な病態・見落としてはいけない身体疾患．子どもの心の健康問題ハンドブック，平成14年度厚生科学研究費補助金（子ども家庭総合研究事業）「小児心身症対策の推進に関する研究」班（主任研究者：小林陽之助）（編），p 139-140，2002．
5) 石崎優子，深井善光，小林陽之助，ほか：Pediatric Symptom Checklist 日本語版のカットオフ値．日児誌 104：831-840，2000．
6) 中田洋二郎，上林靖子，福井知美，ほか：幼児の行動チェックリスト（CBCL/2-3）の日本語版作成の試み．小児の精神と神経 39：305-316，1999．

●各種の心理検査の発行所・連絡先
三京房　　　　　　　　　：075-561-0071
日本心理テスト研究所　　：06-6693-3902
千葉テストセンター　　　：03-3399-0194
金子書房　　　　　　　　：03-3941-0111
日本文化科学社　　　　　：03-3946-3131
大日本図書　　　　　　　：03-3561-8679
京都国際社会福祉センター：075-612-1506
Multi Health Systems　　：http://www.mhs.com/ から必要な情報を探す．もしくは translation@mhs.com に CDI 日本語版使用の手続きをたずねる．

CHAPTER 3

はじめに

　小児の心身症は、その発症と経過に心理社会的因子が密接に関与している。そのため、その治療には、単に患児の身体的側面への評価や、身体的愁訴の軽減や消失を図るだけでなく、患児の性格や心理的特徴を評価し、子どもを取り巻く環境(家族や保育園・学校など)への配慮も必要になることが多い。この意味では、まさに心身症児への治療的取り組みは全人的医療(メモ1)そのものであるといえる。また、その治療的対応は、比較的長期になる場合が多く、まず、子どもや家族に対しては、治療的信頼関係(ラポール)を構築し、患児や家族の抱える心理社会的課題に対応していく心がけが必要である。

　以下、心身症児に対する心身医学的治療の概略を図1に示す。

▶全人的医療

▶治療的信頼関係
　(ラポール)

・メモ1
全人的医療
　単に肉体的な健全さだけでなく、精神をも含め、また社会面での人間の生活をも含めた人格体としての人間を指向した医療を全人的医療と呼ぶ。まさに心身医学を包含した医療のことである。

1 ステップ1

1・重篤な精神・身体疾患の鑑別のための心身両面からの諸検査

　神経性食欲不振症であると診断していた子どもが、最終的に脳腫瘍(身体疾患)であったり、不登校の疑いがあるとされていた子どもが、統合失調症(精神分裂病)や、真菌性髄膜脳炎であったこともあり、日常の診療では心身症であるとの決めつけや思い込みに注意しなければならない。このためには常日頃から、心身症以外の重大な身体疾患や精神疾患などを鑑別する心構えをし、必要に応じて心身両面からの諸検査を実施するのが望ましい。また、身体面の諸検査を実施し、重篤な身体疾患が否定されることで、患児や家族が安心し、身体症状の軽減につながる場合もある。

2・心身症児やその家族との治療的信頼関係(ラポール)の確立

●a．心身症児に対して

　心身症児が強い身体症状を訴えている場合、適宜診察や身体的な検査をする必要が

53

```
・ステップ1・
身体的保障（必要十分な身体的検査や必要に応じた薬物治療）
医師患者の治療的信頼関係（ラポール）の確立、傾聴・受容・共感
```

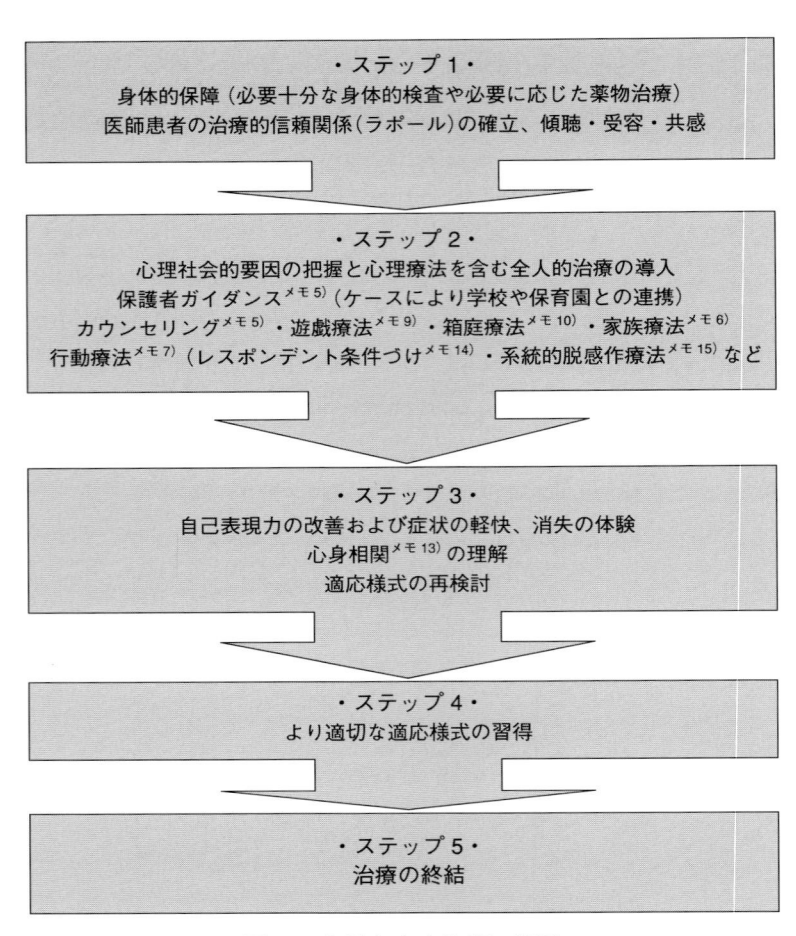

```
・ステップ2・
心理社会的要因の把握と心理療法を含む全人的治療の導入
保護者ガイダンス[メモ5]（ケースにより学校や保育園との連携）
カウンセリング[メモ5]・遊戯療法[メモ9]・箱庭療法[メモ10]・家族療法[メモ6]
行動療法[メモ7]（レスポンデント条件づけ[メモ14]・系統的脱感作療法[メモ15]）など
```

```
・ステップ3・
自己表現力の改善および症状の軽快、消失の体験
心身相関[メモ13]の理解
適応様式の再検討
```

```
・ステップ4・
より適切な適応様式の習得
```

```
・ステップ5・
治療の終結
```

図 1．小児心身症治療の概略

ある。また、必要に応じ、対症療法的に薬物を投与することもあるが、小児では、オフラベルの薬剤も多く、必要最小限、かつ、慎重に投与する。

▶失感情症（アレキシシミア）

　心身症の子どもたちは失感情症（アレキシシミア）（メモ2）を特徴とすることが多く、子ども自身が自分の感情（気持ち）への気づきや、感情の言語化が困難なことが多い。このため、その子を取り巻く周囲の人間（治療者も含めて）が患児の心情や態度を理解できずに、容易に傷つけることにもなりかねない（メモ3）。このため、遊びや興味のある話題について子どもたちがリラックスできる雰囲気づくりも必要である。患児

・メモ2

アレキシシミア
　Sifneos PE が提唱したアレキシシミア（失感情症）は、自分の感情に気づきにくく、ストレスがかかってもそれに気づかず、適切な対処（言語化）ができずに、身体症状が出現しやすい。真面目で頑張り屋で、嫌なことを嫌と言えず、よい子といわれる過剰適応の子どもに多い。

やその家族を傷つけるような言動は慎み、治療者側は、患者サイドから十分に思いが述べられる温かい雰囲気や落ち着いた態度（メモ4）で接する必要がある。

▶傾聴、受容、共感

b．保護者（特に母親）に対して（悩みの傾聴、受容、共感）

筆者が特に気をつけているのは、診察場面では（たとえ、虐待をしている親であろう

・メモ3

心身症児やその家族を傷つける治療者の言葉や態度

1．「身体的な検査では何も異常がない。もう来院される必要はありません」
   治療者側から一方的に診療を断つと、患者側は見捨てられた体験や不安をもちやすい。その結果、医療機関を転々とすることになる。
2．イライラした態度で「どうするの、はっきりしゃべりなさい！」
   特に、アレキシシミアの特徴をもつ心身症児は、感情を言語化できず、治療者の苛立ちやこのような発言に混乱し、治療を拒絶することになりうる。
3．「身体の検査では異常ないのだから、明日からは学校へ行けるでしょう？」
   特に、不定愁訴を有する不登校児では身体的検査では異常がなくとも、子どもたちは身体的愁訴を感じている。自分の身体的苦痛を受容してもらえていない、学校へ行くことのつらさを理解してもらえないと治療者と患児との信頼関係が築けず、治療が中断されてしまう。
4．「やせ過ぎているからもっとしっかり食べなさい！」
   特に肥満恐怖や、やせ願望の強い摂食障害児に対して、自己を否定される表現であり、食べることに対する不安や恐怖があるのに、それを理解してもらえないと感ずる。
5．「顔がピクピクしてるよ！ちゃんと先生をみてください！」
   特にチックの児に対し、顔のピクツキなどの不随運動をますます意識化させ、劣等感や罪悪感を増幅させる可能性がある。
6．「お母さんの育て方の問題ですね。お母さんがしっかりしないと―」
   心身症児の症状は母親への責任であると転嫁することとなり、母親の自信の喪失や罪悪感を植えつけ、母親自身の抑うつや児に対する虐待などの問題が生じかねない。
7．「もっと頑張りなさいよ！」
   親子とも頑張っているけど、よい結果が生じていないのに、これ以上何をどのように頑張れというのかと治療者側への不満が募り、医師―患者の信頼関係が成立しにくくなる。
8．「お母さん、別に学校なんかいかなくてもいいじゃないですか」
   身体愁訴をもつ不登校の両親は切実な思いでわが子に通学してほしいと願っている。このような不用意な言葉は、両親の思いや期待を断ってしまうことになり、治療者側との信頼関係も断ち切ってしまう。

・メモ4

心身症の治療の心がけと工夫

小児心身症の主なる治療者である小児科医は概して多忙なうえ、時間に追われるような急性疾患患者や救急患者を診ることが多い。このため、この間隙をぬって心身症の診療を行うには、医師自身が落ち着いて話が聴けるような精神的安定を図る必要がある。また同時に、そのような空間的、時間的環境が整えられていることが理想である。例えば、医師自身の体調が悪い、あるいは救急で心身症の治療をする余裕がなければ日時を改めて予約を変更するなど、少しでも環境づくりへの配慮と工夫が必要である。

とも)親(特に母親)を責めないことである。子どもが身体症状を訴えて来院したとき、母親は周囲の家族や隣人から、育て方が悪いとか甘やかし過ぎるなどと評価されていたり、自分の子育てに問題があるに違いないと思い込み、思い詰めた挙げ句に受診している場合も多い。このような場合、「お母さんがもっとしっかりしないと…」というように母親に責任を押しつけることは、却って母親の自信を喪失させ、罪悪感を植えつけさせることになる。担当医はあくまで、母親の心配や育児の悩みに傾聴・共感し、受容することが大切であり、親と医療者の信頼関係の礎になると考える。

2 ステップ2
心理社会的要因の把握と心理療法を含む全人的治療の導入

小児の心身症児は、その家族も含めて、毎日ダイナミックな社会活動を営んでいる多面性をもった存在であると捉えて、あらゆる視点から包括的に支援していくことが重要である(全人的医療)(メモ1)。そのための方法論の1つとして、心理療法を導入する。臨床医が馴染みやすい心理療法にはカウンセリングやガイダンス(メモ5)、家族療法(メモ6)や行動療法(メモ7)、自律訓練法(メモ8)などがあり、非言語的治療として遊戯療法(メモ9)、箱庭療法(メモ10)、作業療法[絵画療法(メモ11)やコラージュ

▶カウンセリング
▶ガイダンス

・メモ5

カウンセリングとガイダンス
比較的短期間に現実生活への適応を援助するための簡便な心理面接。技法として指導的・支持的方法、訓練的方法、表現的方法、洞察的方法などがあり、小学校高学年から中学生でも言語能力が高ければ適応できる。特に、小児科領域で、保護者に対して、診療の場で実践するのが保護者ガイダンスであり、保護者が不安を抱きつつも子どもの治療について継続して努力していることを評価し、認めてあげることで、子どもの気持ちへの気づきを促し、心理教育的観点から、保護者を支える方法。

・メモ6

家族療法
家族を心理療法の対象とする治療的アプローチで、個人面接であっても、家族の一部あるいは全員の面接でも、治療者が家族を1単位として扱ったり、複数のメンバーの組み合わせに注目した姿勢をとる治療法の総称である。子どもの症状を家族の精神病理に求めるのではなく、家族全体の機能が低下していることから生じているサインと捉え、治療の目標は家族間の独特かつ固定的なコミュニケーションパターンや、家族の葛藤に介入し家族の相互関係を変えることで子どもの症状の変化につながるのかを評価する。

・メモ7

行動科学理論と行動療法
行動科学理論は客観的な行動観察からからみた学習理論。適応行動も不適応行動もすべて学習からなる行動ととらえ、患者の不適応な行動を、適切な学習行動により、新たに好ましい行動につくり直す治療法。

3・治療

療法（メモ12）］などがある。しかし、いくら馴染みやすいといっても、実際には多少手間がかかることもあり、臨床心理士や精神科医と連携しながら実施することが望ましいこともある。また、不登校児やひきこもりの子どもたちの中に、学校でのいじめや、授業や激しいクラブ活動についていけないことが心理社会的要因になっていることもあり、学校の担任やクラブの顧問などと連絡をとり、問題の解決を図らなければならない場合もある。

　また、心身症児はさまざまな身体・精神症状や問題行動が出現し、日常生活に支障をきたす場合も多く、やむなく薬物療法を実施せざるを得ない場合も少なくない。小

▶薬物療法

・メモ8　リラクゼーション法と自律訓練法
　　リラクゼーション法は筋弛緩による生体の機能変化を利用し、心理的鎮静を図る方法で、不安・緊張が高い子どもに適応があり、その代表として自律訓練法がある。自律訓練法はドイツのSchultzが、1人でも催眠状態と同様な状態になるように考案した生理学的訓練法。標準練習として背景公式「気持ちが落ち着いている」、第一公式「重感練習」、第二公式「温感練習」、第三公式「心臓調整」、第四公式「呼吸調整」、第五公式「腹部温感」、第六公式「額部涼感」6つの段階があり、比較的容易に心身のリラクゼーションができる方法として心身医学領域で広く活用されている。

・メモ9　遊戯療法
　　主に成人に対する「言語」を用いた心理療法に対して、子どもを対象に遊びを主な「コミュニケーション」手段として実施される心理療法である。個人主体の場合と集団を対象にする場合とに分けられるが、限られた時間や空間で、治療者が子どもの成長を見守り自由な遊び体験を通して子どもの内なる自己治癒力を引き出す方法。

・メモ10　箱庭療法（75 cm×57 cm×7 cm）と砂、種々の玩具を用いて治療者に見守られながら自由に作品を作らせる治療法
　　理論的には、守られた状況の中での心の内（内的）なる世界の自由な表現が、治療者によって受容されることで、再び自分の中にも取り入れられ、自己の中で統合されやすくすると考えられている。作品の理解にはユングの理論を用いて、作品を通して内的世界を作品に投影し、自己表現することで自己治癒力を援助する方法である。

・メモ11　絵画療法
　　絵画や造形などの非言語的表現手段により、発散catharsis、昇華sublimination、洞察insightなどの精神的変化が生じ、治療効果が期待できる。言語化が困難な心身症児にも応用されることもある。

・メモ12　コラージュ療法
　　既成の絵や文字などをハサミで切り取り台紙に貼りつける作業療法の1つ。投影法に位置づけられる。その特徴には言語化行為、視覚化行為、取り入れ行為が挙げられ、特に言語化は失感情の心身症患児には治療的効果が期待できる。

57

表 1. 薬物療法（抗不安薬・抗精神薬・抗うつ薬（内服薬）を中心に）

	4〜12歳	13歳〜	成人	対象疾患（保険適応外も含む）・注意点
抗不安薬（ベンゾジアゼピン系）				
アルプラゾラム（コンスタン・ソラナックス）	0.6〜1.2 mg	0.8〜1.6 mg	1.2〜2.4 mg	心身症・神経症に伴う不安・緊張・抑うつ、睡眠障害、吃音、過敏、過換気症候群、心因性頭痛、心因性拒食症、過敏性腸症候群など
ジアゼパム（セルシン・ホリゾン）	1〜6 mg	4〜10 mg	4〜20 mg	
オキサゾラム（セレナール）	10〜15 mg	20〜40 mg	30〜60 mg	
エチゾラム（デパス）	10〜15 mg	20〜40 mg	10〜30 mg	
ロラゼプ酸エチル（メイラックス）	0.3〜1 mg	1〜2 mg	1〜3 mg	
抗不安薬（5HT−IA受容体作動薬メモ）				
タンドスピロン（セディール）	0.5〜1 mg	1〜1.5 mg	2 mg	
		10〜30 mg	30〜40 mg	
抗精神薬				
ハロペリドール（セレネース・ケセラン）	0.25〜3.0 mg	0.3〜3.0 mg	0.5〜6 mg	チック（Tourette症候群）、固執傾向、強迫行動、自閉性障害など
クロルプロマジン（ウインタミン・コントミン）	10〜30 mg	20〜50 mg	30〜450 mg	0.005〜0.01 mg/kg/day より増量し 0.02 mg/kg まで
ピモジド（オーラップ）	0.3〜3 mg	0.6〜4 mg	1〜8 mg	
抗うつ薬（三環系）				
アミトリプチリン（トリプタノール）	10〜20 mg	20〜40 mg	20〜75 mg	うつ病・遺尿症など
クロミプラミン（アナフラニール）	10〜30 mg	20〜80 mg	50〜100 mg	うつ病・遺尿症など
スルピリド（ドグマチール・アビリット）	100〜300 mg	150〜400 mg	150〜600 mg	うつ病・消化性潰瘍、摂食障害、乳汁分泌に注意
抗うつ薬（セロトニン再取り込み阻害薬 SSRI メモ）				
フルボキサミン（ルボックス・デプロメール）		25〜50 mg	50〜150 mg	うつ病、強迫性障害、過食症など（1〜3 mg/kg/day）
パロキセチン（パキシル）		10〜20 mg	20〜40 mg	うつ病、強迫性障害、パニック障害など

薬用量は新小児薬用量（改訂第3版）（五十嵐 隆編：診断と治療社）に基づき安全な最小有効量を示したため、個々の症例において、効果と副作用を十分検討し、適宜用量を変更されたい。また、用量の年齢的算定は体表面積を考慮した Augsberger の式による。成人量 × (4×年齢+20)/100 を使用した。

メモ）セロトニン5HT−IA受容体作動薬やセロトニン再取り込み阻害薬（SSRIs）

従来から使用されてきたベンゾジアゼピン系抗不安薬や三環系抗うつ薬と比較して、セロトニン5HT−IA受容体作動薬（クエン酸タンドスピロン）やセロトニン再取り込み阻害薬（SSRIs）（フルボキサミンやパロキセチンなど）は抗コリン作用が少なく、脱力感や眠気などの副作用が少ないため、比較的使いやすい。しかし、投与初期に悪心など消化器症状が出現することもあるため、少量から開始し、ドンペリドンなどの鎮吐剤や胃粘膜保護剤などを併用することで対処するのもよい。効果がみられる場合は投与してから、2〜4週間後にじんわりと効いてくることが多い。稀に強迫的症状では、効果の発現に通常の2〜3倍量が必要なこともある。本剤はP450 enzyme systemによる相互作用による相互作用のため血中濃度を上昇させる恐れのあるチオリダジンやデルフェナジンなどは併用禁忌であり、ほかの抗精神病薬でも併用には注意する必要がある。

表 2. 薬物療法（漢方薬）

漢方製剤	1～3歳	4～12歳	13歳	成人	対象疾患（保険適応害含めて）
小建中湯	3～5 g/日	5～10 g/日	10～15 g/日	15～27 g/日	反復性腹痛（臍疝痛）・夜尿症・四肢の冷え
抑肝散	2～2.5 g/日	3～5 g/日	5～7.5 g/日	7.5 g/日	夜泣き・チック・イライラ
甘麦大棗湯	2～2.5 g/日	3～5 g/日	5～7.5 g/日	7.5～9 g/日	夜泣き
柴胡加竜骨牡蠣湯	1～2 g/日	2～4 g/日	4～6 g/日	6～7.5 g/日	夢中遊行・イライラ・夜泣き
柴胡桂枝湯		3～5 g/日	5～7.5 g/日	7.5 g/日	筋収縮性頭痛
半夏白朮天麻湯		4～6 g/日	6～7.5 g/日	7.5～9 g/日	立ちくらみ・食欲不振・習慣性頭痛・車酔い
補中益気湯		4～6 g/日	5～7.5 g/日	7.5～12 g/日	易疲労・顔色不良
桂枝加芍薬湯		4～6 g/日	5～7.5 g/日	7.5 g/日	過敏性腸症候群

▶安全性

児の薬物療法といっても、明確なガイドラインはないため、多くの場合は小児に対する安全性が保証されているわけではない。このため、投与にあたって保護者や小児に同意を得ながら、慎重にかつ少量から開始すべきである。小児の心身症領域で使用される薬剤を示す（**表1、2**）。

3 ステップ3
自己表現力の改善、症状の軽快・消失の体験

　患児や保護者への心理療法あるいは、保護者へのガイダンスを実施するにつれて、患児の内面に潜む不安やさまざまな感情が表出されるようになると患児の症状が軽快し、消失していく体験をもつようになる。一方、保護者も患児を取り巻く環境を配慮し、親子の関係を含めた対人関係を再考するようになると、患児の症状と患児を取り巻く周囲との関係（心身相関）（**メモ13**）に気づき、理解する契機となる。

▶心身相関

・メモ13　**心身相関**
　精神的な葛藤などが、身体の状態に影響を与えて病気をつくる、あるいは逆に身体の状態が心の働きに影響を及ぼすこと。例えば、ある身体症状にとらわれ、症状への感覚が鋭敏となり、注意が益々症状に固着され、身体機能の失調をきたす場合を心身相関と呼ぶ。

4 ステップ4　より適切な適応様式の習得

　この段階で、患児も自己の内面を表出し、保護者もその重要性を意識するようになると適切な適応様式の再構築が可能となる。そして、適切な適応様式が構築され、患児や保護者の問題の解決に向けて前進することとなる。

5 ステップ5　治療の終結

▶治療の終結点

　筆者は、治療の終結点については、原則として、患者は自分の心身に自信をもち、家族も不安が消失し、もう通院せずとも大丈夫だとの自信がみられ、もう通院の必要がないと表明する時点で終了としている。なんの連絡もなく、患児や家族が治療の中途で診療場面から姿を消す場合もみられるが、これはほとんど問題が表面化せずに、解決に向かった場合が多い。しかし、一部には、問題の解決がいまだに図れていない場合もある。いずれにしても、医療者側から一方的に治療を中断することはせず、診療の窓口を開けておくことも治療の継続だと考えており、再び訪れる患者や家族をやさしく迎え入れることも心身症の治療には必要なことである。

▶自己洞察

　以上、治療の概略を示したが、著者の臨床経験からは、高度な心理療法をすべての心身症児に適応しなくても、保護者の悩みに共感し、受容する。そして、保護者に対しての適切なガイダンスをするだけで、保護者の自己洞察や心身相関への理解が進み、結果的に子どもに対する対処行動が変化し、子どもの症状が軽快・消失したケースも経験することもある。このため、すべての症例に心理療法を考えなくても、日常診療の中で信頼関係を積み上げて、保護者へのガイダンスを実施し、診療の継続を試みるのも1つの方法である。しかし、経過中に患児の症状の改善や患児・家族の洞察・理

▶心理療法
▶連携

解が進まない場合は、やはり心理療法を実施すべきである。いかなる心理療法を選択・応用するのかは、できれば精神科医や臨床心理士、小児心身症専門医と連携のうえで実践するのが望ましい。以下、実際の臨床場面での症例を提示し、前述した小児の心身医学的治療技法を理解して頂く一助となれば幸いである。

6 症例

●症例1　保護者（母親）へのガイダンスが奏功したチックの5歳、男児

【主訴】　首を振る、瞬きがひどい。

【病歴】　子どもが、1年生になってから、瞬きしたり、首を振る動作が出現し、家族、特に母親が、その症状が気にして来院した。

母親：「先生、瞬きや首を振る動作が気になって仕方がないのです」

担当医：「そうですね。少し症状が強い様子でご心配のようですね」（傾聴・受容）

母親：「はい、でも注意して止めるようにいってもなかなか止まらないので…」

　ひととおりの診察の後、

担当医：「おそらく、これはチック症状だと思いますが、念のために脳波や血液検査などをしておきましょうか？」（身体的保障）

母親:「わかりました」
＜後日＞
担当医:「前回行った検査では異常がありませんでしたよ。安心して下さい」(身体的保障)
母親:「でも、まだ症状が…」
担当医:「そうですね、お子さんの症状は、何か緊張や不安が強いと出ているかも知れませんね。決してお母さんの育て方の問題ではありませんからね」
母親(涙を流しながら):「先生、私、いつも夫からお前の育て方でこのようになったのではと言われていたのです。本当に悔しい思いをしていました」
担当医:「本当に大変でしたね(傾聴・受容)。お母さんの辛いお気持ちよくわかりますよ(共感)」
母親:「先生にそういわれて本当によかったです」(治療的信頼関係の確立)
担当医:「それでは、これからチックが出たときの対応について話し合いましょうか？まず、チックが出ても、それに関心を寄せたり注意するのは避けましょう。それから、チックは沸騰したやかんの蓋がピョコッと持ちあがるように、お子さんの内面に溜まったストレスを発散させる意味もあるのですよ。だから、チックが出ているときは無関心で、出なくなれば喜んであげて下さいね。お父さんにも協力してもらって下さい」(保護者ガイダンス)
母親:「わかりました。そうします」
＜後日＞
母親:「先生、ありがとうございました、子どものチックがほとんど出なくなりました。やっぱり、私が子どもに言い過ぎていたかも知れませんね(心身相関の理解)。言い過ぎないように注意していきます(認知の修正、適応様式の再検討)」
担当医:「よかったですね、これからも心配なことがあれば受診して下さいね」(治療終結)

● 症例2　反復する頭痛と不登校を主訴とした9歳、男児

【主訴】　頭痛・登校できない

【現病歴】　小学校3年の秋より頭痛がひどく、その結果、登校できない状態が続いた。患児は1人っ子で、幼少時より親に反抗することもなく、おとなしく育てやすい子どもであった。両親と3人で来院し、父親は甘えや仮病ではないかと話し、母親も痛いときにはすぐに鎮痛剤を服ませることで対応し続けていた。初診時より、頭痛に関する身体的検査を実施したが、特に異常は認められなかった。

父親:「先生、この子の頭痛はどうも仮病のような気がするんですよ」
母親:「痛いときはどうしてやったらよいのか、鎮痛薬を服ませても痛い痛いと泣き

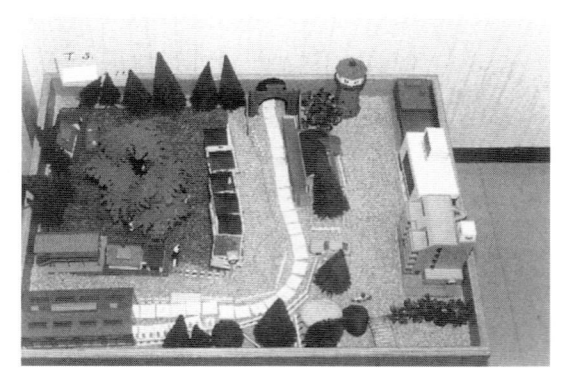

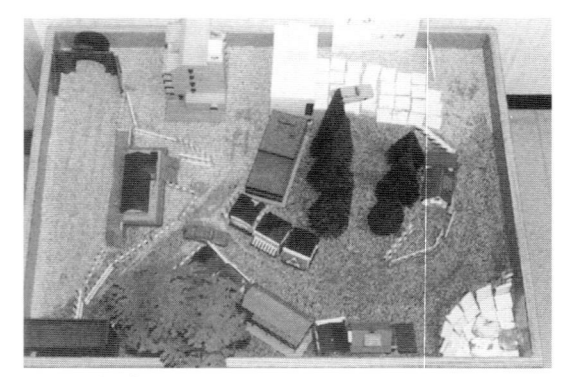

図2. 箱庭1　　　　　　　　　　　図3. 箱庭2

わめくだけで…」
　当初は、患児は診察室に入室しても表情はあまり変わらず、失感情的でこちらからの声がけにもあまり反応を示さない。
担当医：「痛みは仮病のせいではないと思いますが、身体面ではCTや脳波に異常なく、重大な疾患はないようです。でも痛みは本当に感じている様子ですので見守ってあげて下さい」
父親：「痛みで学校を休んでしまうことが私には一番つらいんです。学校にさえ行ってくれたら…」
担当医：「そうですか。ご両親のお気持ちはお察しします（受容・共感）」
　両親の悩みを十分に傾聴し、患児の痛みは甘えや仮病ではないこと、患児にはお父さんと一緒に遊んだり、お母さんにも十分に甘えさせてあげることも大切だとアドバイスする（治療的な保護者ガイダンス）。
　しかし、その後も頭痛は長期間持続し、両親そろって受診することが多く、診察室では前述の診察場面での会話を繰り返した（洞察力の欠乏・ガイダンスの限界）。
　患児は相変わらず頭痛を訴えるのみで、自己の内面を表出することはなかった。心身症にみられる典型的なアレキシシミアと考え、自己の感情を表出でき、自然治癒力を促進する目的で、臨床心理士と相談のうえ、箱庭療法を導入した。患児は箱庭に興味をもち、以後、およそ1年間に46回に及ぶ作品を作成している。初回、患児はおとなしい雰囲気そのままに静かな町という箱庭を作成した（図2）。その後、数回の間に水を使った箱庭を作成したが、後半になると水を使った作品が目立つようになった（図3）。この頃になると、今まで、おとなしくよい子だった患児はべたべたと母親の身体に触れてくる（精神的退行）。

▶箱庭療法

▶精神的退行

母親：「最近、赤ん坊のように甘えて困るんです。どのように対応したらよいのでしょうか？」
担当医：「段々と子どもさんは赤ちゃん返りをして、自分の気持ちを素直に出してい

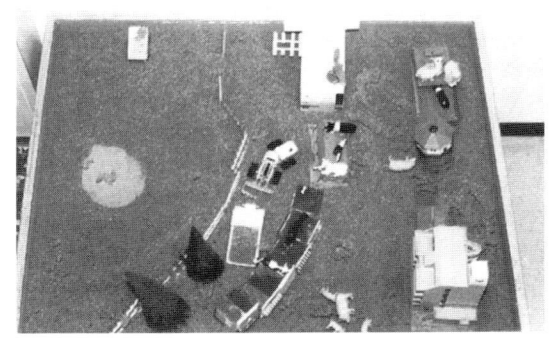

図 4. 箱庭 3

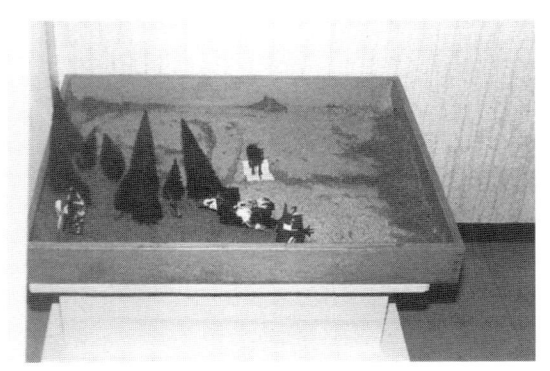

図 5. 箱庭 4

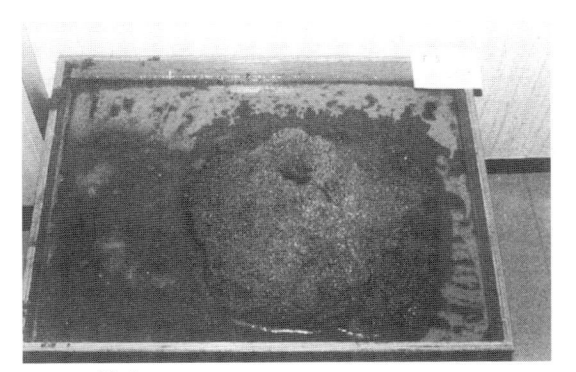

図 6. 箱庭 5

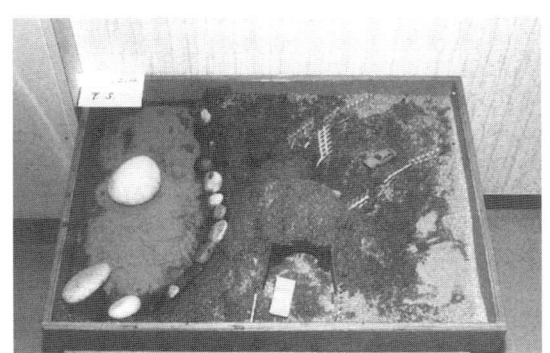

図 7. 箱庭 6

るかも知れませんよ。お母さんは大変だろうと思いますが、甘えさせる場面にはしっかり甘えさせてあげるのは悪いことではないですよ」

　以後、患児は、箱庭治療の中で「大雨で大洪水になった。犬も水死。家の2階も役所も…。」と言いながら、大洪水の町ともいうべき箱庭を作成した(図4)。家の2階や役所というのは父親の居場所であり象徴的であった。しかし、生き残った動物たちもいて、以後、死と再生がテーマとなり、箱庭は継続された。患児は以前より、あるアニメの主人公が好きであったが、これを箱庭に登場させる場面が多くなった。図5では淡い色の馬が入水し、濃い色の馬が再生され、これにアニメの主人公が迎えるという死と再生の儀式の場面である。続いて作品の中で、火山を作る場面もあり、その終了時に思わず「できたー！」と声をあげる場面もあり、無意識下にあった自己を意識下に確立できたかのようであった(図6)。この頃には、頭痛はあるものの、再登校できる状態になっていた。父が2階から降りてきて、遊びに誘うことが多かったが、患児が自主的に父の部屋に上がってゆき、遊んだり、また父が誘うとキャッチボールやランニングだけだったのが、レスリングや取っ組み合いなどスキンシップが増えていた。

　40回以上にも及ぶ箱庭の最終局面では、頭痛はほとんど消失し、元気に登校してい

た。石で補強された堤が楕円形の池を左手に、トンネルを抜け小型トラックが走ってゆく箱庭であった（図7）。今まではトンネルの出口と入り口の間に垣間見られる世界を作っていただけであったが、ここではトンネルの両端が捉えられて、通り抜けていくイメージに変わっていた。

●症例3　集団食中毒を契機に反復する腹痛を訴え、なま物や学校給食を拒否した女児に対する行動療法実施例　小学校3年、女児

【主訴】　反復する腹痛・給食、なま物の摂食回避

【現病歴】　平成X年7月、某市にて、学校給食に伴う学童集団食中毒が発生し、当時、患児も発熱、強度の腹痛、血便などの食中毒症状を訴えていた。急性症状回復後、元気であったが、同年10月以降、反復する腹痛が出現した。同年11月、学校給食再開後も「お腹が痛くなるから給食は食べない」と拒否していた。

＜母親への保護者ガイダンス＞

母親：（不安気な様子で）「先生、食中毒の症状が再発したのではないでしょうか？　大丈夫でしょうか？」

治療者：（十分に話を傾聴しながら）「お母さんのご心配は十分にお察しします（受容）。でも、食中毒に合併した重症の身体の病気の再発の可能性はありませんし、ご心配いらないですよ（保障）」

また、患児の身体症状の出現や増悪に対して

治療者：「例えば、お母さんが大層心配されるときには、この子の腹痛も強くなったり長くなったりすることはありませんか？」

母親：「そういわれれば、そうかも知れませんね…（心身相関の気づき）」

治療者：「お子さんの症状は、周りの環境やご両親のかかわり方によっても変わるのかも知れませんね。それでは、お腹を痛がるときには、あまり過度に不安がらずに、お腹を温めたり、さすってあげて、おだやかな気持ちで接してあげてみたらいかがでしょう（母親の認知や行動の修正のためのガイダンス）」

母親：「はい、そうしてみます」

＜食事（特に給食）への回避行動に対する系統的脱感作療法（行動療法）＞

治療者：「早く給食が食べられるようになったらいいね」

患児：「はい、みんなと一緒に食べたいけど、今は食べられない」

治療者：「そうだね、あなたが、食べやすい物から食べにくい食べ物まで、一緒に表にしてまとめてみようか？」

患児：「うん」

こうして、患児が抵抗なく食べやすい食事から、一番怖くて食べにくいものまでを階層表にまとめた（表3）。そして、今まで食べられなかったものを少しでも食べられた

表 3．食事における不安階層表

下段から上段にいくほど不安が強い
1．学校給食
2．外食中のおさしみなどの生魚
3．外食中の野菜サラダなどの生野菜
4．外食中の冷めた料理一般
5．外食中の温かい料理一般
6．母親が調理したおさしみなどの生魚や生卵を使用した食事
7．家庭での冷めた料理一般（野菜サラダなど）
8．家庭での温かい料理一般（焼き魚や鍋物など）

▶トークンエコノミー
▶リラクゼーション
▶自律訓練法

ら、家族が賞賛を与え、ご褒美をもらうなど患児が喜ぶ場面を設定し（トークンエコノミー）（メモ14）、家族にも協力してもらった。食後に痛くなりそうなときには、母親が腹部をカイロで温めてあげ、手でさすってあげ、また、リラクゼーションの方法（自律訓練法）（メモ15）を教示した。また激しい腹痛に対しては痛み止めの頓服で対応するように説明した。

患児：「お母さんの作ったものなら安心して食べられるし、お腹も痛くないよ。でも温かいものしか食べられないし、外食はまだ無理」

治療者：「そうかい。外食でも温かいものなら大丈夫だし、お腹が痛くならないと思うよ。もし痛い感じがすればカイロでお腹を温めればいいし、以前に教えたリラクゼーション法を試してみるといいかも知れないね。どうしようもない痛いときには痛み止めの薬を飲めばいいよ」

患児：「うん。わかった」

＜後日＞

患児：「先生、この前ね、ファミリーレストランでみんなと一緒にお食事して食べられたよ」

治療者：「よかったねー。よく頑張ったねー（賞賛）。そのあとでお腹痛くならなかっ

・メモ14　**トークンエコノミー法**
望ましい行動が達成できたとき、予め約束していたトークン（チップ）を報酬として与えその行動を強化させる方法。トークンとしてご褒美や賞賛などがある。逆に、問題行動がみられたときには、それまでの報酬を取りあげ、罰を与えるなど負の強化因子を与えるレスポンスコスト（罰）を併用することもある。

・メモ15　**系統的脱感作**
行動理論の逆制止の原理に基づく治療で、不安や恐怖に伴う行動異常や障害に対応した治療法。不安や恐怖感が生じる場面でそれに拮抗させる反応として筋弛緩反応（リラクゼーション法）を習得させ、不安をほとんど惹起させない場面から段階的に、最も不安を引き起こしやすい場面に徐々に慣れさせていく方法。

たかい？」
患者：「大丈夫だったよ」
　母子個別の面接の中で、このようなやりとりを数度実施した。学校給食の摂取までには至らなかったものの、食行動に対する過敏反応は徐々に改善し、母親が調理した鮮魚のお造りや野菜サラダを食することも可能となった。また、外食時には、野菜サラダなどいったん母親に「これ食べても大丈夫？」と尋ね、「大丈夫だよ」と親に保証されれば食べられるまでに改善し、治療終結時には、母子ともに自信と落ち着きを取り戻し、安心した様子がうかがわれた。

●症例4　不安が強く気晴らし食いを主訴とした14歳女児へのクエン酸タンドスピロン（セディール®）使用例　14歳、中学2年生、女児

【主訴】　気が変になるという恐怖感・不安感・不眠・気晴らし食い

【現病歴】　小学校4年生から2年間、クラスメートにいじめられたことを契機に、不登校となったが、中学校入学以降は元気に通学していた。しかし、中学校1年の2学期より、自分は頭がおかしいのではないか、毎日が不安で仕方がない、夜間不眠などの訴えがあり、気を紛らわすために気晴らし食いをしてしまうため、翌年1月当科を受診した。

【初診時身体的理学所見】　特記すべき異常なし

【心理テスト】

　【YG性格テスト】　B型　表面的には気軽で社交的であるが、人に対する不信感が強く、あれこれと考え過ぎる傾向が強い。

　【ロールシャッハテスト】　気になることを「気になる」という理由だけで訴える。思いつく内容は常識的だが、現実か想像かの区別はなされていない。情緒的に刺激されると、益々、この判断を加えない傾向が強まる。

当院受診後の経過（図8）

　初診時以降、母子に対して個別に面接を実施した。患児は前述の症状をまくし立てるように訴え、常に不安と恐怖に駆られていると述べていた。また、患児は周囲からいい子に思われたいという気持ちも人一倍強くそのように見せる努力をするが、母親には些細なことで注意されよく口論となる。自分とは価値観が違う母親のことは、あまり信頼できないとも漏らしていた。逆に母親は、「患児は家庭で沈んでいる様子もうかがえず、何が不安で恐ろしいのかわからない」といい患児の心情をよく理解できない様子であった。患児に対して、治療者らは十分に不安感や恐怖を受け止め（受容）、家族（特に母親）に対して、患児は自分の心の不安の裏返しに表面的に明るく振舞っている可能性（躁的防衛）を説明し、患児の不安や恐怖感に対して、否定したり批判した

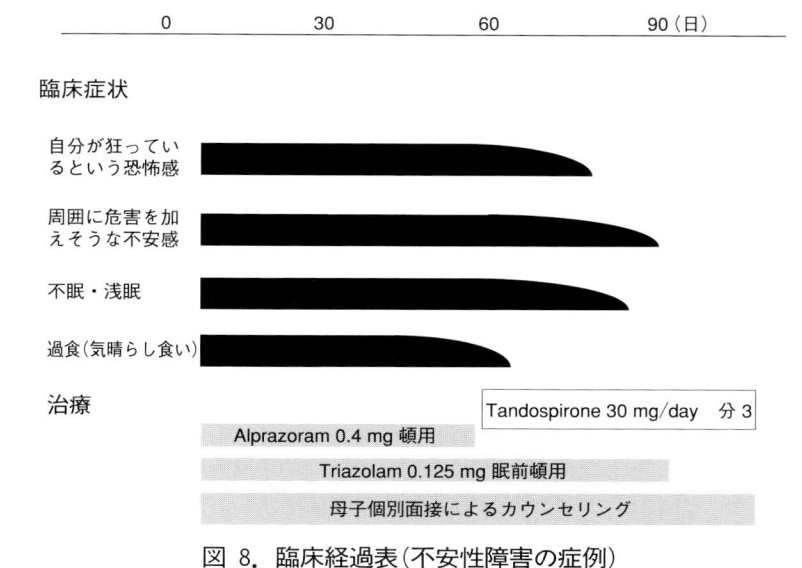

```
                    0        30        60        90（日）
        臨床症状
      自分が狂ってい
      るという恐怖感  ████████████████████████▬
      周囲に危害を加
      えそうな不安感  ████████████████████████▬
      不眠・浅眠      ████████████████████████▬
      過食（気晴らし食い） ███▬

        治療
                                    Tandospirone 30 mg/day    分3
                        Alprazoram 0.4 mg 頓用
                        Triazolam 0.125 mg 眠前頓用
                        母子個別面接によるカウンセリング
```

▶不安性障害

図 8．臨床経過表（不安性障害の症例）

　りすることなく共感してあげる必要性を説明し、保護者へのガイダンスや児へのカウンセリングを継続した。

　しかし、患児の苛立ちや不安が募ると、家族との葛藤場面を生み出し、益々周囲との折り合いまずくなり、カウンセリングの効果が上がらないこともあり、患児に対して薬物の投与を実施した。患児の不安や恐怖感が強い場合にはアルプラゾラム（コンスタン®）1錠を処方し、不眠が強い場合には、トリアゾラム 0.125 mg（ハルシオン®）1錠の頓用で経過をみた。投与開始から 10 日後には、不眠はみられないものの、浅眠状態は持続し、抗不安薬内服後の数時間は、不安は軽減するものの、まだ完全ではないと訴えていた。まくし立てるような話し方もこの頃には影を潜め、やや落ち着きを取り戻していた。カウンセリングが進むにつれ、患児は「幼少時、他児と比べて、物事をする際には他児とずれていたり遅れたりすることが多かったので、親に止められたり干渉されたりすることが多かった。なぜ、自分だけできないのだろうか、やったらだめなのかと常々思っていた」と幼少時の自分に対する対応に不満を表明する場面もみられていた。しかし、「これから何をしたらよいのか？　自分はこれでいいのか？」など将来に対する不安がより一層表面化し、イライラして周囲に危害を加えそうで怖

▶クエン酸タンドスピロン

いと訴えたため、クエン酸タンドスピロン（セディール®）30 mg の分 3 継続投与を開始し、母子に対する個別面接も並行して実施した。クエン酸タンドスピロンの投与開

▶個別面接

始から 10 日後には「自分はこれでいいのか？」といった将来への不安感は改善し、物事を割り切って考えられるようになった。投与開始から 30 日後には、他人に危害を加えそうな不安もほぼ消失した。その後、約 2 週間投与（延べ 6 週間投与）を試みたが、薬剤に伴う眠気や注意力散漫などの副作用は認めず、投薬を中止後も、症状の悪化は

みられず元気に過ごせるようになっていた。

▶家族療法的アプローチ

● 症例5　家族療法的アプローチ（メモ6）が奏功した起立性調節障害（OD）＋不登校例、13歳、中学2年生、女児

【主訴】　全身倦怠感・立ちくらみ・不登校

【現病歴】

　中学2年の1学期より全身倦怠感や朝おき不良、立ちくらみを訴え、2学期からはまったく登校できなくなった。患児の安静仰臥位での血圧は101/62 mmHg、脈拍は78/min で、起立10分後の血圧は 90/74 mmHg、脈拍は107/min であった。起立性調節障害（OD）の診断で日常生活の指導や塩酸ミドドリンの投与を行ったところ、立ちくらみやめまいなどの循環器症状は改善したが、不登校は持続していた。数度の面接から、両親は患児の幼少時に離婚し、母親と患児の兄、母方祖父母と同居していること。患児の不登校に対しては祖父が、「早く寝ないからだ！」「早く起きなさい！」などと、ほぼ毎日厳しく注意し続けていることが明らかになった。また、祖母もそれに口をはさむことなく同調していることや、母親は、祖父母の前では小さな子どものように、祖父の発言に対してまったく口をはさんでいない事実が判明した。このため、

▶過干渉

患児の不登校は単に、ODから由来する身体症状のみが原因ではなく、祖父の過干渉とそれに同調する祖母、親に自分の考えを主張できない母親という家族の構図が、大きく関与していると考え、患児や母親だけでなく祖父母にも来院してもらい、家族療法的アプローチを試みた。まず、診察室で患児が臥位になり、起床時の場面を設定し、なかなか起きてこない状態をつくってもらった。このような場面で、祖父は、「自分が、いつも早く起きなさい」と注意すると話し、祖母もそれにうなずいていた。

祖父：「この子は、毎日声をかけて注意しないと起きてきませんのです。本当に疲れます」

治療者：「おじいさん。それはいつも大変ですね（共感と受容）」

治療者：「それでは、おじいさんも毎日の声がけが大変だったら、朝晩の声がけは、時々お母さん1人に任せてみませんか？」

祖父：「母親はまだまだしっかり起こさないし、わしがやらんと…」

治療者：「そういわずに、時々でいいですからおじいさんは口をはさまないで、お母さんに任せてみる日をつくってみましょう」

＜後日＞

祖母：「何か最近、孫が明るくなってきてるんですよ」

治療者：「そうですか。それはよかったですねー」

祖母：「お陰様で。何か私はおじいさんが、今まで孫にがみがみ言い過ぎていたんじゃないかと思うんです（心身相関への気づきと洞察）」

治療者：「そうかも知れませんね(共感)。でも、きっとおじいさんもお孫さんに早く学校に行ってほしいという思いで、一生懸命声をかけられていたかも知れませんね(祖父へのねぎらい)」

＜後日＞

患児：「この頃、私、早く起きられるようになったよ、お母さんに起こしてもらうと気分が楽だし…」

母親：「最近、子どもとよく話をするようになりました。寝る前に子どもとじゃれ合うんですよ、何か楽しくて…」

祖母：「おじいさんには、『あまりいい過ぎちゃだめですよ！』といってるんですよ」

　それから、間もなく患児は再び登校し始め、身体的不定愁訴の出現もなく元気に過ごせるようになった。

　本例では患児の不登校に対して、家族に参加してもらい家族療法的アプローチを実施した。この中で、祖父の患児への声がけなどの過度の干渉を軽減させ、母親と患児との接触場面を増やすことで、母子の情緒的つながりを強化させると同時に、祖母が次第に心身相関(祖父の過干渉が、患児の症状や行動に関連)に気づき始め、祖父の孫への対応を戒めることから、家族の在り方が変化したと考えられたケースであった。

(竹中義人)

【文献】

1) 田中英高, 美濃　真, 竹中義人, ほか：新しい抗不安薬 Ethyl loflazepate の小児心身症に対する治療効果．小児科臨床 48：1371-1381, 1995.
2) 竹中義人, 田中英高：デカルトもびっくり！心身一元論の世界．第1版, 小児疾患の捉え方, p166-172, 文光堂, 東京, 2003.
3) 竹中義人, 絹巻純子, 辰巳和人, ほか：大腸菌O 157による堺市学童集団食中毒後, 身体症状とともに心的外傷後ストレス障害と診断しえた女児例．日小児誌 102：696-699, 1998.
4) 竹中義人, 田中英高：思春期不安性障害への治療的アプローチ．今月の治療 8：1249-1254, 2000.
5) 加納健一：小児心因性疾患における選択的セロトニン再取り込み阻害剤とクエン酸タンドスピロンの臨床応用．小児科臨床 2：149-153, 2002.

CHAPTER 4

●●● はじめに

　筆者は1986年から1987年にかけて英国のロンドン大学で初めて企画された小児保健と児童青年精神医学の合同研修コースに参加した[1]。その際、そのコースの卒論として、当時世界保健機構；WHOから世界各国の厚生省にあたる機関に提出が求められていた「National case study：child mental health and psychosocial development in Japan」をまとめる機会を得た。卒論をまとめる中で、母子保健を含む小児保健機関、児童福祉機関、ならびに教育機関に目を向けると、卒後4年目の小児科医として国内には子どもの精神保健問題を扱うところがないと悩んでいた自分が、わが国の小児科卒後研修の中でほとんど系統だった研修を受けていなかっただけであることに気がついた[2]。ロンドン大学での研修後、福岡大学医学部小児科に戻り、子どもの発達・行動の問題および精神保健の問題を主に診る専門医および福岡県下4つの児童相談所のメディカル・スーパーバイザーとして臨床活動を行った。

　次いで、1934年(昭和9年)から大分県中津市で継続している小児科単科標榜診療所開業医の3代目を1994年より正式に引き継ぎ、一般小児科診療の仕事をしながら、園医(保育所・幼稚園)、知的障害児施設嘱託医、学校医、適正就学指導委員会委員、不登校児を主な対象とした適応指導教室相談医、乳幼児健診医、乳幼児精密健診医、児童相談所メディカル・スーパーバイザー、児童虐待防止事業相談医、医師会理事として活動している。また、1998年より筆者の考える心と身体を統合した小児医療[3]を目指し診療所の建て替えを行い、一般小児科診療に付け加えて、子どもデイサービス事業、2003年より子育て支援センターを診療所に併設した。

　今回は、その過程の中で学んできた『各種機関との連携の在り方』について報告する。

▶地域子育て支援事業
▶次世代育成支援対策推進法

１ 地域子育て支援事業と次世代育成支援対策推進法の背景[4]

　1989年(平成元年)に合計特殊出生率が1.57となって、出生率の低過ぎることが問題になり始めた。2002年(平成14年)には1.32まで低下している。

　このような背景の中、厚生省(当時)は子育て支援を具体的に行うために、1984年に「保育所地域活動事業」、「保育所等における乳幼児健全育成相談事業」を発足した。次

いで、1987年には「保育所機能強化推進事業」として、延長保育、夜間保育、障害児保育、病児保育などを地域に推進する事業を始めた。さらに、新保育所保育指針の設定を行い、1990年には「地域保育センター活動事業」を保育所地域活動事業と一時的保育事業の総称として発足した。加えて、1991年には厚生省母子衛生課管轄新規事業として「乳幼児健全発達支援相談指導事業」を始め、現在の「地域子育て家庭支援事業」へと発展してきている。

　これらの事業の展開の背景には、「子育て援助において最も大きな役割を果たしているのは保育所」であるという基本的な考えがあるが、厚生省(当時)では、母子保健の市町村への移譲に備えて、1995年(平成7年)の末に「母子保健事業マニュアル」[5]を発行して、地域の子育て支援における専門的な知識をもつサポーターとなるように、小児科医を中心とした乳幼児健診や予防接種事業にかかわる医師に呼びかけている[6]。1996年には、母子保健強化推進特別事業が発足され、これらの流れに呼応するように、1999年、日本小児科医会主催の「子どもの心」相談医制度が始まった[7]。以上の経過からもわかるように、今後、地域の子育て支援において、かかりつけ医に寄せられる期待は大きなものがある。特に子どもやその家族と、子どもが乳幼児の頃よりかかわることの多い開業小児科医は、子ども自身や家族の発達過程を直接観ることができるので、身体的ケアにも精神的ケアにも重要な役割を担うこととなる。

▶子どもの心

　2003年7月、次世代育成支援対策推進法が国会で審議され、2005年(平成17年)から10年間の時限立法として運営されることとなった。小児科医の意見がどれほどこの審議に反映されているか疑問は残るが、今後、「子育て支援」という言葉は子どもの精神保健にかかわるものにとって避けては通れないキーワードであり、本章のテーマである「各種関係機関との連携」を考えるうえでも重要なので、不十分であるが敢えてここで解説した。興味のある方は、インターネット検索で「次世代育成支援対策推進法」で調べるとかなりの情報が得られるので参照してほしい。また、「少子化問題についてのひとりごと：http：//www.pat.hi-ho.ne.jp/musashi/」のホームページも有用である。

▶子育て支援

▶少子化問題

2 各種関連機関の種類

　子どもの精神保健にかかわる各種関連機関を表1に示す。図1はそれらを大きくコミュニティケアとスペシャルケアに大別し、地域の子どもと家族支援のために必要な関連機関のネットワークの位置関係を示している。

▶子どもの精神保健にかかわる各種関連機関

表 1．子どもの精神保健にかかわる各種関連機関

Ⅰ．市町村レベル
 1）市町村役場
  ① 健康対策課：母子保健・乳幼児健診担当の保健師、予防接種担当
  ② 子育て支援課あるいは福祉事務所（家庭児童相談員・民生児童委員・主任児童委員）：地域子育て支援センター・児童虐待防止ネットワーク協議会・青少年健全育成事業
  ③ 学校教育課：幼稚園子育て支援事業
  ④ 生涯学習課：児童館子育て講座
  ⑤ 教育委員会：適正就学指導委員会、適応指導教室（不登校児を中心に）
  ⑥ 障害福祉課：居宅生活支援事業（児童デイサービス）
 2）保育所・幼稚園など就学前の子どもの養育を家庭以外で担う機関：地域子育て支援センター、幼稚園子育て支援事業
 3）学校機関
  ① 小・中学校、高等学校
  ② 不登校児を主な対象とした適応指導教室
  ③ 特殊学級や養護学校
 4）病診連携・診診連携のための医療機関
  ① プレネイタル・ペリネイタルビジット事業：産科・小児科の連携、助産師・保健師の連携
  ② 児童虐待防止事業における公的病院（後方支援）
  ③ 病後児一時預かり保育事業、④ 地域子育て支援センター事業
  ⑤ 居宅生活支援事業（児童デイサービス）
 5）社会福祉協議会

Ⅱ．県レベル
 1）県庁
  ① 健康対策課：母子保健、精神保健福祉対策、感染症対策
  ② 子育て支援課：地域子育て支援、児童虐待防止、母子福祉、婦人保護
  ③ 障害福祉課：障害児拠点事業、居宅生活支援事業（児童デイサービス）
 2）保健所
  ① 乳幼児精密健診、② 未熟児療育医療、③ 小児慢性特定疾患、④ 養育者の精神保健相談
  ⑤ 児童虐待相談・ドメスティックバイオレンス；DV 相談・母子自立支援
 3）教育事務所・教育センター
  ① 特別支援教育（障害児）、② 人権・同和教育、③ 不登校児相談、④ 非行児相談
 4）児童相談所
  ① 乳幼児精密健診、② 障害児相談、③ 児童養護・虐待、④ 非行相談、⑤ 不登校相談
 5）精神保健福祉センター
 6）婦人相談所・婦人寮：家庭不和や生活困窮、売春問題、DV 問題

3 各種関連機関との連携の実際

筆者は発達行動小児科学や地域小児科学の専門的な立場から上記のような関連機関と連携を実践しているが、今回は医学生や研修医、子どもの精神保健を専門とされていない先生方も対象としているとのことだったので、取りあえず地域で何かを始めてみようと思われたときに手始めにできることにつき以下述べる。

忙しい小児科外来の中で有用なものに、コンサルテーションもしくはガイダンスという手法がある。これは、基本的に患児あるいはその養育者の訴える主訴をよく聞き、

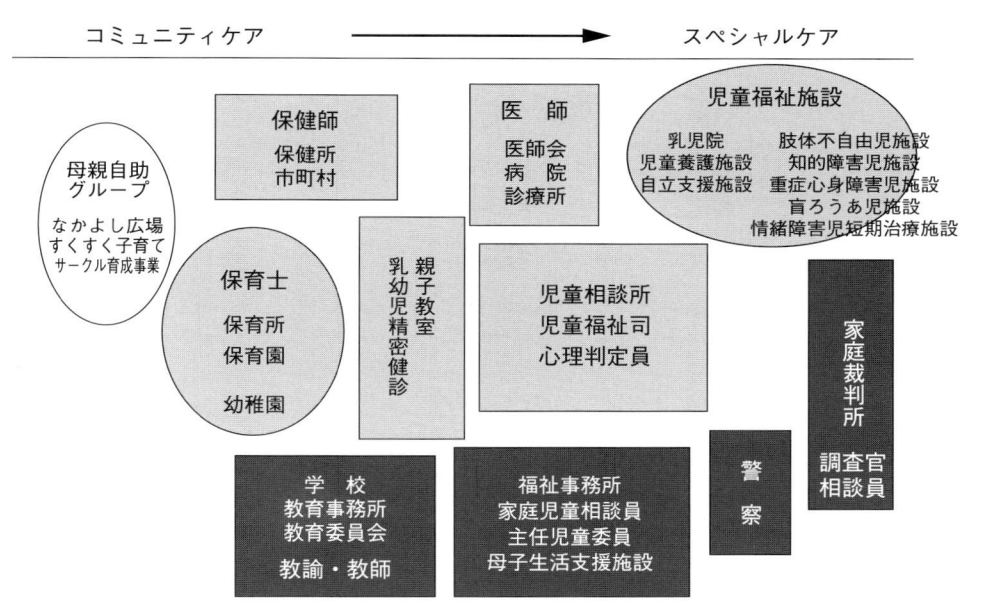

図 1. 地域ネットワークにおけるコミュニティケアおよびスペシャルケア

▶地域ネットワーク
▶コミュニティケア

　治療者の知識をもとに少し整理し、その問題の誘因がある程度みえたら、「取りあえず、今何をすべきか」ということを患児あるいはその養育者に、必要に応じた情報を伝えることである。ここで重要なことは、①コンサルテーションはあくまでも次の本格的な治療につなげていくための過程であることを意識する、②そのためにコンサルテーションを行う者は紹介先の治療者あるいは援助者について、ある程度の知識あるいは面識をもち、必要以上によさを強調し過ぎたり、選択の可能性を拡げ過ぎたりしないようにする、③あくまでも患児あるいは養育者が問題を前にして混乱しているのを整理するのを援助する姿勢を保つ、④紹介先で、もしうまくいかない場合は再度来院することを勧め、相談者の行き場を確保する、などがある。季節によって外来の忙しさに差が大きい開業小児科医では、途中で放り出すような結果だけは避ける必要がある。
　この中で、地域の開業小児科として、「はじめに」の項で述べたような業務をしながら、保育園・公民館・関係機関などで講演活動や研修会などをしていると徐々に子どもにかかわるほかの職種の人たちとのコミュニケーションが拡がってくる。以下、家族の発達と子どもの年齢に準じた連携のポイントを述べる。

1・家族における第一子出生の時期

　それまで大人2人だけの生活空間から、子どものいる家族への生活パターンの大きな転換とその受容を援助する。養育者にとって第一子は、すべてのことが初めての経験になるので養育者から子どもへ、子どもから養育者への両方向の適応の問題が生じ

▶助産師と保健師の連携

ることが多くなる。そのために、必要に応じてプレネイタルあるいはペリネイタルビジット事業を利用し、援助を行う。産科医と小児科医との連携は重要だが、それ以上に助産師と保健師の連携が重要となる。特にハイリスク妊娠・出産の場合は、少なくとも生後1カ月健診の段階で、援助のための確実な連携を結ぶことにより、養育者自身の心身の問題や不適切な養育の問題に対応できる機会が増える。連携の主役は市町村もしくは保健所保健師となる。未熟児のフォローアップ事業や児童虐待問題、養育者の精神保健問題などは地域保健法の改正後、保健所保健師の仕事として重要な位置を占めるようになっている。

▶保健所保健師

2 ▪ 生後最初の1年間

①子ども自身の発育・栄養の問題、②視聴覚および運動発達の問題、③社会性の発達(愛着行動・きずなの形成)、④認知能力の発達、⑤初期言語の発達、などに注意を払いながら、養育者が子どもとの生活を楽しんでできているかを見守る。乳幼児健診や予防接種、小児科受診などを通し、子どもの体質や通常の感染症などへのかかわりなど子どもの取り扱いにおける養育者としての基本的なスキルを体得できているかをみていく。連携の主役は、市町村保健師と小児科医となる。外来で気になる親子をみた場合、取りあえず市町村保健師と連絡をとる習慣を身につける。市町村保健師は新生児訪問や育児相談などを通じ早期より子どもと養育者に接していることが多い。最近では、保育所での0歳児保育も多くみかけるようになっているので、必要に応じ保育所との連携も行う。保育所との連携では子育て支援課や福祉事務所が中心となるので、市町村保健師にかかわりをもってもらいながら関係機関と話を進めるとスムースにいくことが多くなる。

▶市町村保健師

3 ▪ 1〜3歳

1歳6カ月健診を目途に、子ども自身の上記5項目の到達点と成熟度を確認しながら、母子相互関係の基本ができているか確認し、ここでも子育てを楽しめているかを確認する。同時に子どもの体質や気質について養育者がある程度把握できているか確認し、乳幼児健診や予防接種の受診歴も確認する。言葉の遅れがある場合は、遅くても2歳時に時間をとって確認し、必要に応じて同年齢の子どもたちが集まる集団の中で行動観察をする。ここでも市町村保健師のかかわりが重要で、必要に応じて乳幼児精密健診や子どもデイサービス事業、子育て支援事業関係者、保育所保育士などと連携を取る。最近、2〜3歳頃に通常の発達として出現する一次反抗期の行動の意味がよくわからず、母子あるいは父子相互関係が不安定になる事例をよくみかけるようになってきた。小児科医の説明で落ち着く場合は問題ないが、時に上記関係機関との連携が必要になる場合もある。また、明らかな発達障害がある場合は2歳を超えるとほ

ぼ問題が明確になることが多いが、養育者の障害の受容の問題からは断定的な話ができず、上記関係者で養育者を見守ったり、状況に応じてはセカンドオピニオンが必要になる場合もある。どちらにしても養育者を追い込まない姿勢が重要となる。

4・3〜5歳

　3歳〜3歳6カ月で乳幼児健診を受けると通常ではその後就学まで、相談事業が途切れることになる。逆に、注意欠陥/多動性障害・高機能広汎性発達障害・不適切な養育に伴う行動上の問題などはこの頃より就学までに問題として出現してくることが多くなる。専門の小児科医がいる場合は紹介して診て頂くことでよいと思われるが、近くにいない場合は市町村保健師、保健所保健師、児童相談所などに連絡を取り、乳幼児精密健診事業や子どもデイサービス事業、県レベルの障害福祉課にある障害児拠点事業の中で診断・フォローアップを依頼することになる。この場合も、必要に応じ保育所・幼稚園などの養育機関と連携を取る。このときも単独で連携するより市町村保健師にかかわってもらった方がスムースにいくことが多くなる。

▶乳幼児精密健診事業
▶子どもデイサービス事業

　一方、市町村の学校教育課や教育委員会の適正就学指導委員会においても、以前は就学前年度の秋からでしか対応を依頼できなかったが、最近では子どもの必要に応じて4歳くらいから養育者とかかわりをもったり、保育所・幼稚園などの養育機関と連携を取る場合も増えてきている。こちらは、市町村における対応にばらつきが大きいので、おそらく2005年からの市町村の広域合併問題が終了してから本格的な動きとなるのではないかと思われる。

　児童虐待の問題では、相談事例の現住所から所属する保健所・児童相談所に連絡を取り、指示を仰ぐことが重要である。日頃からこの問題にかかわり慣れている医師の場合は問題ないが、通常はそうではないので、小児科医1人で抱え込もうとせず、必ず連携を取るようにする[8]。わが国の現状を考えると小児科医がこの分野にかかわることは多くなってきたので、問題が起こってから初めて対応するのではなく、余裕のあるときに一度保健所・児童相談所に連絡を取り地域の現状を把握していると慌てなくてすむ。

▶保健所
▶児童相談所

5・5〜6歳

　就学前の1年間は、生後最初の1年間と同じくらい重要な年となる。子どもの体質が生後3年間でほぼ確定してくるように、子どもの気質（行動様式）も5歳までにほぼ決まってくる。養育者が子どもの体質・気質を把握しているか確認し、予防接種や学校伝染病に関係する通常の疾患罹患の確認などを母子手帳を利用しながら整理する。そのうえで学校の授業時間を目途に、ある程度の時間、先生の指示を受けながらその子がみんなと同じような作業を続けられるような状態まで発達しているかを確認す

る。しばしば、それまで発達相談にものっていなかった子や慢性疾患のため住民票の所在地で生活をしておらず、就学を前にして急な相談を受けることがある。内容により異なるが、市町村保健師、教育委員会適正就学指導委員、保健所保健師、入院していたのであれば病院主治医などに相談し、必要に応じ児童相談所にて判定を依頼することも起こってくる。地域に小児科の専門医がいる場合は指示を仰ぐこともできる。

▶教育委員会適正就学指導委員

6・就学前までのその他の関係機関

以上、就学前までに通常連携をとる機会のある機関について述べてきたが、次世代育成支援対策推進法のもとで地域の中で展開しつつある事業として、児童館における育児講座、地域子育て支援センター・ファミリーサポートセンター・母子自立支援事業による相談事業や講演会、市町村保健師による育児学級や訪問指導、通常校区ごとに開催されている養育者主催の育児サークル活動、NPOによる地域子育て支援事業、障害児・慢性疾患児・不登校児などの親の会、子ども家庭支援センターなどさまざまな関係機関が存在する。あまりに多くてどこから整理したらよいかわからなくなるかも知れないが、取りあえずの入り口としては、市町村役場の子育て支援課あるいは福祉事務所、市町村保健師に相談すると地域の現状を踏まえた助言をもらえる。

▶地域子育て支援センター

▶子ども家庭支援センター

7・小学校低学年

小学校低学年では学校生活への適応状況の把握が重要となる。現在の幼児教育のバリエーションの多さとノーマライゼーション活動の中で、公立の小学1年生のクラスは同じクラスの中に、時に2年間くらいの学習能力の開きのある子どもたちが一緒に授業を受けることがある。現在、Team-Teaching制や小規模クラスなどを導入して学校も努力しているが、適応の問題や発達障害の問題が浮き彫りになり、相談を受けることが多くなっている。必要に応じてアスペルガー症候群や高機能広汎性発達障害などの診断もできる療育機関や児童相談所との連携が必要になる。その際、乳幼児健診記録や保育所などその子が家庭以外で生活した施設の情報がたいへん有用になるので、養育者の許可をもらったうえで必要に応じて連絡を取る。療育機関に関しては保健所や児童相談所で教えてもらえることが多いが、県レベルの小児保健学会関係者に連絡しても教えてもらえる。

▶小児保健学会関係者

8・小学校高学年〜中学校

小学校高学年から中学校の年齢では、第二次性徴に伴う第二次反抗期の到来とともに、心身ともに大人型へ移行してくる。また、起きている時間の大半の生活が学校に関係してくるため、子どもの精神保健上の問題も教育委員会や教育事務所、児童相談所、かかりつけ医、児童・思春期専門の精神科医、子ども家庭支援センター、時に警

▶教育委員会
▶教育事務所

▶児童養護施設
▶自立支援施設
▶精神保健福祉センター

察の少年課、家庭裁判所調査官、児童養護施設や自立支援施設、精神保健福祉センターなどとの連携が必要になる。専門医でなければ、これらすべての機関に継続してかかわることは少ないと思われるが、専門機関に紹介し自院でのかかわりが切れたとしても、2〜3カ月に1回は転帰を確認するようにする。そのことが経験を増やし、次の機会での対応の方法を増やすことになる。自分の方から確認しなければ、守秘義務のからみからも通常相手から報告がくることは少ないので、意識してフォローアップするようにする。

　以上、年齢別にみた各種関連機関との連携について述べてきたが、われわれ開業小児科医と異なり、行政機関の場合長くても3年間を目途に転勤や配属部署交代の問題がある。常日頃から連絡をこまめにし、転勤があったとしてもわれわれのような立場のものが継続してかかわることにより、担当者が代わるたびに関係行政機関の方針が換わるようなことは減少してくる。また、なるべく地域のこの分野の研修会には参加し、直接顔を見ながら意見交換を行い、電話の応対でも相手の顔が浮かぶ関係ができていると連携はスムースになってくる。

　最後に、地域の中でこの分野を1人で学んでいくときの方法についてポイントを述べる。各項目につきわかる範囲のインターネット検索(以下IEと示す)を付加する。
1．治療者が関係する市町村地図および県全体を市町村区分で分けた地図を用意する。：IE：全国自治体マップ検索：http：//www.nippon-net.ne.jp/
2．上記市町村の人口動態を次の内容でチェックする：全人口、年間出生数、0〜3歳未満、3〜6歳未満、6〜12歳未満、12〜15歳未満、その他興味のある年齢人口(例えば、労働人口など)につき、実数および比率について。できれば3年ごと、もしくは5年ごとの変化がわかれば、その地域の情報が拡がってくる。各市町村、もしくは県の統計課に行けば統計年鑑などの資料が手に入る。IE：都道府県・市町村のすがた：http：//statmap.mhlw.go.jp/
3．上記市町村の保育園、保育所、託児所、幼稚園、小学校、中学校の所在地と子ども数を調べる。電話帳(タウンページ)で調べてもよいが、所轄の福祉事務所と教育事務所に連絡を取ればすぐわかる。IE：Yahoo電話帳：http：//phonebook.yahoo.co.jp/

▶福祉事務所
4．福祉事務所(もしくは子育て支援課)では、地域の子育て支援事業の実態や障害児・者福祉に関する情報を手に入れる。同時に社会福祉協議会から特にボランティア活動についての情報を得る。
5．福祉事務所が市町村役場にある場合は、健康対策課に行き、市町村保健師から乳幼児健診の実情や精密健診などのフォローアップ状況を確認する。同時に母親同士

の自助グループ活動(子育てサークルなど)や育児相談活動の状況も調べる。予防接種の実施状況も各市町村でかなり違いがあるので確認する。児童虐待の中の不適切な養育；マルトリートメントなどは予防接種未受診なども重要な所見となる。最近では予防接種の施行状況につきコンピューター登録しているので、必要に応じ個人情報も提供してもらえる。

6．市町村保健師より、その市町村を所轄している保健所保健師で未熟児のフォローアップや精神保健相談、乳幼児精密健診を担当している保健師を紹介してもらう。

7．保健所には是非一度訪問する。上記の保健師を通し、地域の小児科医会あるいは医師会などにある専門部会の情報や新たに地域医療の担い手として何かできることはないかなど話し合う。特に、未熟児のフォローアップ体制の話から地域の産婦人科との連携の在り方や、精神保健相談の実態の話からは思春期の子どもたちや精神障害をもつ養育者の精神保健に関する地域の実情について情報を得る。

8．乳幼児精密健診は保健所保健師も一緒に仕事をするが、事業の主体は所轄の児童相談所になる。精密健診には通常、ケースワーカーと心理判定員（通常は心理士）が来るので、その地域における精密健診のフォローアップの状況などを聞きながら、その一環として児童虐待問題の地域の現状やネットワーク事業について情報を集める。できれば、地域の小児科医会あるいは医師会としてできることを話し合う。

9．児童虐待の相談状況を聞く中で、児童虐待問題への援助ができる地域の保育所の存在を確認する。次いで、学童の中で虐待を考える事例があるか尋ねてみる。もしあった場合は、学校現場との連携の状態、取り扱いの地域格差、警察や家庭裁判所、児童養護施設の状況など教えてもらう。この問題は、通常の開業小児科業務の中では取り扱いが困難なことが多いが、地域の現状を知ることと、もし心配な子どもや家族に気づいた場合、相談できるラインをもつことは有効である。またこのことを通して、地域のいわゆる非行と呼ばれている子どもたちの状況も知ることができる。そのことがわかると、徐々に地域の学校の実態などもわかってくるので、結局、外来での年長児の不定愁訴や不登校傾向を診るのに役に立つことが多くなる。大分県中津市での児童虐待防止事業のネットワークの作り方の実際については別の機会にまとめたので興味のある方は参考にしてほしい[9]。

10．学校について気になることがあれば、積極的に教育委員会に連絡を取る。そのとき重要な配慮は、連携を取るためには意見を述べる前に、地域の子どもについて多方面からの意見を引き出すという姿勢の方がスムースにいくと思われる。地域の特殊教育の現状や適正就学指導委員会の内科系の担当と精神の担当あるいは学校保健の担当を教えてもらい、まず学校にかかわっている医師から先に情報を得ることが必要なこともある。

11．学校へのかかわりが難しいときは地域の医師会に連絡を取り、その時点での校医

が誰か確認する。同様に、園医についても情報を集める。予防接種相談、一般健診、心臓・腎臓健診、教育相談などの場を通し、小児科医の専門性を出していくことが重要と考える。

おわりに

小児科単科標榜開業医の診療現場から、厚生労働省のすすめる「地域子育て支援事業」と「次世代育成支援対策推進法」を踏まえて、地域の各種関連機関との連携について述べた。子育て支援の一環として、小児科専門の医師が診療所内の活動にとどまらず、地域の子どもたちを取り巻くさまざまな職種の人たちとの連携を図り、少しでも子育てしやすい環境づくりに貢献できればと思う。

(井上登生)

【文献】
1) 井上登生：「Diploma course in Child & Adolescent Psychiatry」の紹介；ロンドン大学における小児精神医学部門のトレーニング状況．小児の精神と神経 28：61-70，1987．
2) 井上登生：子どもの心の問題をいかに学ぶか；発達・行動小児科学卒後研修のための提言．小児科 MOOK 子どもの心の問題 60：243-248，1991．
3) 井上登生：心と身体を統合した小児医療．小児の精神と神経 39：295-303，1999．
4) 井上登生：子どもの心に影響を与える学校・地域社会の問題．小児科臨床 54：1103-1110，2001．
5) 厚生省児童家庭局母子保健課(監修)：母子保健マニュアル．1996．
6) 平山宗宏，高野 陽(監修)：新しい時代の小児保健活動．小児科臨床 50：1255-1599，1997．
7) 井上登生：子どもの心の問題に対する診療現場での対応．日本小児科医会第1回「子どもの心」研修会後期講演集，p 89-106，1999．
8) 井上登生：外来フォローアップの注意点．小児内科 34：1413-1415，2002．
9) 井上登生：「小規模市町村のネットワーク」；大分県中津市周辺での実践を通して．チャイルドヘルス 3(8)特集「子どもの虐待防止ネットワーク」，2003(投稿中)．

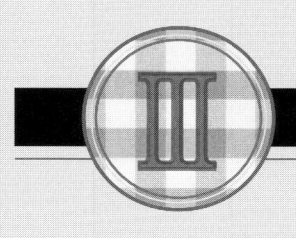

III 心身症および関連領域

1 過敏性腸症候群

1 疾患概念

過敏性腸症候群(IBS)は、炎症、腫瘍など器質的疾患が存在せず、消化管の機能異常により腹痛、便通異常（下痢、便秘、交替制便通異常）をきたす症候群である。また、心理社会的因子との関連も強く、心身症の代表的な疾患の1つである。

▶心身症

2 疫学

成人領域では健常成人の15〜20％が有病者と考えられ、そのうち30〜50％が医療機関を受診するといわれている。好発年齢は10代後半から40代であるが、小児期、高齢者にも存在する。男女比は1対2〜3で、女性に多い。小児領域は小学生の1〜2％、中学生の2〜5％、高校生の5〜9％[1]にみられると報告されている。小児では下痢が主体の場合が多いとされている。

3 病態生理

IBSの病態生理は完全には解明されていない。以下の点の関与が指摘されている。

ⅰ）**消化管運動の異常**：IBSではストレスにより大腸運動の異常な亢進がみられる[2]。また小腸運動も異常がみられるといわれている。

ⅱ）**消化管の知覚異常**：大腸運動の異常な亢進だけでは、IBSをすべて説明することは難しく、消化管の知覚異常が関与していると考えられている。すなわち大腸に小腸内容物が流入すると、伸展されるがそのときの知覚閾値の低下がIBSではみられるため少しの伸展により腹痛、消化管運動機能障害が起こると考えられている[3]。

▶消化管運動機能障害

ⅲ）**脳腸相関の異常**：IBSでは、心理的ストレスが脳腸相関を介して消化管運動に異常をきたしていると考えられている。

4 臨床症状

▶腹痛
▶排便障害

　腹痛、排便障害が主症状である。腹痛は、鈍痛、疝痛で、左下腹部に最も多い。腹痛は食事摂取により悪化する。食事後に腹痛、便意を覚え、腹部膨満感や残便感がある。排便により症状が軽快することが多い。また睡眠時には症状は出現しない。腹部症状以外では、頭痛、肩こり、動悸、めまい、倦怠感などがみられる。また精神症状（うつ病、全般性不安障害、パニック障害、社会恐怖、身体化障害、PTSDなど）との合併もみられる。また、便通の状態から便秘型、下痢型、交代型（便秘と下痢を交互に繰り返す）に分類される。

5 検査、鑑別診断

　IBSに対する積極的な検査法はない。十分な病歴と丁寧な理学的所見により診断は可能である。但し器質的疾患の除外が必要で、そのための検査は必要になる。スクリーニングとして、末梢血、血液生化学、炎症反応、便潜血反応などは行っておく。それらの検査で異常値を示す場合には消化管造影検査、内視鏡検査などを考慮する。鑑別診断のためのフローチャートおよび鑑別すべき疾患、検査について図1に挙げる。

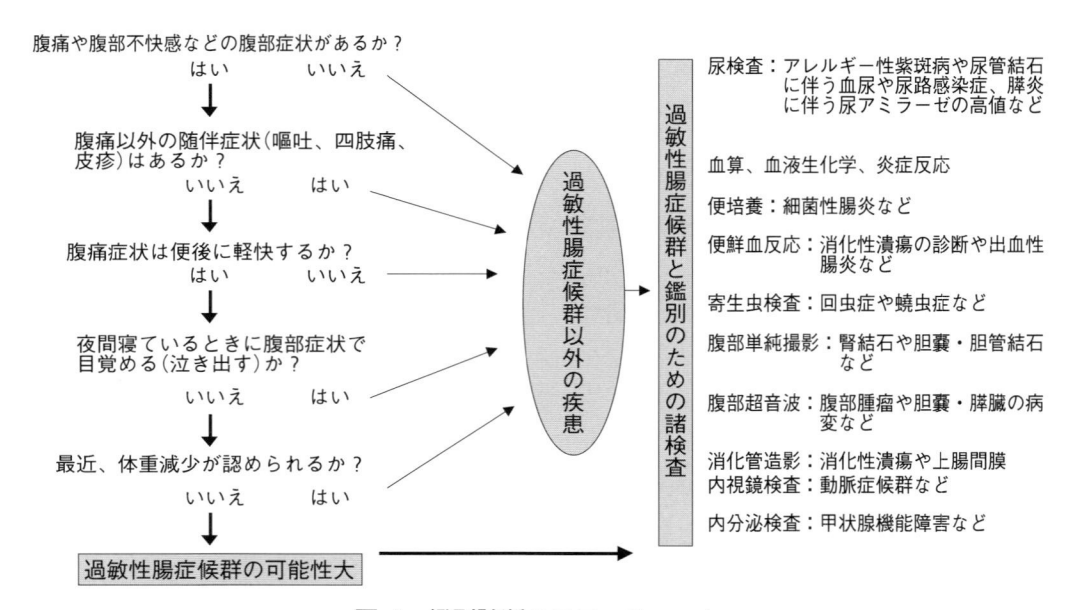

図1．鑑別診断のフローチャート

6 診断基準

▶ローマII診断基準

診断基準の設定は今までに多く試みられてきたが Manning[4]によるものが始まりである(表1)。現在はローマ診断基準[5]が一番ポピュラーである。ローマ基準は現在1999年に作成されたローマII診断基準が使用されているが、今後も改定される予定である(表2)。IBSでは、症状を有しながら医療機関を受診しないものが50〜70%あるといわれている。これらをローマIIでは、non-patient と称している。non-patient が医療機関を受診して患者になる引き金はストレスであり、症状増悪、持続因子と考えられる[6]。図2に non-patient とストレスと IBS の関係について示す。

一方、日本では乳糖不耐症などが多いなど特徴があるため(**注意**)、日本独自の

表 1. Manning の診断基準(1978年)

1. 排便の前に腹痛を伴う下痢。
2. 排便の前に腹痛があり、頻回に排便する。
3. 腹痛はしばしば排便によって軽快する。
4. 腹部膨満感を訴える。
5. 粘液の排出がある。
6. しばしば残便感がある。頻回に排便する。

6項目中3項目以上あればIBSと診断する。

(文献4)より引用)

表 2. 過敏性腸症候群の診断基準(Rome II 基準 1999年)

以下の2つの基準を満たす。

1. 痛みの既往歴を正確に訴えられる年齢に達した小児で、過去12カ月の間に少なくとも12週間、必ずしも連続する必要はないが、以下の3項目中2項目以上を伴う腹部不快感または腹痛があるもの。
   ① 排便により軽快する。
   ② 排便回数の変化を伴う。
   ③ 便性状の変化を伴う。

2. 症状を説明しうる器質的病変、代謝疾患が除外される。
   参考事項
   a) 排便回数の異常：1週間に3回以下または1日に3回以上の排便
   b) 便性状の異常：硬便または兎糞、軟便(泥状便)または水様便
   c) 排便の異常：排便困難、便意切迫、残便感
   d) 粘液の排出
   e) ガス症状または腹部膨満感
   f) サブクラス分類については別途定める

   ＜サブクラス分類＞
   ① 排便回数が1週間に3回以下
   ② 排便回数が1日に3回以上
   ③ 硬便または兎糞状態、④ 軟(粥状)便または水様便
   ⑤ 排便中にも排便困難感がある
   ⑥ 便意切迫
   ⑦ 残便感
   ⑧ 排便に(白色の)粘液が混じる
   ⑨ 腹部膨満感、ガス症状、腹部緊満感
   下痢型：②、④、⑥のうち1つ以上、および①、③、⑤がない
   便秘型：①、③、⑤のうち1つ以上、および②、④、⑥がない

(文献5)より引用)

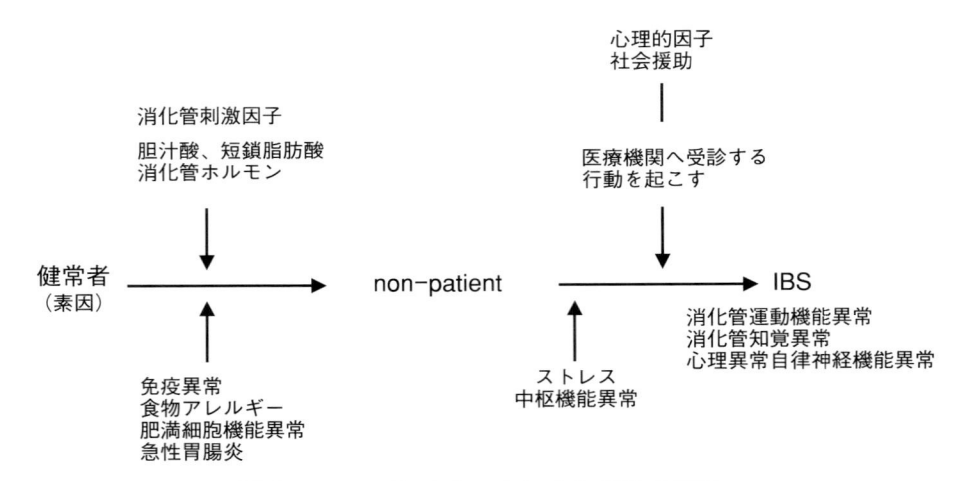

図 2. non-patient とストレスと IBS の関係
（文献 6）より引用）

表 3. BMW 診断基準（三輪基準）

下記の 1、2 の症状が 1 カ月以上繰り返す＋器質的疾患なし
 1．腹痛、腹部不快感あるいは腹部膨満感
 2．便通異常（下痢、便秘あるいは交替制）以下の 1 項目含む
    1) 排便回数の変化
    2) 便性状の変化（硬便〜兎便・軟便〜水様便）

器質的疾患の除外のため、原則として下記の検査を行う
    1) 尿、糞便、血液一般検査
    2) 注腸造影または大腸内視鏡

（文献 7）より引用）

BMW クラブ治療ガイドラインが作成されその診断基準が用いられている[7]（**表 3**）。

注意 ……… 乳糖不耐症について

IBS には、臨床的に気づかれていない乳糖不耐症が含まれる可能性がある。特に日本人は乳糖不耐症の確率は高いといわれている。しかし症状からの鑑別は困難なことが多く、乳糖含有食を制限することにより初めて診断治療が可能な場合もある。また IBS が乳糖不耐症と合併することもある。

7 治療

治療に画一的なものはない。個々の症例の病態、程度に合わせて治療を選択する。治療選択の目安を図 3[8]に挙げる。

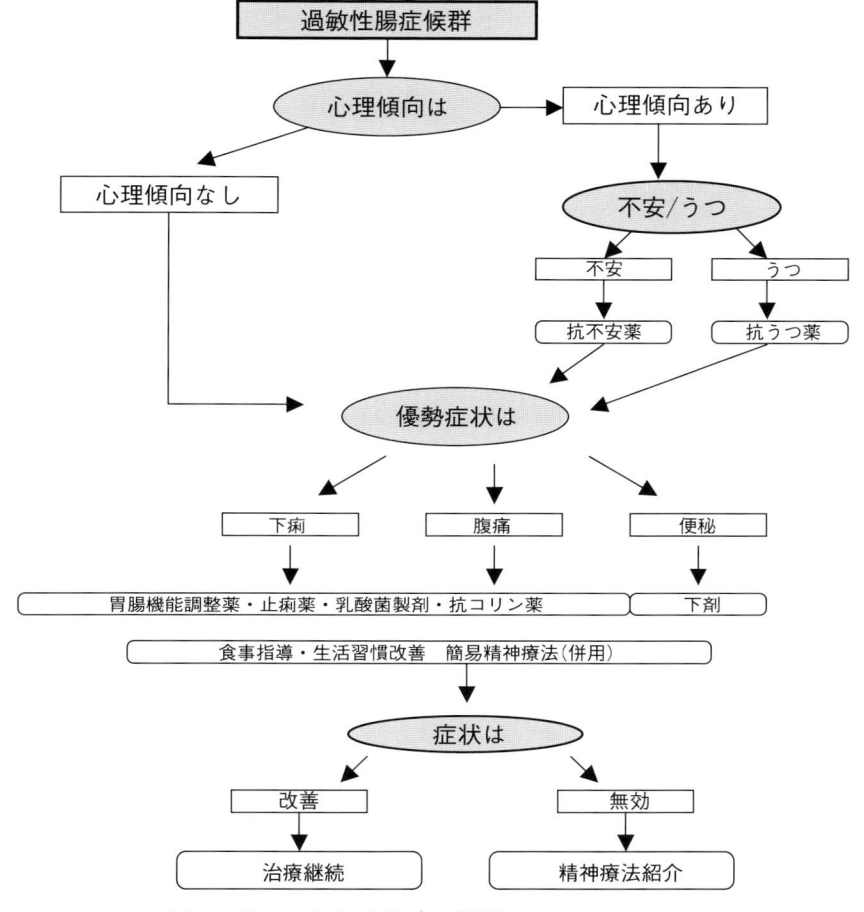

図 3. IBS における治療の選択(文献 8)より一部改変)

1・薬物治療

　症状に合わせて薬物を選択し組み合わせる。消化器症状に対しては、抗コリン剤、腸管機能調節剤、整腸剤、止痢剤、下剤などを使用し、消化器症状以外の身体症状、精神症状に対しては自律神経調節剤、抗不安薬、抗うつ薬などを使用する(表4)。

2・食事、生活習慣の改善

●a．食事指導

ⅰ) **便秘型**：便通の改善を目的に高繊維食を勧める。高繊維食はその保水性により、便を軟化するため便秘型に有効である。高脂肪食は胃排出時間、腸管の通過時間を延長し、便秘や腹満を増悪させる。ガス貯留型はイモ類、豆類、タマネギ、ゴボウ、果物、炭酸飲料は控える。

表 4. IBS の薬物療法

分類	薬理作用	主な薬物(商品名)	薬用量*
1. 抗コリン剤	消化管運動分泌機能抑制	臭化チメピジウム(セスデン) 臭化ブチルスコポラミン(ブスコパン)	30〜60 mg/日 20〜30 mg/日
2. 消化管運動機能改善剤	消化管運動の亢進	マレイン酸トリメブチン(セレキノン) 臭化メペンゾラート(トランコロン)	200〜600 mg/日 30〜45 mg/日
3. 整腸剤	便通の調整	ビフィズス菌製剤(ラックB、ビオフェルミン)	2.0〜3.0 g
4. 緩下剤	便通の調整	カルメロース Na(パルコーゼ) 酸化マグネシウム	1.5〜6.0 g/日 1.0〜1.5 g/日
5. 便状調整剤	便通の調節	ポリカルボフィル(ポリフル、コロネル)	1,000〜1,500 mg/日
6. ガスの排除	消化管内ガスの排除剤	ジメチルポリシロキサン(ガスコン)	120〜240 mg/日
7. 自律神経調節剤	自律神経調節	トフィソパム(グランダキシン)	150 mg/日
8. 抗不安剤	不安、緊張の除去	オキサゾラム(セレナール) ジアゼパム(セルシン)	30〜60 mg/日 6〜15 mg/日
9. 抗うつ薬*	抑うつ感情の除去	塩酸イミプラミン(トフラニール) 塩酸アミトリプチン(トリプタノール) スルピリド(ドグマチール)	20〜50 mg/日 30〜75 mg/日 100〜400 mg/日
10. 漢方製剤	複合的作用	桂枝加芍薬湯(すべての症状) 小建中湯(虚症、腹痛、下痢) 人参湯(虚症、冷え、下痢) 半夏瀉心湯(中間、実証)	6.0 g/日　分2〜3 15.0 g/日　分2〜3 6.0 g/日　分2〜3 6.0 g/日　分2〜3

*薬用量は、成人の1日用量から、体重30〜40 kgの小児用量に換算した。

ⅱ)**下痢型**：乳糖、ソルビトール、果糖などは腸内ガスを発生させ、下痢を誘発することがある。冷たい飲み物や刺激物は、過敏状態にある腸管を刺激し下痢を起こすので、過剰な摂取は控えるよう指導する。

● b．生活習慣の指導

規則正しい生活を送るよう指導するが、3食を規則正しくゆっくりとれるような生活を目標として指導する。

3 ▪ 心理治療

▶心身相関

　心理治療はさまざまな方法を個々に応じて選択する。成人では、心身相関について患者とともに継続的に検討していくことが主体となる。症状が増悪、軽快する場合、先行する刺激や維持因子に注目し、患者とともに試行錯誤を繰り返しながら症状の軽減をめざす。このプロセスを通して医師は人間としての患者の理解を深めていき患者も医師のアドバイスを安心して聞き入れることができるようになる。患者が自らの心身相関に気づいていけば症状のセルフコントロールを身につけていくことができ症状は軽快していく。小児においては、思春期以降では、成人と同様の方法で治療が可能であるが、未熟なために不可能な場合もある。そのときには必要に応じて、遊戯療法などを選択していく。

▶遊戯療法

8 症例

●13歳、男児、中学校1年、主訴：腹痛、下痢

【現病歴】

　小学校6年時より、朝腹痛を訴えることがあったが、トイレで排便すると軽快し、学校には時々遅刻する程度であったので、医療機関は受診していなかった。中学校に入り、入学式の途中で腹痛、便意があったが、終わるまで我慢していた。その後より朝学校に行く前に腹痛、便意があり、トイレに行くと下痢していた。数日は遅れながら学校に行っていたが、学校で頻回にトイレに行くのを友人からからかわれたのを機会に登校できなくなった。診療所を受診し胃腸炎として投薬治療を受けたが症状は軽快せず、毎日朝トイレに数時間こもっていた。家族が精査を希望して当科を受診した。初診時身体症状（腹痛）はみられず、触診上左下腹部にわずかの圧痛を認めた。体重減少はなく末梢血一般、生化学検査、炎症反応の血液検査を行ったが異常は認めなかった。便潜血も陰性であった。経過、検査からIBSと診断した（注意：1）。患児家族ともに症状、疾患に対して不安が強かったため治療は、まず患児およびその家族が疾患についての正しい理解が得られるよう丁寧な説明を行った。そのうえで症状とうまくつきあうように指導していった。具体的にはトイレから早く出るようせかしたりすることがないように家族に指導した。また患児もゆっくりトイレに入るように指導した。そのうえで学校にも遅れてでも落ち着いて行くように指導し、学校側にも疾患の正しい理解と配慮をお願いし遅れてきても何事もなかったかのように受け入れるよう要請した（注意：2）。それと同時に薬物の投与を開始した。使用薬剤は、ポリカルボフィル（コロネル®）を1日2回、腹痛が強いときには抗コリン剤を屯用とした。症状は軽快傾向を認めたが登校は不可能であったため（注意：3）、当院院内学級へ転校（注意：4）し通級を開始した。院内学級ではすぐトイレに行けること、また症状が悪化した場合にすぐ病院（同敷地内）を受診できることを保証し、また授業内容も自分の学力にあったところから開始してもらった。患児は通級できるようになり、症状も大幅に改善した。その後は学校に再び転校し、別室登校から教室へ入れるようになり、症状は腹痛が時々出るが、学校でもすぐトイレに行けるという安心感から休むことはなくなった。その経過の中で患児は、学校での友人関係の在り方について自分自身で語ることができるようになり、症状との相関関係に気づいていった。現在は高校生として元気に登校している。

注意
1：検査は最小限で適切に。
2：学校によっては、配慮して下さいというと、遅れて登校してきたときに歓迎会を開いてしまう学校もある。なるべく具体的な指導をする。
3：この時点で登校可能になる場合の方が多い。
4：院内学級への転校は難しくないので積極的に活用する。

2 反復性腹痛

1 疾患概念

▶心因性腹痛

独立したエピソードの腹痛が間欠的に3回以上を3カ月以上にわたりあるものを反復性腹痛（RAP）と呼ぶ。小児期のRAPはその約90％が機能性、心因性腹痛である。残りに消化性潰瘍、クローン病などの消化器疾患、尿路感染症などの器質的疾患が含まれる（表5）。本稿では、RAPのうち、器質的疾患が明らかでないものを主体に述べる。

2 病態生理

RAPのうち機能性、心因性腹痛のその病態生理はほとんど解明されていないが、現時点では腸管運動の変化を痛みに対する閾値が低い体質（状態）にある児が腹痛として認識するという説が有力である。この消化管運動の変調は、便秘などの身体的なストレスでも起こるが、さまざまな精神的ストレスのよっても起こりいわゆる心身症の1つと考えられている。

3 症状、理学的所見

▶臍周囲
▶心窩部中部
▶下腹部片側

腹痛の性状には3つのタイプがある。第一のタイプは臍周囲の強い痛み（最も頻度が高い）、第二は心窩部中部の潰瘍痛に似た症状、第三は便通の変化を伴う下腹部片側の痛みである。通常徐々に発症し1～3時間続く。痛みの程度は一定せず軽い痛みから強い痛みまでさまざまである。また痛みの部位や性状をはっきり示すことができない場合が多く、はっきりできる場合には器質的疾患の存在を疑わせる。痛みは食事摂取、運動との関連は少ない。また夜間に発症し、入眠を妨げることはあるが、夜中に覚醒することはない。腹痛以外の症状としては、頭痛、嘔気、顔面蒼白、疲労感などを合

表 5. 反復性腹痛の原因となる器質的疾患

泌尿生殖器系：	腎盂腎炎、水腎症、腎結石、骨盤内炎症、生理不順、卵巣囊腫、子宮内膜症子宮外妊娠、その他
消 化 器 系：	便秘、乳糖不耐症、消化性潰瘍、胃・食道逆流、慢性膵炎、炎症性腸疾患寄生虫症、腸回転異常症、メッケル憩室、胆道結石、肝炎、セリアック症、その他
血 液 系：	白血病、リンパ腫、サラセミア
そ の 他：	鉛中毒、ポリフィリア、糖尿病、家族性地中海性発熱、ヘルニア、シェーンライン紫斑病、腹性てんかん、片頭痛、血管神経性浮腫、高脂血症、その他

併することもある。

4 診断

RAPの診断は詳細な病歴聴取、身体的、理学所見、最小限の検査により行われる。診断上有用なポイントを以下に挙げる。

①本症に見合う年齢：4歳以下、14歳以上は少ない。
②3カ月以上に及ぶ反復する腹痛。
③痛みの特徴：（上記）
④心身ストレスとの関係。
⑤理学的所見と検査所見に明らかな異常がない。

他方、表6[9]に示すような症状、徴候があるときは器質的疾患の存在を示唆し、各疾患に対する適切な診断法が取られる。

表 6. 問診上器質的疾患を見逃さないための項目

- 臍部より遠い部分での痛み
- 痛みに伴う症状の変化
- 数分以上続く痛み
- 背中、肩、肩甲、下肢への放散痛
- 痛みのための覚醒
- 痛みのための不眠
- 体重減少や発育遅延
- 直腸、肛門よりの出血
- 間欠的な便秘
- 嘔吐
- 消化性潰瘍、炎症性腸疾患の家族歴

（文献9）より引用）

5 治療

器質的疾患がある場合には当然その治療をする。

まずRAPの診断名とその病態を、患児および家族に丁寧に説明をする。その場合に安易に精神的なものだという説明に終わらないように注意する。腹痛をなくすことを治療目標におかず、社会生活への復帰を目標とした患児、家族への支援を行う。そのため学校関係にもその理解を求めていく。

▶社会生活

経過は定期的受診と家族、学校関係の調整などで軽快していくことが多い。しかし、初期対応だけでは軽快せず、次第にうつ傾向が強くなったりほかの転換障害の症状が出る場合もあり、その場合には精神療法が必要になり精神科医や心身医学専門医への紹介が必要になる。

6 症例

●7歳、男児（小学校2年）、主訴：腹痛
【現病歴】
小学校入学時より、朝登校前に腹痛を訴えるが、そのまま我慢して登校していた。登校後症状は軽快していた。その後毎日症状が出現するため、診療所を受診したが、

何も問題ないといわれた。腹痛はその後も続き学校を遅刻するようになった。学校からの勧めもあり(注意：1)、総合病院を受診した。そこでは血液検査、上部消化管造影、注腸造影、CT検査(注意：2)などが行われたが明らかな異常は認めなかった。そこで心身症であろうとの診断のもとに当科を紹介された。当科受診時、腹痛はなく、診察上異常所見はみられなかった。詳細な問診の結果、4歳時から緊張感が高くなると腹痛を訴えていることがわかり(幼稚園での発表会の朝など)、母親は精神的なものであることを以前から感じていた。但し、精神的なものだから本当は痛くないであろうと考えていた。これらから(検査も十分過ぎるくらい行われているので)心因性腹痛と診断した。患児、家族に対して、①心因性腹痛であること。②心因性とはいえ精神病ではなく、また腹痛は本当に起こること。その痛みも激しいものもあること。③但し器質的な問題はないこと。などを丁寧に説明した。そのうえで対処法としては、強い腹痛のときは無理せず休むこと(注意：3)、但しいける範囲では学校にもいくこと、患児に対しては学校でも腹痛にすぐ対応できるよう理解してもらっていることを保証した。学校に対しても疾患の正しい理解と対応について説明した(注意：4)。以上の対応のみで腹痛は格段に少なくなり、現在に至っている。

　本症例では初期対応のみで軽快し、一般的にもこのようなケースが圧倒的に多いと思われるが、初期対応のみで軽快しない場合は、カウンセリングなど長期にわたる本格的心理療法が必要なことがある。

注　意……… 1：このケースでは学校は何か病気があるに違いないとのことで受診を勧めたが、最近では学校が心因性であろうと判断し、精神科受診を勧められるケースもある。どちらも間違いではないが、患児、家族が十分納得しない段階で決めつけて指示するのは避けるべきである。
　　　　　　　 2：十分な問診と最小限度の検査が原則である。特に子どもにとって侵襲の高い検査は必要性が高いときのみにする。本ケースでも造影検査は慎重に行うべきであろう。
　　　　　　　 3：今までは、母親の考えでなんとか学校に行かそうとしていた。
　　　　　　　 4：学校は今まで、腹痛は器質的疾患によるものと考えていたのですぐ帰宅させようとしていたが、症状に応じて対応するよう指導した。つまり症状をしばらく様子みて、軽快すれば授業に復帰するよう勧めた。

3　心因性嘔吐

1 疾患概念

　心因性嘔吐は器質的な病変によらない機能的、心理的メカニズムによって、生じる嘔吐を指す。その病態生理はいまだ不明な点も多く治療法は確立されていない。

2 診断、鑑別診断

嘔吐の原因疾患は多岐にわたるが、その鑑別には、年齢、栄養状態、急性か慢性か、反復性か、嘔吐物の性状、食事や哺乳との関連、腹部膨隆、咳そう、脱水状態の有無、心理社会的背景因子の評価が必要となる。特に年代によって鑑別すべき疾患は変わってくる。

a．乳幼児の場合

哺乳後の排気不良、哺乳量の過多、啼泣などで嘔吐が持続することもあり、これらは保育上の問題が関係していることもある。この場合、哺乳指導やゆったりとした余裕のある育児や栄養指導など、栄養士、保健婦、看護師などと協力し対応することが必要となる。

b．幼児期から学童早期

この時期に多いのは周期性嘔吐症（アセトン血性嘔吐症）で数週間から数カ月の間隔で、数日間にわたり突然頻回の激しい嘔吐が出現し、吐物は時に血性、コーヒー残渣様となる。発作は学校や保育園での行事や肉体的疲労、精神的興奮を伴うイベント後に出現しやすいとされる。発作中はまったく何も受けつけず顔面蒼白、頭痛、腹痛などを訴え、このような場合には股動脈音を聴取する。検査上は尿中ケトン体が陽性となり、呼気にアセトン臭を認める。消化管の異常（軸捻転症、上腸間膜動脈症候群、腸回転異常症）慢性膵炎、膵胆管合流異常症、脳腫瘍などが鑑別に必要である。特に周期性 ADH、ACTH 放出症候群（後述）との鑑別は大切である。心因性嘔吐との鑑別では、心因性嘔吐の場合には症状が数週間から数カ月に及んでも、体重減少が認められない場合が多い。

▶周期性 ADH
▶ACTH 放出症候群

c．学童期後半から思春期

この時期には神経性食欲不振症や神経性過食症などの摂食障害との鑑別も必要となる。極端なやせ願望、体型体重への異常なこだわりなどがある場合にはそれらを疑い小児心身症専門医や精神科医との連携が必要となる。

▶神経性食欲不振症

3 治療

治療者は、患者自身が嘔吐や悪心などに苦しめられていることを受容し症状の緩和に努めていることを表明し、「異常はない」とか「大丈夫だ」などという安易な対応は慎むべきである。そのうえで患者、家族ともに定期的受診を促し、治療者は、背景にある問題を解決する心がけを大切にする。例えば、患者が不安や驚愕、不愉快になった状況で自己誘発的、不随的に嘔吐を生じる場合にはその不安や不快な心理社会的要因を探りそれを取り除く努力が必要である。また子どもが癪癇を起こして嘔吐するよ

うに、敵意の表現であったり転換性障害の症状がみられることもあるので嘔吐という自己表現を考える必要もある。周期性嘔吐のように長期に嘔吐が持続する場合には輸液が必要であったり、鎮吐剤、トランキライザーなどが必要な場合もある。

注　意………**周期性ADH、ACTH放出症候群**

主症状は頻回の嘔吐、高血圧、精神症状（うつ状態、傾眠傾向、易刺激性）である。数週間間隔で、数日間の発作が続く。病因はいまだ不明である。基本病態は脳幹部のドパミンニューロンのトーヌスが低下してノルエピネフリンの緊張が優位となり、それが一定の閾値を越えたときCRH含有ニューロン、ADHニューロンからCRH、ADHの放出が起こり、両者が下垂体からのACTH分泌を刺激し副腎からのコルチゾール分泌を促すノルエピネフリンは同時に延髄の嘔吐中枢を刺激して嘔吐を誘発する。嘔吐発作はそれ自身ADHの放出因子となりそのADHはさらにACTH分泌刺激して3者の間に悪循環が成立する。治療は発作時の対症療法となる。心因性嘔吐との鑑別では、本疾患自体がうつ状態を呈することが多いので慎重な鑑別が必要である。また入退院を繰り返すため本疾患でも心身医学的な対応が必要になることが多い。

（村上佳津美）

【文献】

1) 宮本信也：一般小児における過敏性腸症候群の頻度．厚生心身障害研究「親子のこころの諸問題に関する研究」，平成5年度研究報告書，p 82-88，1993．
2) Fukudo S, Nomura T, Muranaka M, et al：Brain-gut response to stress and cholinergic stimulation in irritable bowel syndrome. J Clin Gastroenterol 17：133-141, 1993.
3) Whitehead WE, Palsson OS：Is rectal pain sensitivity a biological marker for irritable bowel syndrome ; Psychological influences on pain perception. Gastroenterology 115：1263-1271, 1998.
4) Manning AP, Thompson WG, Heaton KW, et al：Toward positive diagnosis of the irritable bowel. Br Med J 2(6138)：653-654. 1978.
5) Thompson WG, Longstreth GF, Drossman DA, et al：Functional bowel disorders and functional abdominal pain. Gut 45(Supple II) II：43-47, 1999.
6) 佐々木大輔：過敏性腸症候群（総説）．ストレスと臨床 4：4-8，2000．
7) 佐々木大輔：「過敏性腸症候群のBMW診断基準」について．Therapeutic Res 17：4069-4073, 1996.
8) 倉本　秋，吉野範秀：過敏性腸症候群の臨床．ストレスと臨床 4：16-19，2000．
9) Boyle JT：chronic abdominal pain. Pedatric gastrointestinal disease 1：45-54, 1991.

CHAPTER 2

1 過換気症候群

1 疾患概念

過換気症候群(Hyperventilation syndrome)は、不随意に起こる過換気発作により呼吸性アルカローシスを生じ、呼吸器系、循環器系、神経系、筋肉系など全身性に多彩な身体症状を呈する症候群である。

▶呼吸性アルカローシス

本症候群は、情緒不安定な状態で、なんらかの心理的ストレス(不安・興奮・緊張など)や身体的ストレス(疼痛・過激な運動・疲労など)が誘因となって発作が起こることが多い。

2 疫学

本症候群は、わが国においては、内科外来患者の1〜3％に認められ、女性が男性の約2倍の発症率である。一般的に、本症候群の発症は学童期から20歳代に最も多い。若い女性においては、集団発生もみられる[1]。

小児の発症はそれほど多くないとされているが、学校の保健室で対応されて、医療につながらずに症状が消失しているケースもあることが指摘されている[2]。

3 病態生理

▶過換気反応

正常では、過換気反応が起こると、動脈血の炭酸ガス分圧($PaCO_2$)の低下に反応して呼吸中枢の興奮が抑えられ、自然に普通の呼吸状態に戻る。ところが、情動不安定な状態においては、生理的な調節機構が乱れ、過換気運動が持続する。それによって出現する症状によって不安感が高まり、呼吸運動はさらに促進される。過換気運動が続くと、肺胞から炭酸ガスが放出され、$PaCO_2$が低下し、動脈血pHが上昇して、呼吸性アルカローシスとなる。これが、諸症状をもたらす基盤になっていると考えられている(図1)[3]。脳や心臓の血管が収縮し、脳血流量の減少から意識水準が低下し、末梢神経や筋肉は、テタニー型の痙攣や異常知覚をきたす。また、その機能的側面に関

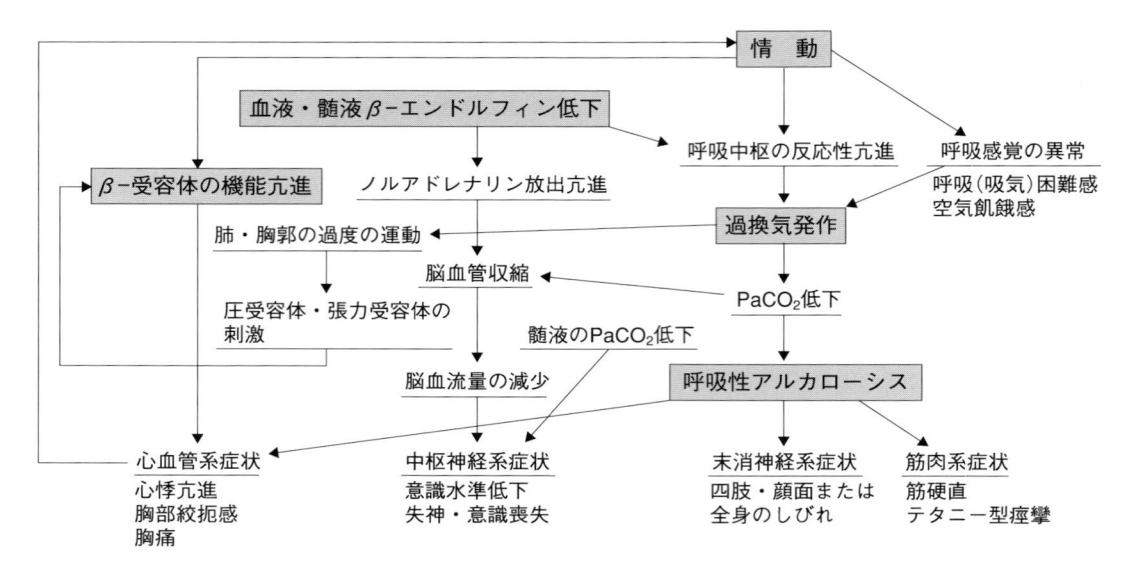

図 1. 過換気症候群の病態生理(文献3)より引用)

しては、本症候群の患者における呼吸中枢機能の亢進がその一因と考えられている。さらに、交感神経β受容体の機能亢進やβ-エンドルフィンの呼吸調節機構への関与が、症状発現の重要な因子として示唆されている[3]。

本症候群は、精神医学的側面より、転換性障害、身体化障害、パニック障害、あるいは、うつ病の症状の一部であると考えられることも多いが、状況的要因や身体的素因も強く、心理的には正常なものもある。

> **重要項目**　小児においては、状況的要因による場合が多く、状況が変化すれば容易に収まり、再発がないことも珍しくない。しかし、病院を受診するほどの例では、発作を反復しているものが多く、このような例においては、以下の2つの可能性を認識することが重要である。

▶疾病利得
　① 発作への対応やその後の状況の変化の中に、ある程度の疾病利得が生じ、発作が定着する。

▶転換性障害
　② 転換性障害としての心理機制をはっきりともち、その症状として続いている。小児においては、身体的素因の影響が成人よりも大きく、はっきりとした転換性障害というよりは、①の場合が多いと考えられる。②の場合には、転換性障害としてのいろいろな問題・症状が出ている中で過換気発作も出てきている。①においても、稀には、転換性障害を起こしうる心理状態を十分もっていて、それがたまたまの発作により顕在化する場合がある。

▶児童虐待
　また、過換気発作の背景として、児童虐待が認められることもある[2]。

4 臨床症状

本症候群の発作頻度は、2、3年に1回程度のものから、1日に頻回に発作を繰り返

表 1. 過換気症候群の発作時の症状

1. 呼 吸 器 系	呼吸促迫、吸気不全感、窒息感
2. 心　臓　系	胸部絞扼感、胸痛、心悸亢進
3. 中枢神経系	めまい感、頭痛、非現実感、集中力低下、失神、意識混濁、意識喪失
4. 末梢神経系	四肢・全身の異常知覚
5. 筋　肉　系	振戦、四肢硬直感、上肢・四肢の強直性痙攣(テタニー肢位)、後弓反張
6. 胃　腸　系	口渇、腹部膨満、悪心、嘔吐、噯気、下痢
7. 精　神　系	強度の不安・恐怖感

(文献4)より引用)

すものまでさまざまである。成人では、発作を頻回に繰り返すものは、女性に多い。発作の持続時間は、30分～1時間以内のものが最も多い。

発作時の症状は呼吸困難以外にも多彩な身体症状を呈する(**表1**)[4]。一般に本症候群の呼吸困難感は、"空気飢餓感"と表現され、「吸っても吸っても息が吸えない」といったような訴えをすることが多い。胸部絞扼感、胸痛、心悸亢進といった循環器症状、

▶テタニー型痙攣

四肢や全身のしびれといった異常知覚、さらに、テタニー型痙攣や意識水準の軽い低下を伴う。筋肉系では、軽いものでは自覚的な四肢強直感に止まるものもあるが、テタニー型痙攣として、上肢の助産婦手位 carpal spasm とこれに下肢の強直の加わった carpopedal spasm がみられることも多い。全身痙攣、後弓反張(opisthonus)、意識消失をきたすこともある。

5 診断基準・鑑別診断

本症候群の診断基準として確立されたものはない。**表2**[3]に、関東心身症診断基準検討会で検討された診断基準を示す。診断基準の第3項目の過呼吸テストは、非発作時に正常呼吸の約2倍の速さで、吸気は鼻から、呼気は口から出させて深呼吸をさせて、呼吸性アルカローシスを誘発させることにより、3分以内に患者が以前発作時に経験した症状と類似の症状が再現できれば陽性と判断される。

▶過呼吸テスト

診断にあたっては、診断基準とともに、除外診断を十分考慮する必要がある。本症候群と同様な症状を呈するものとして、神経疾患(てんかん、脳腫瘍など)、呼吸器疾患(気管支喘息など)、心疾患、内分泌疾患(甲状腺機能亢進症状、副甲状腺機能低下症、低血糖発作など)などが考えられる。

6 検査

▶動脈血ガス分析

発作時の動脈血ガス分析で、$PaCO_2$ が低下し、pH が上昇している。過呼吸を中止すると、数分後に正常化する。胸部 X 線正常。頭部 CT スキャン正常。発作時の血糖、血清 Ca 正常。血清 P 値は低下傾向を示し、テタニー型痙攣に関して、副甲状腺機能

表 2. 過換気症候群の診断基準

〈定義〉
　　発作性、不随意性の過呼吸により、呼吸、循環、神経、消化器系症状および精神症状を起こす症候群

〈診断基準〉
　1) 発作時に動脈血の CO_2 分圧の低下、pH の上昇がみられる。
　2) 炭酸ガスの吸入（3〜5％の CO_2 または袋による再呼吸）で発作が止まる。
　3) 非発作時に過呼吸テスト（1 分間 30 回くらいの深呼吸を 2〜3 分）で症状を誘発できる。

〈除外診断〉
　① 非発作時の脳波、CT スキャン、筋電図、心電図正常
　② 甲状腺機能正常
　③ 血糖値正常
　④ 血清カルシウム正常
　⑤ 尿中カテコールアミン、ポルフィリン正常

〈参考事項〉
　1) 発作が 30〜60 分で止まることが多い
　2) 心理的因子をきっかけとして発症することが多い
　3) 非発作時の主訴に呼吸促迫の訴えがないことが多いので、注意を必要とする。
　4) 呼吸器症状：深く速い呼吸、空気飢餓感、呼吸困難など
　5) 循環器症状：心悸亢進、胸部絞扼感、胸痛など
　6) 神経症状：しびれ、振戦、痙攣、四肢の硬直、意識障害など
　7) 消化器症状：腹痛、嘔吐、下痢など
　8) 精神症状：不安、死の恐怖、緊張など

（文献 3）より引用）

低下症によるものと鑑別できる。甲状腺機能、副甲状腺機能は正常。
　発作時には、一過性に、心電図で、T 波の逆転、ST の軽度の低下、QT の延長がみられ、また脳波では、徐波化が認められることがある[5]。

7 初期対応・治療

1・発作時の治療法

▶過換気発作

　過換気発作は一見重篤な印象を受け、特に初回発作ではさまざまな可能性を考えなければならないため、対応が難しいが、本発作が疑わしい場合には、あせらず、落ちついて、対応することが重要である。発作時の詳しい状況や発作歴を問診し、糖尿病性ケトアシドーシスのような器質的疾患を否定し、全身状態が良好であることを確認する[1]。早期に診断し、適切な治療が行われれば、予後良好なものが多い。

▶ペーパーバッグ法

　●a．ペーパーバッグ法（paper bag rebreathing therapy）
　本方法は、呼吸性アルカローシスを是正して症状を改善するために最も簡便な方法である。紙袋（15×20 cm ぐらいが適当）を口と鼻に当て、袋の中の空気をゆっくりと再呼吸させる。低下した血中の CO_2 分圧が高くなり、アルカローシスが是正され、発

作は通常数分以内に消退する。

注　意　　必要以上に長く再呼吸させると、CO_2分圧が却って上昇し、患者の多くが呼吸中枢が亢進した状態にあるため、再び過換気発作を引き起こす可能性がある。症状が改善しない場合には、固執せずに中止する。

b．心理療法

発作中に、「このまま死んでしまうのでは」という強い不安、あるいは、恐怖感を伴うことも少なくないので、まず、生命の危険がまったくないことを患者に伝える。そして、「大丈夫だから、ちょっとでいいから息を止めてごらん」と説得し、呼吸せねばならないという強い焦りをとる。不安を取り除くように、「大丈夫だよ」と声をかけながら、ゆっくりと呼吸をするように指導し、症状が自然に改善し消失することを自覚させていく。

c．薬物療法

患者の不安が強く、ペーパーバッグ法や心理療法で十分な改善が得られない場合には、不安を緩和するために、抗不安薬の投与も必要となる。セルシン® などを5〜10 mg ゆっくりと筋・静注する。

2・非発作時の治療法

家族と患児に、過換気症候群の発症の身体的なメカニズムと対応法について説明し、理解をすすめることによって、不安や恐怖を軽減することが大切である。また、発作時の対処方法として、ペーパーバッグ法を教えておく。

発作を繰り返す例においては、発作の誘因や心理社会的背景に関して、よりていねいに検討する必要がある。発作時の状況（どのような状況で発作が出現したか、発作時の対応はどうであったか、発作後に変化したことはないかなど）、成育歴、家族関係、患児の身体的・心理的な個性、友人関係などに関して、詳しい情報を得る。その際、小児における病態の特徴から、疾病利得や発作時の対応による影響なども考慮に入れる。心理社会的な背景が表面化しにくい場合には、医療者が過換気発作の度に、患児と家族に対して、病気による苦痛に共感的に、そして、医療者として支援的に対応する中で、少しずつ理解が進むことも少なくない。

コ　ツ　　小児においては、疾病利得を発見することが有効な場合が多いと考えられる。その子が過換気発作で得たある程度の疾病利得は何か？　それを明らかにし、さらにその奥にある子どもの"本当の願い"を検討し、それらを実現していく方向性で、子どもの個性・発達や環境を評価し、現状に添った形で、家族や学校と、積極的かつ具体的な対応を考えていくことが重要である。

2 心因性咳嗽

1 疾患概念

咳嗽（がいそう）は日常の小児の臨床において、最もしばしばみられる症状の1つである。心因性咳嗽 psychogenic cough は、なんらかの心理的因子によって発作的、あるいは持続的に起こる乾性の咳嗽のことであり、神経性咳嗽 nervous cough と呼ばれることも多い。

なお、気管支喘息などの呼吸器疾患の経過で、心理社会的な要因で咳嗽症状が増強する場合は、一般的には心因性咳嗽とはいわない。

2 疫学

心因性（神経性）咳嗽は、診断基準が未確立であるため、正確な発生頻度は不明である。一般的に、学童以上の年長時に多くみられ、年少児には稀である。

3 病態生理

心因性（神経性）咳嗽は、チック症の一部としてみられることも多いが、1943年にOtto Fenichel が6つのタイプに分類している（表3）[6]-[8]。小児においては、その心理的背景として、不登校感情の重要性が指摘されている[7][9]。

▶不登校感情

4 臨床症状

心因性（神経性）咳嗽の特徴は、慢性で乾性の咳嗽であり、性状は犬吠え様、あるいは honking（かりの鳴き声）と形容されている。いかにも苦しそうであるが、場面によ

表 3．Fenichel による心因性咳嗽の分類
1．呼吸器疾患罹患をきっかけに咳嗽や自分の身体に注意が向くようになり、とらわれが起こったもの。
2．器質的疾患が軽快した後も咳嗽が条件づけられており、無意識のうちに咳嗽が感情の抑圧によって生じる内的緊張を和らげるはけ口となっているもの。
3．精神的葛藤・衝動が気道の過敏性、咳嗽といった身体症状に転換されているもの。
4．チック様症状。
5．慣性の咳ばらいが増強したもの。
6．上記の5つの型の混合型。

（文献6）より引用）

り症状の消長が認められ、季節性がなく、睡眠中は消失することが特徴である。

5 検査

胸部X線検査、ツベルクリン反応検査、末梢血検査、CRP、呼吸機能検査、免疫グロブリン、アレルギー検査などで、器質的疾患の除外に努める。また、Cough variant asthma（後述）との鑑別には、気道過敏性テストが有用である。

▶ Cough variant asthma

6 診断基準・鑑別診断

山登が、小児における妥当な診断基準を、**表4**のように提示している[7]。慢性咳嗽を生じるほかの呼吸器疾患を除外する。気道過敏性を有するが、気管支喘息と違って、

表 4. 小児心因性咳嗽の診断基準

| 1. 反復性、連続的に長期間（3カ月以上）続く乾性咳嗽。
| 3. 咳嗽は日中激しく、夜間は消失する。
| 4. 咳以外の症候はなく、検査所見のまったく異常を認めない。
| 5. なんらかの心因的要素が原因として存在し、これらを処理することによって症状の改善がみられる。
| 6. 抗生物質、鎮咳剤、抗ヒスタミン剤などは無効で、向精神薬が有効なことがある。
| 7. 気道炎などの先行疾患を認めることが多い。
| 8. 時に登校拒否の原因となることがある。

(文献7)より引用)

表 5. 神経性咳嗽と cough variant asthma の比較

	神経性咳嗽	cough variant asthma
咳　　嗽	乾性咳嗽（連続性ないし反復性） 睡眠中は咳嗽なし 咳嗽の出現に心理社会的因子が関与する	乾性咳嗽（連続性ないし反復性） 夜間に咳嗽が多い 咳嗽は運動や冷気吸入で誘発される
喘鳴、呼吸困難	伴わない	伴わない
胸部理学的所見	異常なし	異常なし
胸部X線所見	異常なし	異常なし
肺機能検査	異常なし	FVC、$FEV_{1.0}$は正常のことが多いが、末梢気道閉塞はみられる
気道過敏性	通常は正常（ごく軽度に亢進する例もみられる）	亢進する
末梢血好酸球数	正常	一時的ないしは常時増多
血清IgE値	正常	上昇する例も多い
咳嗽の原因となる合併症	なし	なし
アレルギー疾患の既往歴、家族歴	稀	しばしばみられるが、必須ではない
治　　療	鎮咳薬や気管支拡張薬は無効 向精神薬や心理療法が奏効	気管支拡張薬やステロイド薬が奏効

(文献6)より引用)

喘鳴のない咳嗽を主徴とする疾患概念である Cough variant asthma との鑑別も重要である。Cough variant asthma と心因性(神経性)咳嗽との鑑別点を表5に示す[10]。

7 初期対応・治療

　初期においては、慢性の乾性咳嗽の原因の1つとして、心因性(神経性)咳嗽も考慮して、器質的疾患との鑑別診断を進める。既往歴、家族歴、成育歴をていねいに聴取し、現病歴では、咳嗽の性状、先行感染の有無、どういう場面で咳嗽が激しくなるかなどを注目する。背景の心理的要因として、なんらかの不登校感情を伴っている場合も少なくないので、患児の学校生活に関しても検討する。

　患児と家族に対して、心因性(神経性)咳嗽の病態をきちんと説明し、決してわざと咳をしているのではないことを理解してもらうことは重要である。心理的な要因への対応としては、カウンセリング、学校や家庭の環境調整、箱庭療法などによる非言語的な自己の表出、自律訓練法などによるセルフコントロールのためのリラクセーション、などが適応となる[8)9)]。

▶ bed-sheet technique

　咳嗽に直接的に対応する方法の1つとして、bed-sheet technique がある[6)7)]。胸部に約10 cm幅に折りたたんだシーツをしっかりと巻きつけ、胸骨の前で固く結ぶ。その際、「この方法で、軟弱な胸郭が強くなって咳が止まる」などの暗示を与える。

　心因性(神経性)咳嗽に対して、特に有効な薬物はない。但し、患児の不安や緊張が強い場合、抗不安薬が補助的、短期的に使用されることもある。チックの一部である場合には、チックの薬物療法も考慮する。

8 症例

【患児】　13歳(中学2年生)、女児。
【主訴】　長期に持続する乾性咳嗽、不登校。
【家族歴】　家族は、両親、兄、本人、父方祖母で、都市近郊の農家。農業は主に祖母がしており、両親は、勤めに出ている。
【既往歴】　アレルギー疾患なし。幼児期に爪噛み、小学校低学年まで夜尿。
【現病歴】
　小学校5年生より、学校に行くのを嫌がる傾向があった。中学2年生の秋に風邪をひき、その後、咳嗽が持続するため、近隣の病院に入院となった。入院中、発作性の乾性咳嗽が持続したが、発熱や肺雑音はなく、胸部X線にて異常所見は認められなかった。血液検査にて、炎症、アレルギーに関する所見なし。退院後も、咳嗽のため

学校を休んでいた。心因性（神経性）咳嗽を疑われ、小児心身症の専門外来を紹介された。気道過敏性検査は未実施。

【初期対応と治療】

　母と本人とで受診。本人が一番困っていることは、「のどが痛いこと」であった。知能検査は実施していないが、かけ算はできるが、割算はできないとのことであった。性格は、家では短気なところもあるが、学校ではおとなしい。睡眠中は、咳嗽はない。SCTを施行したところ、文章表現が幼い感じであったが、家族のことはやさしいと表現し、学校のことを積極的に拒否するような表現は認められなかった。大好きな祖母に促されて、登校することはあった。

【治療経過・予後】

　心因性咳嗽の診断のもと、学校に病態を説明し、対応に関して相談した。保健室で過ごすことが多かったので、養護教諭には、本人の好きな手芸を一緒にするなど、より積極的にかかわってもらうことにした。教室では、担任が軽い励ましを増やし、本人のやりやすい係をもたせてもらうことにした。病院では、咳嗽と学校生活の両面に関して様子を確認していった。登校できた日は、カレンダーに○をつけた。日頃、母と本人がゆっくりと時間を共有することはあまりなく、病院を受診するときは、母子がゆっくりと過ごせる楽しい時間になったとのことであった。中学3年の新学期には咳嗽はまったく出現せず、ほとんど休まずに登校できるようになった。学校は、本人に合った勉強のプログラムを検討して対応し、本人も喜んで取り組み出した。

〔岡田（髙岸）由香〕

【文献】

1) 小柳憲司：過換気（呼吸）症候群．小児心身医学の臨床，富田和巳（責任編集・監修），p118-119，診断と治療社，東京，2003．
2) 佐々木栄一：過換気症候群．小児科臨床 55(4)：723-727，2002．
3) 大森啓吉：過換気症候群．よくわかる心療内科，桂　戴作・山岡昌之（編），p181-187，金原出版，東京，1997．
4) 安藤一也：過換気症候群．小児内科 23（臨時増刊号）：170-173，1991．
5) 安藤一也：呼吸器神経症（過換気症候群）．新内科学大系，28巻C，呼吸器疾患ⅢC，257-270，中山書店，東京，1978．
6) 汐田まどか：心因性咳嗽．小児内科 23（臨時増刊号）：174-177，1991．
7) 山登淳伍：心因性咳嗽．小児科 28：343-349，1987．
8) 江花昭一：神経性咳嗽．よくわかる心療内科，第1版，桂　戴作，山岡昌之（編），p179-180，金原出版，東京，1997．
9) 宮本信也：咳嗽．〔改訂〕乳幼児から学童期前期のこころのクリニック；臨床小児精神医学入門，p95-96，安田生命社会事業団，東京，1995．
10) 山口道也：神経性咳嗽．心身医療 4(12)：31-36，1992．

CHAPTER 3

1　起立性調節障害

1 起立性調節障害は一般小児科、学校保健で頻度が高く、かつまた適切な対応を必要とする

　小児から思春期になると、発達過程の生理的現象として立ちくらみ、脳貧血などの起立失調症状が頻繁に認められる。また頭痛、腹痛、朝起き不良などの自律神経失調様症状も伴うことが多い。このような患者は、起立性調節障害（OD）と考えられる[1]。ODは重症度に個人差があり、軽症例では軽い自覚症状のみで日常生活に支障がなく医療機関にも受診しない。一方、重症例では起立する度に浮動感、眼前暗黒感（白濁感）、頭痛、動悸、強い倦怠感が出現し、起立姿勢での日常動作が困難となる。そのため寝ていることが多くなり、ついには不登校状態になる場合も稀ではない。このようなケースでは活動性が乏しく抑うつ的になるため、神経症的登校拒否との判別が重要となる。さらにODは一般外来を受診する思春期患者のうち、約6％を占め頻度が高いため、小児科や小児学校保健においてもその対策が重要である。

▶起立性調節障害（OD）

▶神経症的登校拒否

2 起立性調節障害は自律神経失調症状を伴う

　ODには、表1にあるようなさまざまな症状が出る。大症状に表されるように、起立時の循環調節がうまくいかないため、起きているのがしんどく、外に出ず、家でごろごろするようになる。また、朝なかなか起きられず午前中調子が悪く、午後から体調が回復するという特徴がある。一般的に午前中に症状が強く、午後からは改善する。しかし重症例では午後にも症状が持続し、1日中横になっていることが多い。睡眠障害は宵っ張りの朝寝坊というレベルを越えており、就寝後1時間以上寝つけない者が多い。
　一方、精神症状を伴うことが多く、強い不安、抑うつ感情、焦燥感、集中力の低下、学力の低下などがみられる。ひきこもりや不登校を合併することも多く、問診だけではODと不登校は区別が困難である（図1）。

▶ひきこもり
▶不登校

表 1. 起立性調節障害診断基準

大症状
- A．立ちくらみ、あるいはめまいを起こしやすい
- B．立っていると気持ちが悪くなる、ひどくなると倒れる
- C．入浴時あるいは嫌なことを見聞きすると気持ちが悪くなる
- D．少し動くと動悸あるいは息切れがする
- E．朝なかなか起きられず午前中調子が悪い

小症状
- a．顔色が青白い
- b．食欲不振
- c．臍疝痛を時々訴える
- d．倦怠あるいは疲れやすい
- e．頭痛
- f．乗り物に酔いやすい
- g．起立試験脈圧狭小化 16 mmHg 以上
- h．同収縮期圧低下 21 mmHg 以上
- i．同脈拍数増加 1 分間 21 以上
- j．同立位心電図の TII の 0.2 mV 以上の減高その他の変化

判定
1．大症状 3 以上
2．大症状 2、小症状 1 以上
3．大症状 1、小症状 3 以上

基礎疾患を除外する

(OD 研究班, 1960)

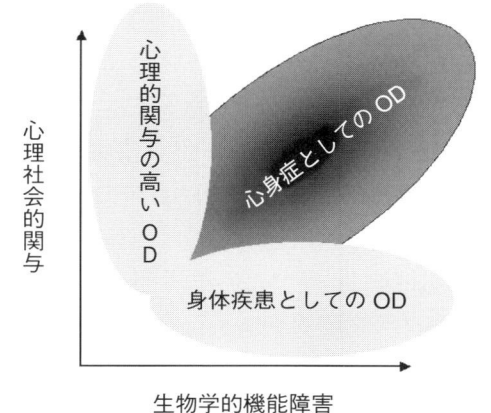

図 1. 心身医学的視点からみた起立性調節障害(OD)の理解

ODは、生物学的機能異常(からだ)と心理社会的関与(心)が、さまざまな程度に混ぜ合わされた幅広いスペクトラムからなる病態である。

(文献6)より引用)

❸ OD を診断する客観的な方法は何か？

OD には、起立による身体症状の増悪という特徴がある。しがたって起立動作や起立状態によって、脳や全身臓器への循環不全が生じていると考えられる (図2)。これを同

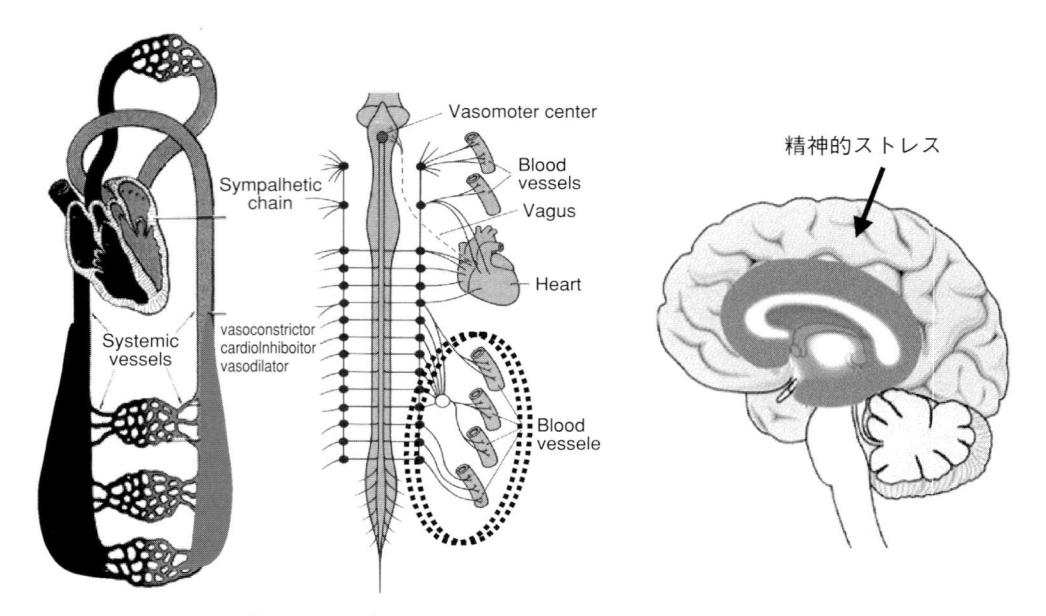

図 2. 起立による循環変動に対する中枢・末梢自律神経系調節機構
人は起立すると、下半身に血液が移動する。主に静脈系に血液貯留が起こるが、起立直後には細動脈も拡張し血圧が低下する。それを防ぐために自律神経が作動し、血管の収縮と心拍増加をもたらす。しかし、心理的ストレスが加わると、小児では自律神経中枢に抑制がかかり血圧低下を生ずると考えられる。

定すれば治療できるのであるが、厄介なことにOD症状は起立時血圧などの客観的指標と一致しにくい特徴がある。このためにODは「本当に病気ではなく不登校の前兆」といった見方をされることも多い。しかし、OD児をつぶさに観察する小児科医は、なんらかの身体機能調節異常があると思うようである。

▶非観血的連続血圧測定装置

▶Finapres起立試験法

▶起立直後性低血圧

▶体位性頻脈症候群

▶神経調節性失神

近年、ハイテク装置開発によって、一心拍ごとに心拍血圧変動測定を可能にした非観血的連続血圧測定装置(Finapres)が臨床応用されるようになった(図3)。われわれがFinapresを用いた起立血圧試験(Finapres起立試験法)をOD患者に実施したところ、起立直後に顕著な血圧低下と血圧回復遅延を伴う一群の患者を見い出した(図4-b)。同様の循環調節異常を有する症例が集積したので、起立直後性低血圧(instantaneous orthostatic hypotension；INOH)と命名して報告した[2]。さらに体位性頻脈症候群(postural orthostatic tachycardia syndrome；POTS)、神経調節性失神(NMS)などのサブタイプの存在も見い出した。検査の進歩によってOD症状を伴う子どもたちの身体機能を非侵襲的に正確に評価できるようになり、日常診療において大いに役立っている。

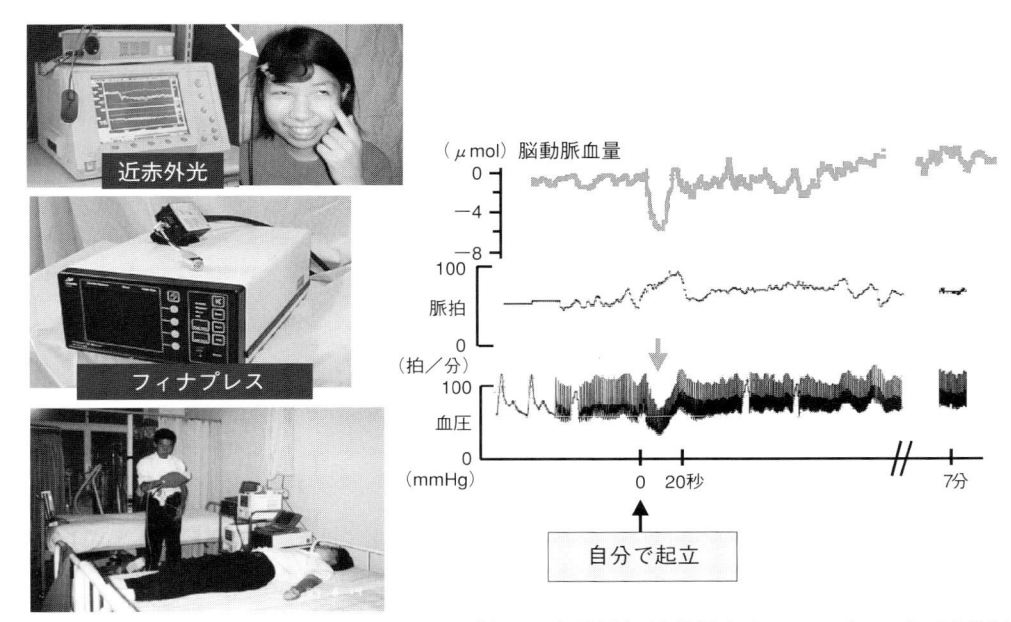

図 3. 大阪医科大学小児科における新しい自律神経機能検査（フィナプレス起立試験）
左上段から、近赤外光脳血液量測定装置（NIRS）、非観血的連続血圧測定装置、能動的起立試験。
右上段から、健常者の脳動脈血量、連続脈拍、連続血圧の臥位から能動的起立時におけるそれぞれの変動。

4 OD サブタイプの病態生理と診断基準（表2、図4）

現在のところ、次のタイプが報告されている。

●A．起立直後性低血圧
（instantaneous orthostatic hypotension；INOH[2]）

起立直後に一過性の強い血圧低下を認め、同時に眼前暗黒感などの強い立ちくらみを訴えるタイプである。ODの中で最も多い。軽症型と重症型がある。末梢血管交感神経活動の低下により細動脈の収縮不全がある。静脈系の収縮不全を伴うと、収縮期圧の低下、拡張期圧の上昇、脈圧の狭小化が生ずる。

●B．遷延性起立性低血圧
（delayed orthostatic hypotension）

起立直後の血圧反応は正常であるが、起立数分以後に血圧が徐々に下降し、起立失調症状の出現する。頻度は少ない。起立中の静脈還流低下による心拍出量減少に対する代償的な末梢血管支配交感神経活動上昇が不十分である。

●C．体位性頻脈症候群
（postural tachycardia syndrome；POTS）[3]

（A）や（B）のような起立中の血圧低下を伴わず、起立失調症状と起立時頻脈を認める。ODの12～13％を占める。起立中の腹部、下肢への血液貯留に対して、過剰な交

表 2．起立性調節障害サブタイプの診断基準

症状
　いずれのサブタイプも、全身倦怠感、立ちくらみ、失神発作、頭痛、食欲不振、気分不良、動悸、睡眠障害、朝起き不良などの起立失調症状が、3つ以上、1カ月以上持続する。また循環調節異常を生ずるような基礎疾患がない。

A．起立直後性低血圧の診断基準
　1）起立後血圧回復時間≧25秒、または血圧回復時間≧20秒＋起立直後血圧低下≧60％を満たす。
　2）起立3～7分後において収縮期血圧低下が基礎値の15％以上（または20 mmHg以上）を持続した場合を重症型（severe form）とし、そうでないものを軽症型（mild form）とする。

B．遷延性起立性低血圧の診断基準（案）
　起立直後の血圧変動は正常であるが、起立3～7分後において収縮期血圧低下が基礎値の15％以上（または20 mmHg以上）を持続する。

C．体位性頻脈症候群の診断基準（案）
　起立3～4分以後の心拍数≧115拍/分、または、起立時の心拍増加≧35拍/分。

D．神経調節性失神の診断基準（案）
　起立中に急激な血圧低下を伴う失神あるいは失神前状態を起こす。発作直前に心拍低下を伴うものと、伴わないものがある。

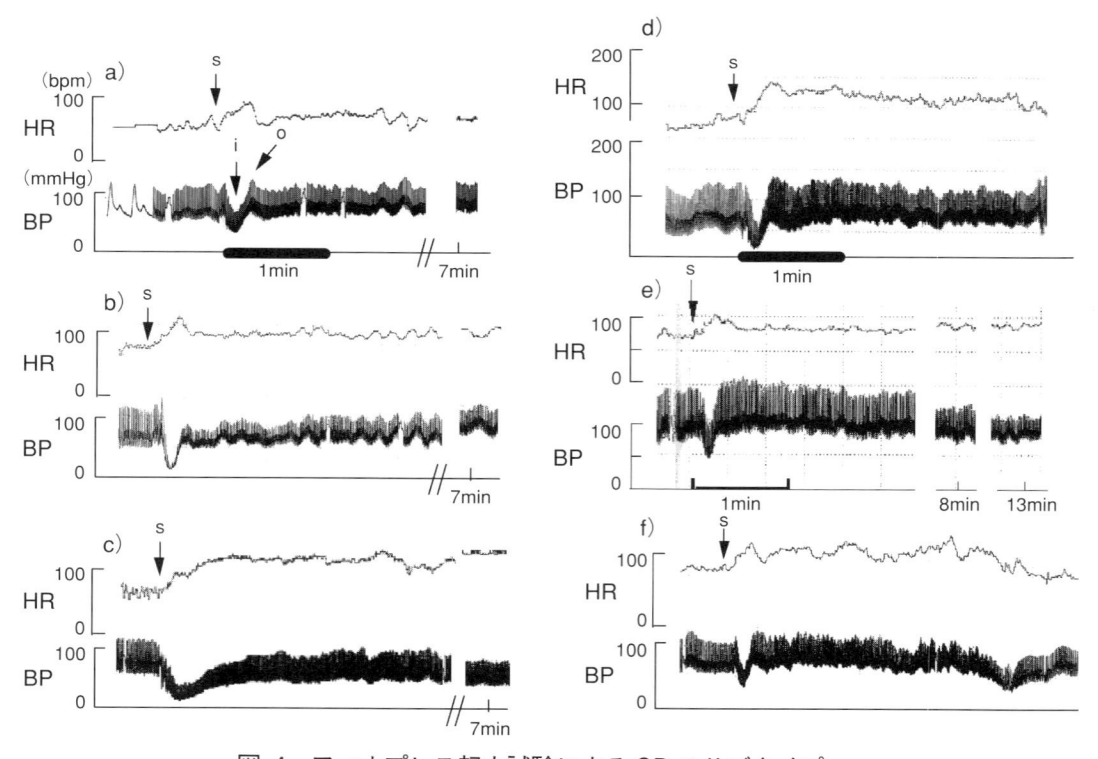

図 4．フィナプレス起立試験による OD のサブタイプ
　a）健常者、b）起立直後性低血圧（軽症型）、c）起立直後性低血圧（重症型）、d）体位性頻脈症候群、e）遷延性起立性低血圧、f）神経調節性失神。

感神経興奮[4]やエピネフリンの過剰分泌が生ずると考えられている。

●D. 神経調節性失神(neurally-mediated syncope；NMS)

起立中に突然に収縮期ならびに拡張期血圧低下と起立失調症状が出現、起立保持不能となり、失神あるいは失神前状態を生ずる。徐脈を生ずることもある(血管迷走神経性発作)。起立中の頻脈、静脈還流の低下により心臓が空打ち状態となり、その刺激で反射性に生ずるとされている。前3者の経過中に生ずることもある。

5 ODの脳循環は障害されているものが多い

▶autoregulation
▶近赤外光
▶非侵襲的脳組織血液量
▶酸素ヘモグロビン

脳はautoregulationによって一定の血液供給が維持されると考えらている。しかしODではそれが障害されている。近赤外光による非侵襲的脳組織血液量の測定の結果、起立直後から酸素ヘモグロビン(oxy-Hb)の低下が認められ、再臥位にはまた基礎値に復することがわかった(図5)。また起立後期の血圧回復時において、oxy-Hbの低下が持続するパラドキシカル現象がみられる。ODでは予想以上に強い脳循環調節異常を生じておりQOL低下の原因となる。

6 ODのQOLについて

ODは自律神経機能が悪いうえに脳や全身臓器への血液循環が悪いため、さまざまな身体症状、精神症状が出現し日常生活機能が著しく低下している。立ちくらみ、失

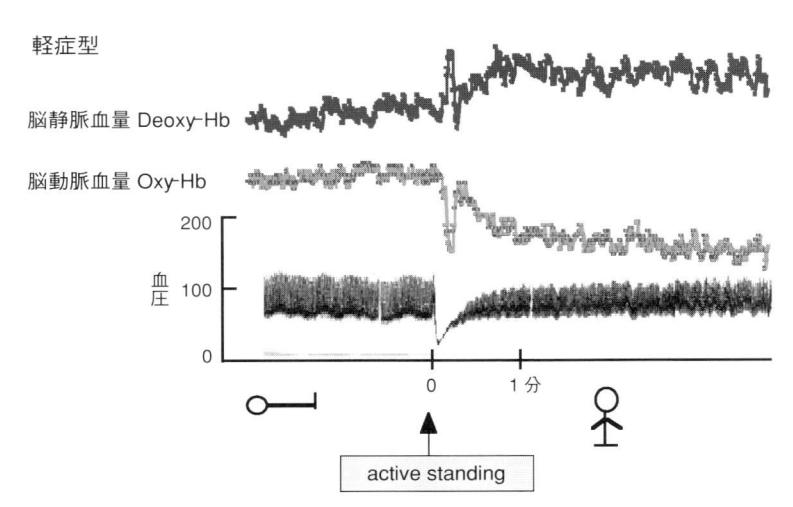

図 5. 起立直後性低血圧(INOH)患者の脳循環ならびに血圧
上から、deoxygenated hemoglobin(deoxy-Hb)、oxygenated hemoglobin(oxy-Hb)、連続血圧を示す。健常者では、起立直後の血圧やoxy-Hbに大きな低下は認めないが(図3)、INOHでは、oxy-Hbの低下が持続する。

神、全身倦怠感をはじめ、頭痛、朝起き不良も多く認められ、精神症状も伴っている。また INOH、POTS の 50〜60％ に不登校を伴っている。これらの症状をもつ子どもは、通常、小児科を受診するため、多くの小児科医は OD か不登校かその判断に苦慮することが多い。そこで次に、OD と不登校の関係について述べる。

7 不定愁訴-OD-不登校の関係

▶不定愁訴

　ODの子どもは、身体愁訴（不定愁訴）が1週間〜1カ月程度続き、あるいは体調不調のために学校を遅刻し、欠席しがちになってから受診する。専門病院に紹介された場合はもう少し悪化している。大阪医科大学小児科に受診したこのような時期の不定愁訴児228名について、身体的ならびに心理社会的の両面から心身医学的に検討した。器質的疾患は除外され、また過敏性腸症候群や発達障害が容易に診断できる場合も除外し、OD診断基準によって全例ODと診断された。フィナプレス起立試験を行ったところ、約20％がINOH、約10％がPOTS、NMSが1％であった。すなわち約30％（228名中68名）が明確なODであった。これらの症例では体循環不全や脳循環不全によって身体症状が出現していると考えられる。残りの約70％はフィナプレス起立試験では異常を認めなかった。すなわち、不定愁訴児の少なくとも3割は症状を説明しうる循環調節異常を伴っている。

　残りの7割はフィナプレス起立試験で身体異常はみつからないが、ODを伴わない慢性疲労児にも約半数に起立時の動脈血量の低下（NIRS測定）があると報告されていることから、現時点でも不定愁訴の子どもの約半数に、身体機能異常はあると思われる。

　また上述の228名のうち、初診後1年までに神経症的登校拒否と判断できた者は、83名（36％）であった。すなわち、不定愁訴児の約4割は、神経症的登校拒否と考えられる。ODとの関連でみると、OD68名のうち神経症的登校拒否は38名（56％）存在し、ODのない不定愁訴160名のうち神経症的登校拒否は45名（28％）であり、ODの子どもは神経症的登校拒否を2倍起こしやすい。すなわち、この両者の心身相関は密接であり、ODでは不登校を合併する危険が高くなるといえる。過去には、「ODの治療をして改善しなければ登校拒否を考える、ODの鑑別診断には登校拒否を考慮する」というように両者を区別した考え方もあったが、ODはその半数に神経症的登校拒否を合併する、というのが事実である。また合併例では身体機能障害だけでなく抑うつ状態や不安障害も強く、不登校児全体の復学率（文科省統計）の半分以下である。社会復帰の遅れが目立ち、予後がよいとは言い難いことがわかっている。これは成人の起立性低血圧の心身医学的成績とも通じるものがある[5]。

　ところで不定愁訴の約5割（228名中115名）はODはなく、神経症的登校拒否を生

じていない。これらの症例のうち、経験的には約半数程度が家族関係や友人関係のトラブルなど心理社会的背景が関与していると推定されるが、特殊な心理社会的介入（カウンセリングなどの心理療法）を行わなくても、一般外来診療で症状が消失ないし改善した一群である。敢えていえば、この不定愁訴は可逆的な一過性症状であり、特殊な心理療法を導入しなくてもアウトグローしていく比較的予後のよいタイプと考えられる。これは放置しておいても自然に治るという意味ではない。したがって外来診察において無意味な検査づけにならないように症状に合わせた適切な対応を行い、必ずよくなると保証しながら、保護者に受容の重要性を理解させる必要性がある。付け加えるならば、このような症例では、医師は気づかないかも知れないが、子どもの不定愁訴によって保護者が自らの養育態度を多少なりとも修正していることがあり、症状改善につながっていることもある。また一方で、成人しても日常生活は可能ながら自覚症状のある低血圧に進展する可能性もある。

　不定愁訴をODという切り口から俯瞰したが、生体リズム障害の視点からの整理も可能かもしれない。また軽度の発達障害、気管支喘息などのアレルギーの合併も存在するため、今後検討せねばならない。

　以上をまとめると次のようになる。

1．全不定愁訴児の約3割にODがあり、その半数に神経症的登校拒否を合併する。合併例は難治性であり社会復帰が遅れるので、しっかりとした全人的医療が必要となる。
2．不定愁訴を神経症的登校拒否の初期症状と解釈できるのは、全体の約4割である。
3．不定愁訴の約5割は、その原因がODではなく、かつまた神経症的登校拒否の初期症状でもない。家族関係や友人関係のトラブルなど心理社会的関与があっても可逆的な一過性症状であり、適切な対応を行えば予後の良いものである。しかし治療初期にはその予測は難しい。
4．いわゆるOD症状などの不定愁訴に対して、ODなどの身体機能異常を含めた新しい心身医学的診断・治療ガイドラインが必要である。

　以下にODと不登校の合併例を提示する。

●症例　14歳、女子（中学2年生）

【主訴】

　全身倦怠感、起立失調症状。兄、姉と違って生来より手のかからないおとなしい子であった。幼児小児期にはほとんど友だちができなかった。小学5年生時から不定愁訴のために欠席をすることがあり、母が叱責していた。中学1年生に症状悪化、欠席が増え、中学2年生から倦怠感・起立失調症状・息切れ・腹痛・入眠障害が強くなり、まったくの不登校となった。ODと不登校の正確な診断と治療方針決定の評価のため、

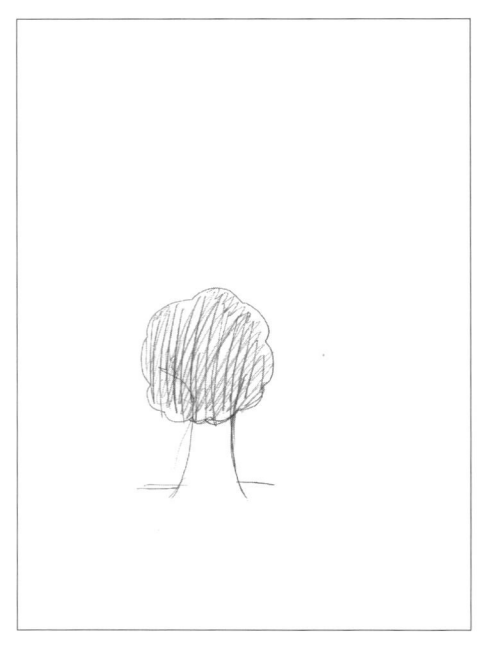

図 6. INOH 重症型を伴った不登校患児のバウムテスト
紙面に対して比較的小さく描写し、筆圧が弱いのが特徴的である。無力感、抑うつ的な自我を思わせるが、強迫性、攻撃性はみられない。

当科紹介入院となった。

【診断・治療】

　血液検査などの一般的検査では異常を認めず、前述の非観血的連続血圧測定装置（Finapres）を使用した起立試験にて INOH 重症型と診断された。本児においては起立時のノルアドレナリンの増加は正常範囲であり、交感神経活動が保たれていると考えられたことから、循環血漿量増加による身体機能改善を目的として1日3gの塩分摂取を通常食に加えて摂取した。起立後の血圧変動、脳動脈血量低下はやや改善されたが、不十分であったため昇圧剤の塩酸ミドドリン2mg1日2回を追加したところ、身体症状・機能とも改善した。

＜心理社会的背景＞

　心理テストは、Y-G テスト（E型）、SCT テスト、描画テスト［家族画テスト、バウムテスト（図6）］を実施した。学校生活調査ではいじめや友人とのトラブルが推測され、描画テストでは自己像が悪く不安が強く、家族への親近感が少ないと考えられた。心理面のサポートのためカウンセリングを試みたが、患児が不要と判断し中断した。退院後、紹介病院に通院。身体症状は軽減したが不登校は持続した。しかし入院によって母親が自らの養育態度に気づきを得て、患児の母への依存欲求が満たされたようであった。カウンセリングは行わず薬物治療を1年半続けた後、無処方となった。中学卒業後、現在は私学高校普通科に通学中である。

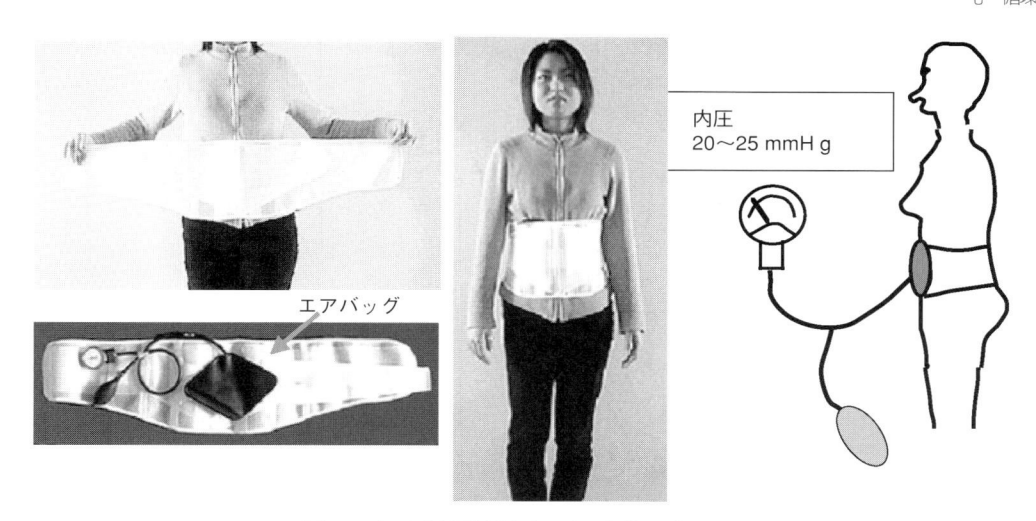

図 7. 起立性調節障害の治療装具（OD バンド）
脱着式の腹帯で加圧式エアバッグを内蔵する。20〜30 mmHg の適圧で腹部を圧迫することにより、内臓の血液プーリングを阻止することで血圧を維持する。

＜本症例の解説＞

　本症例は、INOH 重症型の OD と神経症的不登校の合併例である。不定愁訴が長期間持続していたが、初めのうちは OD として適切な対応がなされていなかった。心配した保護者が基幹病院小児科を受診し、担当小児科医が OD と不登校の評価の重要性を知っていたため、適切な対応を受けることができたケースである。

　INOH 重症型は通常、交感神経活動が低下しているが、本症例のように起立時ノルアドレナリンの増加が正常なものもある。この場合の原因として、循環血漿流量の低下と α 受容体感受性低下が考えられる。治療には食塩の補充とミドドリンなどの昇圧剤の併用が有用な場合がある。また、図 7 のような OD バンドが効果的である。

　OD などの身体症状のある思春期では型通りのカウンセリングは導入が難しい。したがって身体診察を中心に通院治療を行い、医師-患者関係を良好に保ちながら、患児を取り巻く環境調整を行うなど、継続的な治療を根気よく行う必要がある。治療の詳細は他書を参照されたい[6]。

（田中英高）

【文献】
1) 大国真彦：起立性調節障害．現代小児科学体系，10 D，中山書店，東京，p 397-407，1984．
2) Tanaka H, Yamaguchi H, Matsushima r, et al：Instantaneous orthostatic hypotension in Japanese children and adolescents；a new entity of orthostatic intolerance. Pediatr Res 46：691-696, 1999.
3) Schondorf R, Low PA：Idiopathic postural orthostatic tachycardia syndrome；an attenuated form of acute pandysautonomia? Neurology 43：132-137, 1993.

4) 内山　聖, 里方一郎, 相川　務, ほか：起立性調節障害小児における血漿カテコラミン濃度の動態. 日児誌 91：1327-1332, 1987.
5) 本多和雄：新・現代の起立性低血圧. 本多和雄, 稲光哲明(編), p132-143, 新興医学出版社, 東京, 2001.
6) 田中英高：起立性調節障害.「子どもの心の健康問題 ハンドブック」平成14年度厚生科学研究費補助金(子ども家庭総合研究事業)「小児心身症対策の推進に関する研究」班（班長・小林陽之助）（編）, p54-59, 2002.

CHAPTER 4

1　夜尿症

1 疾患概念

　夜尿症とは睡眠中に不随意に排尿し、5歳以上で少なくとも週に2回みられ、3カ月以上持続する場合をいう。外来には林間学校や修学旅行などの宿泊を伴う行事を心配して小学校3〜4年生で受診することが多い。

　米国精神医学会の精神疾患の診断・統計マニュアル DSM-IVでは、排泄障害として夜尿症、昼間遺尿症、遺糞症の3種が含まれている。これらのうち2種あるいは3種の疾患が併存してみられることがある。

2 疫学

　夜尿症の頻度[1,2]は、1カ月に1〜2回程度のものまで含めて、幼稚園で約15％、小学校低学年で10％、小学校高学年で5％前後となる。年齢からみると9〜10歳で急激に減少する。

3 病態生理・病態生化学・力動的解釈

▶覚醒障害
▶機能的膀胱容量の減少
▶睡眠中の抗利尿ホルモンの分泌不全

　夜尿症の病態の基礎には遺伝的要因が大きくかかわり[2]、病態生理としては、覚醒障害(膀胱が充満し排尿刺激が起こっても覚醒できない)、機能的膀胱容量の減少(朝まで膀胱に尿を保持できない)、睡眠中の抗利尿ホルモンの分泌不全(睡眠中の尿量が増加する)などが主なものであり[3,4]、一部の症例ではさらに習慣性多飲(日中の水分摂取量の増加)もみられる。

　また過去には、夜尿や昼間遺尿は初期幼児期への要求を満たすための退行であるという解釈、女児では尿は精液の象徴で遺尿は男性への無意識的な願望の現れであり、男児では遺尿は射精の象徴であり生殖能力に対する無意識的願望を満たしており、父親同一化の一型であるとする考えもあった。

115

4 臨床症状

▶夜尿の出現回数

夜尿の出現回数をみると、毎日夜尿がみられる場合、入眠後1～2時間で1回目の夜尿がみられて一夜に3回くらい夜尿がある場合から、入眠後3～4時間で1回目の夜尿があり2回目が早朝のもの、入眠後5～8時間で早朝に1回だけの場合など、夜尿回数や夜尿時刻はさまざまである。また毎日でない場合も、1週間に数回の夜尿から、1カ月に1～2回のものまでその頻度は多様である。

また夜尿症児の多くは自分で覚醒してトイレに行くことはほとんどない。しかし稀に通常は深夜に覚醒してトイレに行っているが、運動会の練習などの身体的疲労のために目覚めなくてそのときだけ夜尿になるという児もいる。

夜尿を主訴に受診した場合、問診でほかの排泄障害の有無を確認すると、量的に少ないものまで含めると昼間遺尿の併存が10～20％、遺糞をみることが5～10％ある。

5 検査

初診のあと、表1に示した項目を1週間母親に記載してもらう。記載項目としては、入眠時刻をまず記載する。その後夜間、通常は午前2時頃に覚醒させる。このとき記載する項目は、このときまでに夜尿があったか、立てるまでにどのくらい時間がかかったか、そのときに会話が可能かなどを確認して、トイレに連れて行き排尿させて尿量を測定する。朝目覚めたときには夜間覚醒させてから朝までに夜尿があったか、夜間覚醒したことの記憶はあるかを確認し、尿量を測定する。また夜尿時刻の確認のために、午前2時に既に夜尿があるようなら、午前1時、午前0時と覚醒させる時刻を早めていく。また2時に夜尿がみられなければ、午前3時、4時と時刻を遅くしていく。これでおおよその夜尿時刻を確定できる。

夜間に一度覚醒させて排尿して、それで夜尿がみられなければ、夜間と朝の尿量の

●コラム●

夜尿症児が受診したとき、夜間の尿量や覚醒障害の程度をみてもらうため、母親に1週間くらい深夜に覚醒させて排尿させ尿量を測定するようにしてもらっているが、この最初の2～3日のみ自分で目を覚ましてトイレに行ける子どもたちがいる。おそらく本人も気がつかないうちに軽い緊張がかかるため覚醒しやすくなっているのであろう。ただこのような緊張のための自発覚醒は長くても3～4日で消失する。

またほぼ毎日夜尿があっても、祖母の家に泊まったときだけは目覚めてトイレに行かなくても夜尿がない、あるいは旅行中は夜尿がないという場合もある。これはやはり早朝に1回だけの夜尿の児が、緊張のため膀胱容積が少し増えて覚醒まで尿を膀胱内に保持できたためであろう。

合計が一夜の尿量ということになる。また夜間覚醒させたときに立てるまでの時間は、夜尿症児では1～2分以上かかるものが多く、会話は多少できても部分的覚醒状態で明瞭な会話ではなく朝夜間覚醒したときの記憶はないことが多い。これは覚醒障害の水準を評価するための項目である。起こされたことを記憶している場合は、覚醒障害は軽度と考える。

表1．夜尿症の評価

```
1．夜間の検査
 (1) 入眠時刻
 (2) 夜間の覚醒時刻
    夜尿                    ＋ －
    立てるまでの時間            分
    会話が可能か             ＋ ± －
    尿量                      ml
 (3) 朝の覚醒時刻
    夜尿                    ＋ －
    夜間覚醒したことの記憶    ＋ －
    尿量                      ml
2．日中の検査
    我慢したときの尿量          ml
```

1週間、家族にこの表を記載してもらって、2回目の受診時には夜間尿と早朝尿の一部を持参してもらい、浸透圧を測定する。これで抗利尿ホルモンの分泌の状態を評価する。

また日中精一杯我慢して排尿したときの尿量を5回以上測定してもらう。これで機能的膀胱容量が確認できる。夜間の睡眠中は、この量の1.3倍から1.5倍の尿を保持できることが多い。

6 診断基準・鑑別診断

▶基礎疾患除外

DSM-IVの遺尿症の診断基準を表2に示した。DSM-IVでは、夜尿症と昼間遺尿症を含めて遺尿症という表現になっている。また日本夜尿症学会が示した基礎疾患除外のために必要なチェック項目を表3[5]に示した。

鑑別診断が大切なものとして、生来夜尿が持続している一次性夜尿症では、尿管異所開口や尿道狭窄などの腎泌尿器の器質的疾患、神経因性膀胱などの膀胱の機能的疾患、脊髄脂肪腫や二分脊椎などの脊髄疾患などがある。また1年以上夜尿がない時期がありその後再発した二次性夜尿症では、尿崩症や慢性腎不全などの尿量が増加する

表2．遺尿症の診断基準

A．ベッドまたは衣服の中への反復する排尿（不随意的であろうと意図的であろうと）。

B．この行動は臨床的に著しいものであり、週に2回の頻度で、少なくても連続して3カ月間起こり、または臨床的に明らかな苦痛、または社会的、学業的またはほかの重要な領域における機能の障害が存在することによって明らかとなる。

C．暦年例は少なくとも5歳、またはそれと同等の発達水準である。

D．この行動は利尿剤などの物資、または糖尿病、二分脊椎、痙攣性疾患などの一般身体疾患の直接の生理学的作用のみによるものではない。

表 3. 基礎疾患除外のために必要なチェック項目

			考えられる疾患
1.	家族歴	糖尿病 尿崩症 腎尿路疾患	糖尿病 尿崩症 腎尿路疾患
2.	発達歴	身体発育 歩行開始年齢 夜尿が一次性、二次性(1年以上夜尿が消失)	腎尿路疾患、尿崩症 脊髄疾患 神経症
3.	既往歴	尿路感染 生活環境の変化、成育歴 心因症状 てんかん 検尿異常	腎尿路疾患 神経症 神経症 てんかん 腎尿路疾患
4.	現病歴 (現症)	いびき、睡眠時無呼吸 便秘、遺糞 腰部皮膚異常 口渇、多飲 心因症状	睡眠時無呼吸症候群 脊髄疾患 脊髄疾患 糖尿病、尿崩症 神経症
5.	排尿状態の観察	排尿回数 排尿抑制時の腹痛 排尿後の再排尿 尿線異常 昼間遺尿(尿失禁) 　間断ない尿失禁 　年長児(10歳以上)の尿失禁	腎尿路、脊髄疾患 (尿管異所開口)
6.	基本的な検査	検尿(蛋白、糖、比重、沈渣、浸透圧) 起床時尿 ADH 測定 腹部超音波検査(腎臓、膀胱の形態、残尿の有無) 尿線観察 脊椎単純レントゲン写真	腎尿路疾患 尿崩症 腎尿路、脊髄疾患 腎尿路、脊髄疾患 脊髄疾患

(文献 5)より引用)

疾患、心因性多飲症や糖尿病などの水分摂取が増えるため多尿となる疾患などを鑑別する必要がある。

▶病型分類

病型分類については、欧米と日本での考え方の違いもあり統一されたものはないが、本邦では帆足が夜尿症を多量遺尿型、排尿機能未熟型、混合型の3種に分類して治療の方向づけを試みている。また相川は、まず多尿型と非多尿型に分け、さらにそれぞれを1回夜尿量が多量のものと少量のものに分類している。

7 初期対応・治療

家族は治療で夜尿がすぐに消失することを望んで受診しているが、受診する小児の多くは連日一夜に2回以上の夜尿があり、薬物療法を行ってもすぐに消失には結びつ

かないことが多い。家族にこのような治療の限界を最初によく説明しておくことが必要である。夜尿症児の母親からよく質問される項目と、われわれの回答の一部[6]を**表4**に示した。

1・宿泊を伴う学校行事への参加

受診する患児の家族の多くは、修学旅行や林間学校など宿泊を伴う学校行事への参加を心配して受診する。参加できないことで疎外感や劣等感をもつことが問題である。学校行事については、連日2回の夜尿がある場合でも、薬物を服用して付き添いの教師に夜間一度起こしてトイレに連れていってもらうことで、ほとんどの場合参加が可能になるので、不安なく参加できることをよく説明しておく。

2・日常生活での注意

日常生活の指導としては、夕食後の水分摂取量を減じるように説明する。可能なら就寝時刻の2時間前から水分を摂取しないように、特に就寝前1時間は水分摂取をがまんしてもらう。夜尿時刻が早朝であれば、これだけでも何日か夜尿のない日がみられることがある。ただ元来多飲傾向のある児では、厳しく水分を制限するとがまんできずに隠れて水道水を飲んだりすることもあるので、われわれの外来ではできる範囲で無理せずに減らしてみるように説明していた。また就寝前に入浴すること、寝具を暖めておくこと、電気毛布を使用することなども試みてもらう。

●コラム●　二次性夜尿症

二次性夜尿症は、1年以上夜尿のない時期があってその後再発したものであるが、厳密に1年以上夜尿がないという条件で考えると、われわれの300例以上の経験の中で極めて稀な症例のように思う。母親に問診すると、2年間夜尿がありませんという場合でも、詳細に確認すると冬の間は2〜3カ月に1回は少量の夜尿があったとか、時々は深夜に覚醒してトイレに行っていたなどという場合が多い。ただ2例のみ二次性夜尿症児の経験がある。いずれも学童期の女児であった。

1例は9歳の女児で、3年間の夜尿消失のあと反復性の頭痛や腹痛とともに1週間に1〜2回の夜尿とほぼ連日の昼間遺尿と稀に遺糞が出現した。この児は精神発達は正常であるが、排尿排便の自立がやや遅く、排便は5歳の前半、夜尿と昼間遺尿は6歳で消失していた。3人姉妹の中間子で家庭内の人間関係の問題が誘因になっていたと推定した。この例ではその問題が修復された時点で消失している。この児は幼児期より対人関係の問題があったようで、今になって考えると非定型的な広汎性発達障害であったように思う。

ほかの1例は10歳女児で、2年間の夜尿消失のあと再度連日の夜尿がみられるようになった。夜尿時刻は午前5〜6時の早朝であった。この児の場合、学校や家庭でも問題になるような出来事もなく、トリプタノール® 10 mgの服用を2週間続けたのち服薬を中止したが、その後夜尿は1カ月に1〜2回と著減した。何か抗利尿ホルモンを含む体内での内分泌的変化が関係していたのかも知れない。

表 4. 家族からの質問に対する回答

[Q.1] 夜尿があると、風邪をひきやすくなりますか？
A. 風邪をひきやすくはなりません。常識的には、濡れたままでいると風邪をひきそうに思うのですが、夜尿のお子さんたちをみていると、風邪をひきやすい子もそうでない子もいて、夜尿のないお子さんと変わりありません。

[Q.2] 1週間1回でも夜尿のない日がある子は、毎日ある子と比べて治りやすいと聞いたのですが本当ですか？
A. 本当です。一晩に2回くらい夜尿があるときは毎日夜尿がみられますが、一晩に1回になり、朝方だけの治り際の夜尿になってくると、1週間に1～2回夜尿のない日がみられるようになります。つまり治りぎわに近くなっているということです。

[Q.3] 夜中に起こした方がよいのか、よくないのか？ 何人かのお医者さんに聞くと、皆さん意見が違うのですが、どうすればよいのでしょう。
A. いろいろな考え方があると思いますが、基本的には起こさない方がよいと考えています。
　修学旅行などの宿泊を伴う学校行事とは違って、日常生活の中では「無理して起こす必要はない」と考えています。昔は多くのお医者さんが、夜中に起こしてトイレに連れて行くようにと説明したようですが、「目が覚めにくいこと」は遺伝性があり、夜尿の子どものお母さん方も目覚めにくいことが多いようです。お医者さんに言われて最初は起こしていても、そのうちくたびれてしまって起こさなくなることが多かったようです。今は自然におねしょが出るような状態の方が、膀胱の大きさが早く大きくなるという考えもあって、起こさないようにといわれることが多いようです。ただアメリカやヨーロッパの国では、ブザーで目を覚まさせる方法や夜中に起こしてトイレに連れて行くことが通常行われています。

[Q.4] 今までずっとおむつをしていたのですが、おむつをパンツに替えると治るといわれて、替えてみましたが治りません。
A. おむつをパンツに替えて治るのは、治りぎわのお子さんだけです。ほとんど毎日夜尿があっても、朝5時過ぎの早朝に1回だけの夜尿があるような、治りぎわのお子さんの場合、おむつをはずして眠ることで、本人も知らない間に軽い緊張がかかり、尿道の括約筋（おしっこを出したり止めたりする筋肉）がいつもより強く閉じて、今までより膀胱の中にたくさんのおしっこが溜められるようになるため、夜尿がなくなると考えられます。
　つまり、おむつをはずして治ってしまうお子さんは、毎日夜尿があったとしても治りぎわで、おむつをとらなくても、あと2～3カ月で自然に治るような状態だったと思われます。
　一晩に2回以上夜尿があるお子さんですと、おむつをはずした緊張で多少いつもより膀胱の中におしっこを多めに溜められたとしても、朝までは間に合わず夜尿が続いてしまいます。実際には大部分のお子さんはおむつをはずしただけでは治りません。

[Q.5] 一定の時刻に起こしてトイレに連れて行けば、そのうちいつも起きてトイレに行けるようになると聞きましたが、本当ですか？
A. 夜尿のあるお子さんは全員が「覚醒障害」があって目が覚めにくいので、実際には難しいと思います。しかし年齢が上がると「覚醒障害」は軽くなり、一定の時刻に起こさなくても、自然に目が覚めてトイレに行けるようになる場合もあります。

[Q.6] お薬か何かで、すぐに夜尿がなくなる方法はないのでしょうか？
A. 治りぎわに受診された一部のお子さんを除いては、残念ながら短期間の治療ですぐ夜尿がなくなるような方法はありません。時期が来るまで待つ必要があります。

[Q.7] 夜尿は治るのでしょうか？ 治るとすれば、何歳くらいで治るのでしょうか？
A. 小学校1年生のとき毎日夜尿のあるお子さんでも、中学生の終わりくらいまでには70％くらいが治っています。大人になるまでには、ほぼ100％治ります。

[Q.8] 夜尿があるために、子どもが卑屈にならないか心配です？
A. 小学校の低学年では男女ともそれほど気にしていないことが多いようですが、高学年になると気にする子どもが増えてきます。受診して、修学旅行や林間学校の参加に心配がないことを話すと、ずいぶん気分が楽になるようです。

これらの配慮で連日夜尿があっても早朝1回だけの場合や、1週間に何日か夜尿がない日がある場合は、回数が著減することもある。

3・治療

　小児科では薬物療法が主体で、三環系抗うつ薬、抗コリン薬(排尿障害治療薬)、抗利尿ホルモンなどを単剤であるいは組み合わせて使用する。しかし夜尿アラームによって夜間覚醒させることを推奨する意見もある。欧米ではこれが主流であるという。また排尿抑制訓練や行動療法を単独であるいは組み合わせて用いることもある。

　夜尿症治療の適応基準や治療法の選択[7]については、夜尿症研究の第8巻に、夜尿症の治療経験の豊富な4名の医師が意見を述べているので参考にされたい。この中では薬物療法を中心に治療を進める考えと、夜尿アラーム[8]で夜尿直後に覚醒させることを推奨する考えが併記されている。4名の意見[5]では、三環系抗うつ薬の適応については夜間尿量や機能的膀胱容量が比較的基準値に近いもの、あるいは軽症のものに使うという意見と、適応基準を設けていない場合もある。抗コリン剤については不安定膀胱や無抑制収縮などの膀胱機能異常をもつ夜尿症に使用する意見が多い。抗利尿ホルモンは、適応基準を夜間尿量ないし起床時の尿比重や浸透圧を用いるか、機能的膀胱容量を用いるか意見が分かれている。アラーム療法は第一選択として用いるという場合も、薬剤治療に抵抗するものを対象にするという考えもある。

・メモ1　日本では、夜間起こさないことが主流となっているが、あるアメリカでの長い生活から帰国した夜尿症児のお母さんは「ずいぶん、日本とアメリカでは考え方が違うのですね。何人かの小児科医におねしょのことを相談しましたが、アメリカでは多くの小児科医の方が夜中に起こすことを勧めていました」といっていた。医療にはこのように、国によって治療法や説明が違うことがある。

a．薬物治療

▶三環系抗うつ薬

　3種の三環系抗うつ薬の効果[8]はいずれも類似しているが、効果は塩酸クロミプラミン(アナフラニール®)、塩酸イミプラミン(トフラニール®)、塩酸アミトリプチリン(トリプタノール®)の順に効果が強い、膀胱容量が増大し尿をより長時間保持できたり、あるいは尿量を減少させたり、覚醒障害を軽減させて夜間起こしたときに覚醒しやすくなったり、稀に夜尿の前の自発覚醒を可能にしたりする。この1種を体重25Kg以下は10 mg錠を1錠、体重25 Kg以上では25 mg錠を1錠、就寝前に服用する。

　三環系抗うつ薬の有効率は40〜50%とされている。ただ中止後の再発も多く、投薬中夜尿が消失した児の80%が中止後再発するという。また副作用として食欲不振、悪心、嘔吐、不眠、眠気などがみられることがあり、稀には重篤な血液、肝障害や、てんかん発作の誘発、心毒性による死亡なども報告されているので注意が必要である。

▶抗コリン薬　　　抗コリン薬は、単独投与では夜尿への改善効果は不十分であるが、昼間遺尿を合併している例では有効である。また三環系抗うつ薬で効果が十分でないときにも併用されることがある。使用量としては、塩酸オキシブチニン（ポラキス®）を体重 25 Kg 以下では 2 mg 錠を 1 錠、体重 25 Kg 以上では 2 mg 錠を 2 錠追加して夕食後あるいは就寝前に服用する。あるいは塩酸プロピベリン（バップフォー®）を 10 mg 夕食後に服用する。

▶デスモプレシン　　　年長児でこれらの薬剤で効果がみられないときは、デスモプレシン鼻腔内投与を用いることもある。これは多尿型夜尿症に有効とされており[9]その場合最初は 1 回 5 μg、効果が十分でなければ 10〜15 μg を就寝前に使用する。

　　　夜尿回数が週に 1/2 日以下であれば、これらの薬物により夜尿を消失させられる可能性が高い。

　　　夜尿が連日みられても早朝の 4〜6 時であれば、薬物の服用中は夜尿を消失あるいは著減させられることが多い。ただ夜尿が午前 0 時から 2 時頃と早朝の 2 回認める場合は、薬物を服用して 1 回目の夜尿時刻が 3〜5 時と遅くなり、一夜に 1 回だけにすることは可能であるが、消失させることは難しい。しかし 2 回の夜尿が 1 回になれば、午前 1〜2 時に一度起こしてトイレに連れて行ってもらうことで、見かけの夜尿は消失させることができるため、宿泊行事への参加が可能になる。

　　　われわれの外来では、一夜に 2 回以上夜尿があり薬物を用いても覚醒排尿させなければ夜尿が消失しないような場合は、本来夜尿症の大部分は加齢とともに自然に治癒に向かうので、治療はすぐには開始せず 3〜6 カ月後に再評価するようにしていた。

　　　薬物治療で夜尿が消失するか否かは、薬剤の効果というよりも、睡眠覚醒機構、尿生成および排尿機構の発達レベルに由来する部分が多い。つまり夜尿が治りぎわに近いほど、薬物の効果がみられやすい。

・メモ 2　　　三環系抗うつ薬や抗コリン薬を使用するとき、2 週間服用して 1 週間休薬あるいは 1 週間服用して 1 週間休薬などとして、休薬期間を設けながら服薬を行うことが勧められている。確かに連続して服用していくと効果が落ちてくることがあるし、服薬期間と休薬期間の差を確認できるという利点もある。また本邦ではあまり問題になっていないが、三環系抗うつ薬の心毒性による死亡の危険性を減じるためにも有用であろう。

・メモ 3　　　現在「デスモプレシン・スプレー10 協和」が発売され、尿浸透圧あるいは尿比重の低下に伴う夜尿症に対して保険適応がある。

b．夜尿アラーム

▶夜尿アラーム　　　夜尿アラームは欧米では治癒率が高いことから第一選択として用いられている。作用機序としては、多くの症例で睡眠中の尿保持力が増大し、尿意覚醒をせずに朝まで

尿を保持できるようになる。尿意のため覚醒できるようになるわけではない。治癒率は 60〜80％であり、治療中止後の再発率は 15％という。ただ多くの場合ブザーが鳴っても本人は覚醒せず家族が起こす必要があるため、治療中断が 25％と多い。おそらく実際に起こすのは母親であろうが、本来覚醒障害は家族性があるため母親も覚醒しにくいことが多い。そのために中断率が高くなるのであろう。そのためこの治療の適応は患児も家族もこの治療法に意欲がある場合に適応になる。

▶排尿抑制訓練

● C．排尿抑制訓練

日中頻尿傾向のある例に試みる。尿意を感じたらできるだけ我慢してから排尿することにより膀胱容量を増加させる。実際に行ってみると長続きしない例が多いが、薬剤服用で嘔気などの副作用があるときや小学校高学年以上の例では試みる価値がある。機能的膀胱容量が 250〜300 ml になることを目標として行う。

・メモ 4

夜尿に昼間遺尿が併存することがある。その場合は夜間就寝前の服薬だけでなく、抗コリン薬あるいは三環系抗うつ薬のどちらかを朝食後にも服用させる。多くの症例ではまったく消失するか、消失しなくても下着が少し濡れる程度まで遺尿量が減少する。それで効果が十分でなければ他種の薬剤を併用する。夜尿のない昼間遺尿のみの症例では、まず朝食後のみ服薬して効果を確認し、十分でなければ夕食後も追加する。

服薬で学校では昼間遺尿が消失するが、学校からの帰り道あるいは家では遺尿が続く症例もある。われわれの外来では、量的に多くなければそれ以上の薬剤の増量はせず経過をみていくことが多い。

4．症例

【患者】 9 歳、男児
【発達歴】 正常
【家族歴】 父親と兄に夜尿の既往がある。
【現病歴】

生後より夜尿が持続し現在も毎日認められ、通常は夜 10 時頃に入眠したあと夜尿は 12 時から 1 時頃と明け方 4 時頃の 2 回みられる。

小学校 2 年生のとき、近くの小児科医からカウンセリングの外来を紹介され 1 年ほど通院したが、夜尿が改善しないため中断していた。そこでは母親の育て方が神経質だったのではないかといわれて、その後母親は養育態度に注意していたが、夜尿の改善はみられなかったという。その後別の小児科医から、おむつをしていると治らないからはずした方がよいといわれ、パンツで寝るようにしたが改善しなかった。また田舎の祖母から夜中に起こしたとき十分に目覚めさせないから治らないといわれ、時間をかけて起こすようにしてみたがこれも効果はなかった。

今回の受診は、4 カ月後に迫った夏の林間学校のことを心配して受診した。

夜尿の子どもが受診する場合、多くは宿泊を伴う学校行事やクラブ活動への参加を心配して受診する。

　この症例は一次性夜尿症であるが、夜尿は家族性があり遺伝的素因が大きいと考えられている。この症例でも父親と兄に夜尿の既往があった。

　受診時の評価では、覚醒障害は強く夜間起こすのに2～5分かかることが多く、トイレに行って排尿しても翌日の朝は記憶しておらず、機能的膀胱容量は100～120 mlと小さめで、夜中と早朝の尿浸透圧は900～1,000 mOsmと正常であった。

　治療としては、まず抗うつ薬を服用し夜尿時刻がどのくらい後ろにずれるかを確認した。この症例では塩酸イミプラミン10 mgの服用で夜尿は午前3～4時の1回のみとなったため、林間学校のときは深夜2時に先生に起こしてもらいトイレに連れて行ってもらうことにした。この対応で夜尿なく無事に過ごすことができた。

●コラム●　　原因不明の頻尿

　幼児期後半から学童期初期に原因不明の頻尿が起こることがある。ほとんどは誘因なく出現するが、稀に排尿をがまんしなくてはいけないような場面を経験したあとに起こることもある。頻尿時には尿意がしばしば数分おきに出現し頻回にトイレに行く。尿検査も異常はなく、排尿痛は伴わない。頻尿は通常覚醒時だけに出現し、外出前にみられやすい。日中頻尿がみられている時期にも、通常は睡眠中に覚醒してトイレに行くことはないが、稀に睡眠中に尿意で覚醒することもある。この症状は何も治療をしなくても、大部分は1カ月以内に消失する。しかしその後も稀に1～3週間ほど同様の頻尿をみることがあるが、通常は治療が必要になることはない。

　このような原因不明の頻尿の一般小児での頻度は不明である。われわれの外来での経験では、注意欠陥／多動性障害の小児では10～15％くらいにその既往がみられたが、その他の疾患では少なかったように思う。

　また頭痛、腹痛、嘔気などの自律神経症状を訴えて受診する小児の中に、少数例ではあるが短期間の頻尿を合併している場合があり、頻尿は心理的な対応をしているうちに消失するものが多かったように思う。しかし以前の報告の中には頻尿のために登校できなくなったという症例の記載もあるので、登校に不自由がないか問診で確認しておくことが必要であろう。

　今までの私の臨床経験の中で頻尿の小児に1例だけ薬剤を投与したことがあった。6歳の女児で突然頻尿になることがしばしばあり、登校はできているものの頻尿を心配して登校を渋るようになって紹介受診となった。受診時、自宅近くの中央線の荻窪駅からJRに乗って新宿の東京医大病院を受診したのだが、1駅ごとに電車を降りてトイレに行ったという。発達歴も問題なく頻尿以外には行動上の問題もなかった。

　回数が多かったのでクロルジアゼポキシドを処方し、2週間ほどで軽快した。振り返ってみると薬剤の効果があったのか、病院を受診して異常がないことを確認されて安心したためか、あるいは自然経過で消失したのか判定が難しいように思う。

　このような原因不明の頻尿は神経性頻尿とか心因性頻尿と表現されている。多くは正常発達の小児に一過性にみられる強迫的行動のように思えるが、治療の必要性という点からみると、無治療で家族の不安を除きながら経過をみて軽減消失するのを待ってよい場合から、なんらかの積極的対応や薬剤が必要な場合まで連続性があるように思う。

1夜に3回以上夜尿がある場合は薬剤を使用して1回覚醒させても、夜尿を消失させることは難しい。この場合は本人の意志を尊重して参加、不参加を決定している。参加するときにはおむつを持参して目立たぬよう着用したり、下着を重ねてはいてもらったりすることもある。

（星加明徳、松浦恵子、篠本雅人）

【文献】
1) 竹内政夫：夜尿症児の出現頻度．夜尿，黎明書房，名古屋，p 28-32，1992．
2) 高橋三郎，大野　裕，染矢俊幸（訳）：遺尿症．DSM-IV精神疾患の診断・統計マニュアル，p 122-124，医学書院，東京，1996．
3) 赤司俊二：夜尿症．小児内科 23：183-186，1991．
4) 帆足英一：排泄の異常．小児内科 20：53-56，1988．
5) 赤司俊二，相川　務，河内明宏，ほか：夜尿症診断・治療プロトコール；基礎疾患の除外と治療の標準化への考察．夜尿症研究 8：5-9，2003．
6) 星加明徳，宮本信也，生野照子，ほか：小児心身症についての調査，家庭・学校における対応マニュアル作成のための予備的調査と試作．厚生省心身障害研究，効果的な親子のメンタルケアに関する研究，平成8年度研究報告書，p 143-157．
7) 赤司俊二，相川務，河内明宏，ほか：夜尿症診断・治療プロトコール；基礎疾患の除外と治療の標準化への考察．夜尿症研究 8：5-9，2003．
8) 河内明宏，内藤泰行，三木恒治：夜尿症診断・治療プロトコール；夜尿アラームと三環系抗うつ薬．夜尿症研究 8：17-20，2003．
9) 相川　務：夜尿症診断・治療プロトコール；DDVAP治療の適応と治療方法について．夜尿症研究 8：11-16，2003．

2　遺糞症

1 疾患概念

遺糞症[1]は、4歳以上で無意識にあるいは意識的に下着や床に大便を漏らすものをいう。大便が臭うために周囲の子どもが気づきやすく、いじめの対象になることがある。

2 疫学

5歳の小児の1%が遺糞症をもっているとされ、男児が女児の5～6倍みられる。また健康幼児の排便の自立は、2～3歳で40%、3～4歳で70%、4～5歳で90%、5～6歳で96%という。

❸ 病態生理・病態生化学・力動的解釈

　本来排便は、直腸に便が貯留されると直腸壁が伸展され、それを壁の圧受容体が感知して中枢へ伝えて便意を感じて排便するという行動である。

▶便秘型

　しかし遺糞症の90％を占める便秘型では、直腸内に長く停滞して硬くなった大きな便塊により慢性的に直腸壁が伸展されいるために、圧受容体の感受性が低下して便意が感じられず、また直腸壁の収縮力も低下している。またそのために上部から腸管の蠕動運動により運ばれてきた軟らかい便が、大きな便塊の周囲から漏出して遺糞となる。

　さらに便排泄時の直腸と肛門の協調運動の障害、便秘で肛門裂傷を起こすことによる排便痛などの不安、居間から離れたところにある暗いトイレに対する恐怖感などがあれば、さらに遺糞が常習化する。

▶下痢軟便型

　下痢軟便型は遺糞症の10％程度を占めるが、これは大腸の水分吸収がなんらかの理由で障害され、また肛門括約筋の機能不全のために起こると考えられる。

　遺糞症の原因として、不十分で一貫しない排便のしつけや、排便の訓練をめぐる親子の葛藤が原因であるという考えがある。しかし遺糞症児と健康幼児との間に排便や排尿のしつけの開始時期に差がないこと、排便が自立している健康幼児の1/3の母親が、排便自立に向けた特別の対応をしていなかったという調査結果[2]などから、排便自立のために必ずしも積極的なしつけが必要ではなく、排便のしつけをきちんとしないことが、そのまま遺糞症にはつながらないという意見もある。

　小学校入学または弟や妹の誕生などが1つの要因となる場合があることから、退行現象の1つであるという考えもある。

　また遺糞症については、同じ排泄障害に含まれ、しばしば併存する遺尿症とは異なる特徴をもっている。つまり遺尿症のほとんどは不随意に起こり排泄機能の異常が主

●コラム●

　私の外来での経験では退行現象を認めたのは、トウレット障害の小児で顔面頸部に限局されていたチックが短期間で四肢にまで広がったとき、小学生で頭痛、腹痛、嘔気などの自律神経症状を訴えて学校に行きにくくなったときなどであったと思う。実際にみられる行動としては、お母さんの膝に乗りたがる、いつもお母さんのそばにいたがる、甘えてくるなどであるが、しばしば少しイライラしたり怒りっぽくもなっている。母親からみると「年齢が半分くらいになっている」という印象らしい。トウレットの小児では誘因がなくおそらくは自然経過の一部として起こり、自律神経症状を訴えて受診する小児では誘因らしい問題がみられることもある。いろいろな視点からの解釈が可能に思えるが、両者とも何か共通の変化、例えば脳内の神経伝達物質の変化が関連しているのではないかと考えている。

な問題であるが、遺糞症は便意をまったく感じなくなっている場合は少なく、つまり随意的な排便が多く排泄行動の異常が主たる問題[3]であるという考えもある。

4 臨床症状

便秘を伴う遺糞症では、便は軟便で形をなさず、便の漏れは持続的にみられて覚醒時も睡眠中も起こる。しかし1回の排便時には少量の便しか出ない。便秘がない場合は、便性は軟便のこともあるが、正常の形と硬さであることも多く、遺糞は間欠的である。便は目につきやすい場所で排泄されることがある。これは反抗挑戦性障害や行為障害の行動の問題と併存していることがある。

▶反抗挑戦性障害
▶行為障害

遺糞症はその経過から、乳児期から排便が自立していない一次性と、排便の自立が一時確立された期間がありその後遺糞が再現してきた二次性とに分類することもある。また遺糞のみられる小児の多くは、ほかの昼間遺尿や夜尿などの排泄障害を併存している。また少数ながら注意欠陥/多動性障害や広汎性発達障害の併存もみられる。また合併症として反復性の尿路感染を起こすことがあり、男児より女児で多いという。

▶注意欠陥/多動性障害
▶広汎性発達障害

5 診断基準・鑑別診断

DSM-IVの遺糞症の診断基準[1]を、表5に示した。DSM-IVでは、下位分類として便秘とそれに伴う漏便があるものと、便秘のないものとに分けられている。

またICD-10では遺糞症の原因として、排便訓練やそれにまつわる反応として起こる不適切な排便調節、反社会的行動の1つ、生理的便秘によるものの3種が記載されている。

▶巨大結腸症
▶甲状腺機能低下症
▶二分脊椎
▶クローン病

鑑別診断で最も重要なのは巨大結腸症である。巨大結腸症は重症であれば腸閉塞の症状で新生児期や乳児期早期に発見されるが、短分節の巨大結腸症であれば慢性の便秘が主たる症状のことがある。また甲状腺機能低下症も便秘をきたしやすい。そのほか二分脊椎やクローン病なども可能性を考えておく。

また便性については、軟便が毎日みられる場合でも便秘をしている可能性があるので腹部の触診は注意して行う。

表 5. 遺糞症の診断基準

A．不随意的であろうと意図的であろうと、不適切な場所(例：衣服または床)に大便を反復して出すこと。
B．それが少なくとも3カ月の間に、少なくとも月に1回ある。
C．暦年齢は少なくとも4歳、またはそれと同等の発達水準である。
D．この行動は、便秘に関する機転によるものを除き、物質(例：緩下剤)または一般身体疾患の直接的な生理学的作用のみによるものではない。

便秘による硬い便の排出時の痛みや出血の有無や、学校での排便を冷やかされたことがないかも聞いてみる。このようなことが排便に対する不安の原因になり、排便を避けるようになっていることがある。

遺糞があると臭いがすることから周囲の子どもも気づきやすく、いじめの対象になることがある。また親もその処理に手間がかかるためつい叱ってしまうことも多い。このため軽いうつ的な状態になり、頭痛、腹痛、嘔気などを訴えることがある。

・メモ5　遺糞を主訴として受診する小児は極めて少ないが、多動を訴えて受診し注意欠陥/多動性障害と診断される子どもの中で、時に少量の遺糞が幼児期から持続している場合がある。また一度排便が自立したあと出現する二次性の遺糞は、私の30年間の小児科医としての経験の中で1例のみである。

●コラム●
以前青梅街道の陸橋の上で便のかたまりをみたことがある。夜間でも人通りのある陸橋の上で排便するなどと信じられなかったが、DSM-IVの中に「便は目立つところに排出されることがある。通常これは反抗挑戦性障害または行為障害を合併しており…」という記載をみて納得がいった。

6 初期対応・治療

初期の対応や治療[4)5)]については、家族の不安を除去すること、便秘に対する食事指導、排便習慣の確立、学校で遺糞がある場合の具体的指導、便秘の治療、遺糞があることによるストレスから引き起こされる二次的な症状への対応などが主なものである。

家族には遺糞は稀なものではないこと、本来治癒率は高く年齢とともに消失していくことを十分説明して不安を除くようにする。またその原因としては排便のしつけや子育ての失敗によるものは少ないこと、多くは排便の機能の未熟性や、便秘そのものが原因になって起こっていること、叱っても治らないし二次的ストレスを与えてしまうことなどを説明する。

▶食事指導　便秘に対する指導として、食事では野菜など繊維の多いものを増やし、動物性脂肪の多い食物は減じるようにする。また排便の習慣をつけるため覚醒した直後に冷たい水やジュースを飲む、朝起きて身体を動かしたり体操をしたりするようにして、朝食後は排便がなくても便器に座っていきむ習慣をつける。またトイレが暗かったり寒過ぎたりしないように配慮してもらう。また学校で遺糞があったとき、下着を持ち帰るための臭いの漏れないビニールの袋を用意する。

また担任教師には遺糞について説明し、本人が気づいたら保健室など目立たないところで着替えさせてもらう、予備の下着を学校でもあずかってもらう、学校で排便を

したくなったときには職員用トイレを使わせてもらう、などについてお願いする。

▶グリセリン浣腸

便秘が強い場合には初期には毎朝50％グリセリン液30〜60 ml で浣腸を行い排便させ、直腸を空にすることで学校での遺糞の頻度を減少させることができる。また便

▶緩下剤

秘に対して緩下剤を使用するが、効果に個人差があるため少量から始めて徐々に適量まで増量していく。薬物療法としては、ピコスルファートナトリウム（ラキソベロン®シロップ）を就寝前に5滴から始めて、毎日排便がみられるようになるまで増量していく。またこれで排便の習慣がついたら1週間ごとに徐々に減量し中止していく。そのほか、テレミンソフト®坐薬1号（2 mg）であれば1回1個、1日1〜2回使用する。

▶心理的対応

少数例ではあるが遺糞症に対する心理的対応が必要な場合がある。二次性遺糞症の誘因になったと思われる家族間や学校での友だちとのトラブルやいじめなどがある場合や、一次性でも二次性でも遺糞があるために友だちからいじめられたりするため自己評価が低くなり、うつ的になって頭痛や腹痛を訴えるときや登校を渋るようになったときなど対応が必要になる。ただ遺糞はあっても無理なく登校できているのであれば、まずは排便を規則的に行うことから治療を開始する。

・メモ6

遺糞症の予後については比較的良好のようで、裴らの報告では11例中治療開始後2カ月以内に治癒したもの5例、4カ月以内1例で、ほかの5例は症状消失に11カ月以上を要したと報告している。また山中らは13例に対し治療を行い、5例が治癒、5例が軽快したという。

（星加明徳、河島尚志、岩坪秀樹）

【文献】

1) 高橋三郎, 大野　裕, 染谷俊幸：胃糞症. DSM-Ⅳ精神疾患の新案・統計マニュアル, p120-122, 医学書院, 東京, 1996.
2) 山中恵子, 鈴木　滋, 渋川典子, ほか：機能性遺糞症児13名の検討；対象児との比較を含めて. 日本小児科学会雑誌 92：369-373, 1988.
3) 宮本信也：遺糞症（心因性便秘）. 日本小児栄養消化器病学会雑誌 4：64-68, 1990.
4) 奥山眞紀子：遺糞症. 精神科治療学, 第16巻増刊号, p260-263, 2001.
5) 帆足英一：遺糞症. 小児疾患の処方と処置, p461-462, 医歯薬出版, 東京, 1993.
6) 裴恵蘭, 小林昭夫, 高木康雄, ほか：遺糞症13例の臨床的観察. 日本小児栄養消化器病学会雑誌 4：151-156, 1990.

CHAPTER 5

1 脱毛・抜毛

1 疾患概念

▶抜毛

▶円形性脱毛症

　子どもの頭髪が脱落する病態には、抜毛と脱毛がある。このうち抜毛(trichotillomania)は、自分の髪の毛を強迫的に抜くもので、神経性習癖の範疇と考えられる。脱毛は後天的に自然に毛髪が巣状に脱落するものであり、円形性脱毛症(alopecia areata)という。

　抜毛と円形性脱毛症は病態が異なっている。抜毛の多くに対しては心理治療が必要であるが、円形性脱毛症の場合は、心理的なアプローチを行う場合は治療というより症状による子どものストレスをより少なくする、という意味をもつ。

重要点 ……… 抜毛と円形性脱毛症は病態が異なる。

2 疫学

　抜毛は成人より小児に多い。小児の毛髪疾患の14%を占めたという報告もある。年長児では女性の割合が多いとされる。円形性脱毛症については、小児病院の皮膚科外来統計で、2～15歳の小児の3.3%にみられたという報告がある[1]。

3 病態生理・病態生化学・力動的解釈

1・抜毛

　神経性習癖として髪の毛を抜くことが強迫的に行われるとされる。村山は[2]年少児と年長児では病態に違いがあることを述べている。年少児では、生活上の変化(兄弟葛藤、母親の不在、学校での問題など)を契機として反応性に発症し、不安や緊張を和らげる手段として髪の毛を触ったり抜いたりすることが多い。年少児では比較的予後は良い。

　一方、年長児や成人例では単純な習癖というより精神病理が深い傾向がある。高度

な抜毛においてうつ病、境界型人格障害などの合併がみられることがある。力動的解釈としては、髪の毛が女性性の象徴であることから、女性性の否定、自分への罰、あるいは母子間の問題を背景とした病的な移行対象などの意味が抜毛にあるということもいわれている。

2・円形脱毛症

▶自己免疫

脱毛の起こる背景は多因子的である。脱毛増悪期の毛乳頭周囲および毛囊下方にTリンパ球が浸潤していることから、主な要因は自己免疫的な異常と考えられている。また、アトピー素因も関係する場合がある。心理社会的な要因も脱毛には関与すると考えられているが[3]、その病態の詳細はわかっていない。

4 臨床症状

抜毛の場合は境界の不明瞭な不完全脱毛巣が、手が届く範囲にみられ、再生毛がある。頭髪だけでなく眉毛、睫毛や、ぬいぐるみ、カーペットの毛などを抜くこともある。毛髪を食べて胃内に停滞する状態を胃毛石(trichobezoar)という。

抜毛に対する子どもの認識は、自分で抜いていることを本人が意識していてそのことを認める場合、意識しているが人前では認めようとしない場合、そして無意識に抜いていて抜毛について自分ではっきり話すことができない場合、がある。重症の場合は頭全体に及ぶものもある。発症の背景として、強迫的な人格傾向や感情の言語化の不良、環境要因として家庭や学校におけるストレス状況などがみられることが多い[2]。

一方、円形性脱毛症は、境界が明瞭な完全脱毛巣であり、脱毛部の皮膚はなめらかである。単発型と多発型がある。爪の異常(爪甲の点状陥凹)が本症の10~20%に合併する。

5 検査

上記の臨床所見により診断する。必要に応じて心理検査を行う。人格検査(Y-G性格検査、小児AN-EGOGRAM)、田研式親子関係診断検査などである。

6 診断基準・鑑別診断

前述の臨床所見から抜毛と円形脱毛症の鑑別診断は容易である。抜毛の場合、年長児では、精神疾患の発症、合併の有無に注意する。また、抜毛のほかにも種々の強迫症状があり、強迫神経症が疑われる場合は、精神科へのコンサルテーションが必要で

表 1．抜毛癖の診断基準

312.39　抜毛癖 Trichotillomania

A．繰り返し体毛を抜き、その結果、体毛の喪失が目立つようになる
B．体毛を抜く直前、またはその行動に抵抗しているときの緊張感の高まり
C．体毛を抜いているときの快感、満足、または解放感
D．その障害は、ほかの精神疾患ではうまく説明されないし、一般身体疾患(例：皮膚疾患)によるものでもない
E．その障害は、臨床的に著しい苦痛、または社会的、職業的、またはほかの重要な領域における機能の障害を引き起こしている

(文献4)より引用)

▶抜毛癖

ある。抜毛はDSM-IV-TRでは抜毛癖(312.39 Trichotillomania)と分類されている(表1)[4]。

円形脱毛症は自己免疫疾患やその他のアトピー性疾患と合併することがあるので注意が必要である。

7 初期対応・治療

1・初期の家族への説明

抜毛と診断した場合、まず家族には抜毛を叱らないようにしてもらう。また、円形性脱毛症の場合は自然に治癒することが多いので、ストレス状態が強くならないようにしながら経過をみることが多い。

2・家族からの質問に対する回答

Q：毛を抜くことを注意して止めさせた方がいいでしょうか？
A：叱って止めさせるのではなく、「手が頭にいってるよ」などと本人に自覚させてあげるような声のかけ方がいいでしょう。

Q：親が口うるさく育てたせいで円形脱毛症になったのでしょうか？　あるいは学校生活がストレスなのでしょうか？
A：円形脱毛症の原因は主にからだの免疫の働きの異常が関係するといわれています。特別に無理をしている様子がなければ生活は今までどおりでかまいません。

Q：(円形脱毛症のとき)シャンプーやリンスは使わない方がいいですか？
A：使ってかまいません。

3・心身医学の対象になる場合

抜毛の場合、子どもの年齢が低い、あるいはストレス状態が強く感情の表出が不良

表 2. 抜毛症の臨床類型と治療技法

臨床類型	特徴	治療技法
反応型	明らかな誘因の存在 移行現象としての特徴が明瞭 原則として乳幼児期の発症 治療への反応性はよい	親面接 遊戯療法 行動療法(反応妨害、オペラント)
神経症型	強迫性などの正確の偏倚 家庭内の持続的葛藤の存在 原則として学童期・前青年期の発症 治療には一定の期間がかかる 治療の枠は守れる	遊戯療法(箱庭など) 個人精神療法 親面接・場合によって家族療法 行動療法(ハビット・リハーサル、セルフ・モニタリング) 薬物療法も考慮(SSRI, clomipramine)
人格障害型	対人関係の著しい障害 自己破壊的な行動や関係念慮 片親の不在や家族内の精神疾患罹患 青年期前期以降の発症 治療は年単位で長期にわたる	構造化された個人精神療法(限界設定) 転移・逆転移の理解 行動療法(ハビット・リハーサル、セルフ・モニタリング、SST) 家族療法・親面接 薬物療法(SSRI、clomipramine、抗精神病薬) 時に入院治療も必要となる

(文献5)より引用)

▶行動療法

であると考えられる例は遊戯療法を行う。ある程度年長児で治療のモチベーションが高い場合は行動療法を行う。髪の毛を抜きたくなったときに、それをほかの代替行動に変える(反応妨害法)、また、頭の状態をデジタルカメラなどの画像に記録して子どもにフィードバックする、などの方法がある。森岡らは抜毛の臨床類型と治療の分類を試みている(表2)[5]。このうち小児科で扱えるのは、反応型と神経症型のうち軽症のものである。

円形性脱毛症の脱毛症状に対して心理治療が有効かどうかについて一定の見解はまだない。症状への不安や劣等感が特に強い場合には受容的なカウンセリングの必要がある。

注意点……… 円形脱毛症の原因が心理的ストレスのみであるという根拠は乏しいので、安易にストレスのせい、親子関係の問題などと説明するべきではない。

4 ▪ 薬物治療

抜毛に薬物を使用することは少ないが、SSRIが使用されることがある。

円形性脱毛症には、ステロイド、フロジン液などの外用薬が使用されることがあるが、実際には自然治癒と考えられる例が多い。皮膚科的には局所免疫療法、冷凍療法、ステロイド内服などが試みられる。

(汐田まどか)

【文献】

1) 佐々木りか子：円形脱毛症．小児内科 34：538-539，2002．
2) 村山隆志：抜毛症．小児内科 23：268-272，1991．
3) Arck PC, Handjiski B, Peters EM, et al：Stress inhibits hair growth in mice by induction of premature catagen development and deleterious perifollicular inflammatory events via neuropeptide substance P-dependent pathways. Am J Pathol 162：803-814, 2003.
4) American Psychiatric Association［高橋三郎，大野　裕，染谷俊幸（訳）：Quick reference to the diagnostic criteria from DSM-Ⅳ-TR. p 229, 2002］．
5) 生地　新，森岡由紀子：抜毛症．現代児童青年精神医学，山崎晃資，牛島定信，栗田　広（編），p 375-381，永井書店，大阪，2003．

CHAPTER 6

●● はじめに

アレルギー疾患は小児期慢性疾患の中で最も頻度の高い疾患群である。アレルギー疾患はその発症が乳幼児期であることから保護者の不安は大きく、このことが疾病や治療と相俟って子どもの成長・発達に影響を及ぼす可能性が高い。同時に日常生活に支障をきたす要因として極めて重要であり、患者および家族の Quality of life への配慮が必須の疾患でもある。

1 気管支喘息

1 疾患概念

▶気管支喘息
▶笛性喘鳴
▶呼吸困難

小児気管支喘息治療・管理ガイドライン2002[1)](以下、ガイドライン2002)によると小児気管支喘息(以下、喘息)は、「発作性に笛性喘鳴を伴う呼吸困難を繰り返す疾病であり、発生した呼吸困難は自然ないし治療により軽快、治癒する。その病理像は、気道の粘膜、筋層にわたる狭窄性病変と、持続性の炎症とそれに基づく組織変化からなるものと考えられている」と定義されている。喘息はアレルギー疾患としてだけでなく慢性呼吸器疾患として理解する必要がある。

▶アレルギー疾患
▶慢性呼吸器疾患

2 疫学

1・有症率

喘息の有症率はその診断を呼吸困難を伴うとした場合、小学学童で概ね5〜10％とされている。また、主として喘鳴で診断する場合には13〜14歳児を対象とした調査で13％という報告がある。近年、いずれのアレルギー疾患も増加傾向にあり気管支喘息も例外ではない。男女比は幼児期には1.5：1で男児に多いが、思春期には概ね1：1となる。

2・自然経過

小児喘息の約90％が幼児期に発症し、約70％が15歳頃までには寛解(無治療、無症

状の状態)に至るといわれている。しかし、軽微な症状(早朝の咳、軽度の運動誘発性の咳や喘鳴)を患者が喘息症状とは把握しないことも少なくない。実際に寛解に至る者はより少ない可能性がある。また、寛解は必ずしも治癒を意味せず、肺機能や気道過敏性が健常域にまで改善しない例はさらに多い。この点で5年間寛解にある者を臨床的治癒、さらに、肺機能検査、気道過敏性が健常者と同等に回復している場合を機能的治癒といい、区別する。

▶臨床的治癒
▶機能的治癒

3 病態生理

1・気管支喘息は気道の慢性炎症性疾患である

喘息の病態は以前は古典的なI型アレルギーとしてIgEと肥満細胞の関与が重視されていた。しかし近年では気道の慢性炎症性疾患であるとされ、慢性炎症には主としてリンパ球・好酸球系が関与すると考えられている。最近では好中球系の関与も重視されつつある。その発症は遺伝的要因(アレルギー素因と気道過敏性素因)と後天的な種々の環境要因(抗原、タバコなどの気道刺激物質、感染など)の相互作用によって規定される。喘息が慢性炎症性疾患であるという認識は喘息治療を大きく変えることにつながったため極めて重要である。

2・気道過敏性の亢進と組織変化

▶気道過敏性

気道の慢性炎症の結果気道過敏性が亢進し、原因抗原や非特異的刺激(タバコ、花火、排気ガス、気候、運動、情動など)に対して容易に気道狭窄を生じ、咳、喘鳴、呼吸困難といった症状をきたす。気道狭窄は急性には気管支平滑筋の収縮と気道分泌物の増加が関与するが、慢性に経過すると不可逆性の平滑筋の肥大と増殖、粘液腺の増殖、基底膜など気道結合織の増殖をきたす(気道のリモデリング)。このため最近では早期診断、早期治療の重要性が強調されている。

▶リモデリング

3・喘息増悪機序―多因子性疾患としての理解―

▶多因子性疾患

臨床的に喘息を捉えた場合、多因子性疾患であるという認識は極めて重要である(図1)[2]。すなわち、喘息を誘発する因子は1つではなく多因子が関与し、その総和が閾値を超えた場合に症状発現に至るということである。このような理解をすると、薬物治療と並行して行うべき検査や指導、個別に配慮せねばならない点がより明確になる。例えば、猫に対して強い反応性を有する患者が、家で猫を飼っている環境下では、たとえ直接接触はなくても薬物治療強化ではコントロールできず、猫がいなくなると急速に改善傾向を示すことがある。治療の原則は可能な限り増悪因子を除去回避するこ

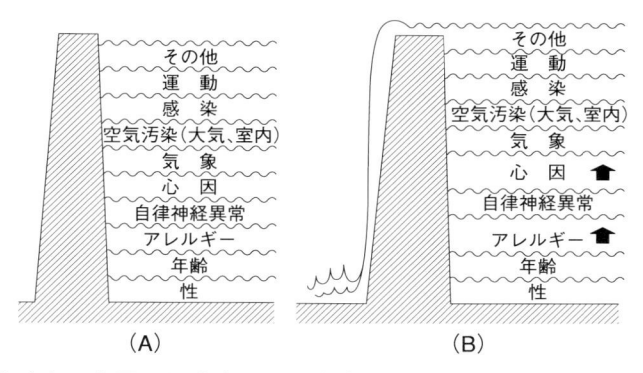

図 1．気管支喘息は多因子性疾患である（ダムの堤防と貯えられた水量の関係にたとえられる）

(A)の因子の1つまたはそれ以上の因子量が増加したときに、(B)のように閾値を超えて喘息が発症してくる。したがって発症（水位が堤防を超えて水があふれる）のみに目を奪われると、そのときに因子量が増加した因子にのみ発症の原因を求めることになるが、実際はその前に、閾値の近くにまで各因子量の合計が達していたこと（ダムの水位が高かったこと）をも重視して治療計画を立てなければならない。すなわち、各因子量の合計を十分少なくしておけば（ダムの水位を下げておけば）、少しくらいの因子量の増加があっても閾値を超えることはなく、喘息は発症しないのである。

とにあることを示している。

4 臨床症状

▶努力呼吸

咳、痰、喘鳴、呼吸困難が重要である。呼吸困難は主観的所見であるが陥没呼吸や肩呼吸、呼気の延長などの努力呼吸の有無で客観化できる。併発する症状として微熱、鼻汁が挙げられる。発作強度は（図3、142頁）を参照されたい。これらの症状には日内変動がみられることが多く、特に夜間から朝方にかけて増悪する。したがって外来診療時には既に理学的所見に異常を認めないばかりか呼吸機能も異常を認めないことさえあり、注意を要する。

比較的重症例では呼吸機能の低下と比して著しく自覚症状にかけることがある。このため努力呼吸の有無には十分な注意を払う必要がある。

5 検査

1・呼吸器学的検索

▶フローボリューム曲線

● a．肺機能検査（フローボリューム曲線）

非侵襲的検査であり、多少習熟の必要があるが小学生以上であれば、ほぼ全例で可

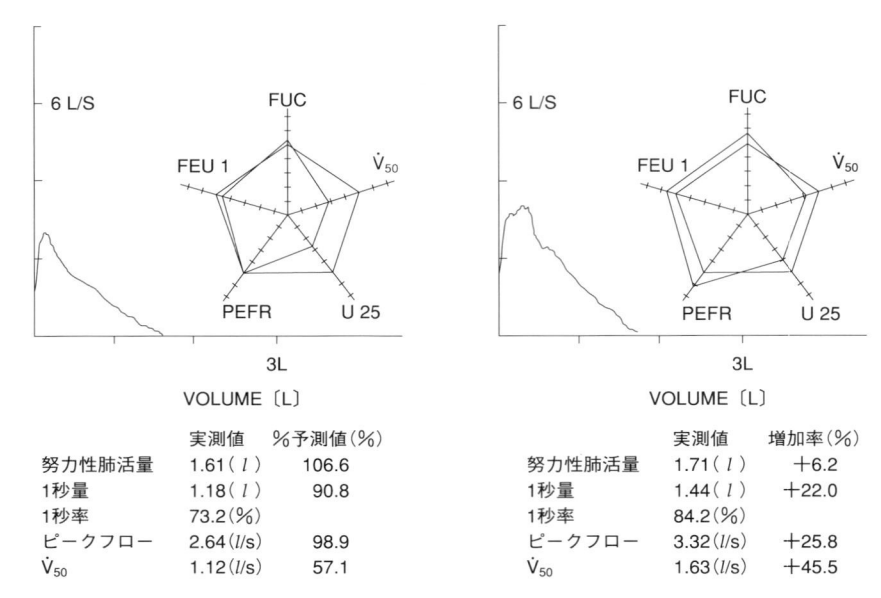

サルブタモール吸入前　　　　　　　　　　サルブタモール吸入後

	実測値	%予測値(%)
努力性肺活量	1.61 (l)	106.6
1秒量	1.18 (l)	90.8
1秒率	73.2 (%)	
ピークフロー	2.64 (l/s)	98.9
$\dot{V}_{50}$	1.12 (l/s)	57.1

	実測値	増加率(%)
努力性肺活量	1.71 (l)	＋6.2
1秒量	1.44 (l)	＋22.0
1秒率	84.2 (%)	
ピークフロー	3.32 (l/s)	＋25.8
$\dot{V}_{50}$	1.63 (l/s)	＋45.5

図 2. 症例(7歳、男子)のサルブタモール吸入前後の呼吸機能(身長 119.5 cm)
呼吸機能は非発作時であっても1秒率が 73.2％と低く、末梢気道の指標である $\dot{V}_{50}$、$\dot{V}_{25}$ が相対的に低い末梢気道閉塞性パターンである。サルブタモール吸入後1秒量は 22.0％増加し $\dot{V}_{50}$ も 45.5％増加した。一方努力性肺活量は大きな変化を示していない。

能である。喘息では非発作時にも閉塞性変化を示すことが多く、重症になるほど顕著である。また、気管支拡張薬吸入前後の変化をみることでさらなる情報が得られる(図2)。特に自覚症状に乏しい患者の場合には、実際の気道狭窄との間の解離が確認でき重要である。肺機能検査の詳細は省く。

▶ピークフロー
(PEF)モニター

●b. ピークフロー(PEF)モニター
　喘息症状は日内変動があるため、受診時の診察だけでは過少診断に陥る危険性がある。喘息患者の肺機能は一般に起床時に最も低値となることが多く、簡易 PEF メーターを用いた PEF モニターによって確かめられる。

重要項目 ………患者家族の訴えが、時として医療者には過剰と感じられることから心理的側面を疑われることも少なくなく、このような過ちを犯さないためにも必要な検査である。

●c. 胸部レントゲン検査
　喘息症状が慢性に経過している場合には過膨張肺の所見が得られる。肺炎などの感染症や無気肺などの合併症の検索や鑑別診断を行っていくうえでも重要である。

●d. その他
　専門機関では重症度の判断のために気道過敏性テストを行うことがある。アセチル

コリンやヒスタミンの吸入誘発テストがこれにあたる。既に標準化されているので詳細は成書を参照されたい。また、自転車エルゴメーターによる運動誘発性喘息テスト（EIA）も気道過敏性テストである。EIAは比較的強度の運動負荷をかけるため施行時にはより注意を要するが、運動という小児の成長発達に極めて重要な要素をそのまま負荷するという点で日常での症状発現をより直接的に確認できるというメリットもある。

▶運動誘発性喘息テスト

2・アレルギー学的検索

小児喘息では80〜90％にアレルギー素因を有することが知られており、環境整備を軸とした生活指導を行ううえでアレルギー検査は欠かすことができない。血液検査では血清総IgE値、抗原特異的IgE抗体価、可能であればプリックテストやスクラッチテストといった皮膚テストを行う。陽性の頻度が高い抗原としてダニ、動物（特に皮屑）、花粉が、また、反応が強度である可能性からソバ抗原が重要である。食物の関与は必ずしも高くはない。皮膚テストは比較的安価でかつ結果がその場でわかり、患者家族への説得力があるという利点がある。また末梢血白血球中の好酸球の割合、絶対数は重症度やアレルゲンへの反応性を反映すると考えられ行うべき検査である。

▶プリックテスト
▶スクラッチテスト

6 診断基準・鑑別診断

喘息発作で受診した場合の診断は理学的所見で呼気性の乾性ラ音（湿性ラ音のこともある）や努力呼吸、これらが気管支拡張薬吸入で改善することから診断は比較的容易である。全年齢を通して気管支炎、肺炎などの下気道疾患との鑑別を要することが最も多い。また、非発作時であっても反復する喘鳴、呼吸困難を確認できれば診断に迷うことはほとんどない。フローボリューム曲線で閉塞性変化を確認し、気管支拡張薬吸入にて改善するならより確実である。

（注意点）………成人では閉塞性変化を1秒率70％未満でとっているが小児での明確な設定はない。われわれは80％未満は閉塞性ととるべきと考えている。末梢気道の指標となる$\dot{V}_{50}$がFVC（努力性肺活量）やFEV₁（1秒量）と比べて相対的に低値をとっている場合も閉塞性ととらえてよい。

a．乳幼児での特記事項

RSウイルスによる細気管支炎との鑑別が問題になることがあるが実際には困難であり、RSウイルス感染で喘息自体が増悪をきたす場合も少なくない。また、鼻炎、副鼻腔炎との鑑別が紛らわしいことが意外と多い。また、先天性疾患（大血管奇形、先天性心疾患、気管気管支軟骨形成異常など）や、気管への誤嚥との鑑別が必要となることもあるが頻度は少ない。

▶RSウイルス
▶鼻炎
▶副鼻腔炎

> コ ツ ……… 後鼻漏を認めた場合には、問診を詳細に取り直すとよい。鼻症状の場合には、ゼロゼロ、ジリジリと表現される「喘鳴」が湿性の咳によって「痰が切れるとしばらくは症状が軽減する」と表現されることで喘息とある程度の鑑別ができる。

▶後鼻漏

b．学童以上の特記事項

▶心因性咳
▶過換気症候群
▶vocal cord dysfunction

心因性咳や過換気症候群、vocal cord dysfunction との鑑別を要することがある。心因性咳や過換気症候群の詳細は 3-2「呼吸器系」を参照頂きたいが、これらはいずれも覚醒中に生じることが多く、一旦寝てしまえば落ち着くことが多い。

・メモ1　vocal cord dysfunction は無意識に喉頭部に狭窄を生じることで喘鳴や呼吸困難を生じる疾患である。喘鳴は呼気性にも吸気性にも生じうる。有症状時に耳鼻科的に喉頭ファイバーで器質的異常を伴わない狭窄を確認できれば確定するが、実際には頸部に最強点を有する喘鳴であることなどの臨床症状から判断することが多い。過換気症候群や喘息を合併することもあるが、なんらかの心理社会的背景を認めることが多く、呼吸理学療法的なリラクゼーション（例えば hold and relax：両肩を力を入れて持ち上げた状態で2〜3秒息を止めさせた後に脱力させる方法）で一時的には改善が得られる。また呼吸機能は拘束性に傾くことはあっても末梢閉塞パターンにはならない。

7 初期対応・治療

1・家族への説明

　喘息発作で受診した場合には、発作強度を判断し発作軽減を優先する。症状が軽減してくるまでは、病態の説明は最低限にとどめるべきである（例：気道狭窄から呼吸困難に陥っている）。症状が軽快した後に慢性疾患であり定期的な通院が必要性であること、必要な検査などを説明する。喘息コントロールが不良であるため精査、治療を目的に受診した場合には、患者家族の理解をまず把握したうえで病態、自然経過、治療計画などを説明する。

> コ ツ ……… 発作時には陥没呼吸や、肩呼吸など簡単に把握できる所見を保護者に示し、治療によってどのように改善するかをともに確認すると今後の病状把握に役立つ。

2・家族からの質問に対する回答

　i）**喘息は治るのか**：一般的な自然経過を説明する。発作の症状軽快と喘息治癒とは異なること、症状の改善は年単位で確認する必要のあることを説明する。

　ii）**ダニが原因か**：多因子性疾患であること、原因は個々人で異なりアレルギー検査などで確認していく必要がある。

　iii）**精神的なものか**：あくまで身体疾患であり、気道狭窄により症状をきたしている。精神的なものがきっかけとなることはあるがそれがすべてではない。また、呼吸

苦にある子どもに対して、"君の症状は精神的なもので起こっている"といった話はすべきでない。

　　iv）ステロイド薬について：全身性ステロイド投与と吸入ステロイド薬では副作用はまったく異なる。吸入ステロイド薬は通常量を正しく使用すれば大きな副作用は心配しなくてよい。

3 ▪ 心身医療の対象になる場合

　ガイドライン2002によると、心因の関与を疑う場合として次の4点を挙げている。

1．心理的ストレス状態(叱られたとき、困ったときなど)で発作が誘発される。
2．一般に有効と思われる治療法で十分な効果が得られない。
3．医療スタッフの指示に従わない。決められたように薬を使用しなかったり、頓用薬を乱用する。必ずしも意識的な拒否とは限らないことに留意すべきである。
4．入院中に試験的に外泊させると、発作で戻ってくる。退院が近づくと発作が起こる。

　しかし、心身医療を広義にとらえるならば、より多くの患者が対象となる。喘息は呼吸困難を反復する疾患であり、また発症が幼児期であることから患児の健全な発達の障害となったり、家族の生活への予期せぬ影響が少なくないからである。学童以上で治療不足で頻回に発作をきたす場合には、学校生活に支障をきたし自信を失ってしまう結果になることも少なくない。この点で単にその時点の症状の軽減にだけ努めるのではなく、長期の治療計画を立て、同時に患者家族の生活背景に配慮した治療が望まれるのである。そしてこのような対応こそが後の心身症的側面の強い難治化を予防することにもつながる。

　なお、喘息による学習空白からではなく知的な遅れが学校現場でのストレスとなっていることがある。軽度の精神遅滞や学習障害は教育現場でも気づかれないことも多く注意を要することがある。

4 ▪ 薬物療法(図3)

▶ β_2刺激薬吸入
▶ SpO$_2$
▶ アミノフィリン点滴

　急性発作時にはβ_2刺激薬吸入(ベネトリン吸入液®、メプチン吸入液®)がまず用いられる。自覚症状の消失はもちろんであるが、PEFメーターやSpO$_2$(パルスオキシメーター表示酸素飽和度)といった客観的指標も併せて改善を確認する。改善が十分でなければ20～30分間の間隔で3～4回吸入を反復できる。アミノフィリン点滴負荷も行われるが、血中濃度を適切に管理せねばならない。表1にアミノフィリン投与量の目安を示す。しかし、有効濃度域でも頭痛や嘔気をきたすこともあり、さらに発熱を合併した乳幼児では痙攣誘発・遷延が危惧されており注意を要する。SpO$_2$が94％未満

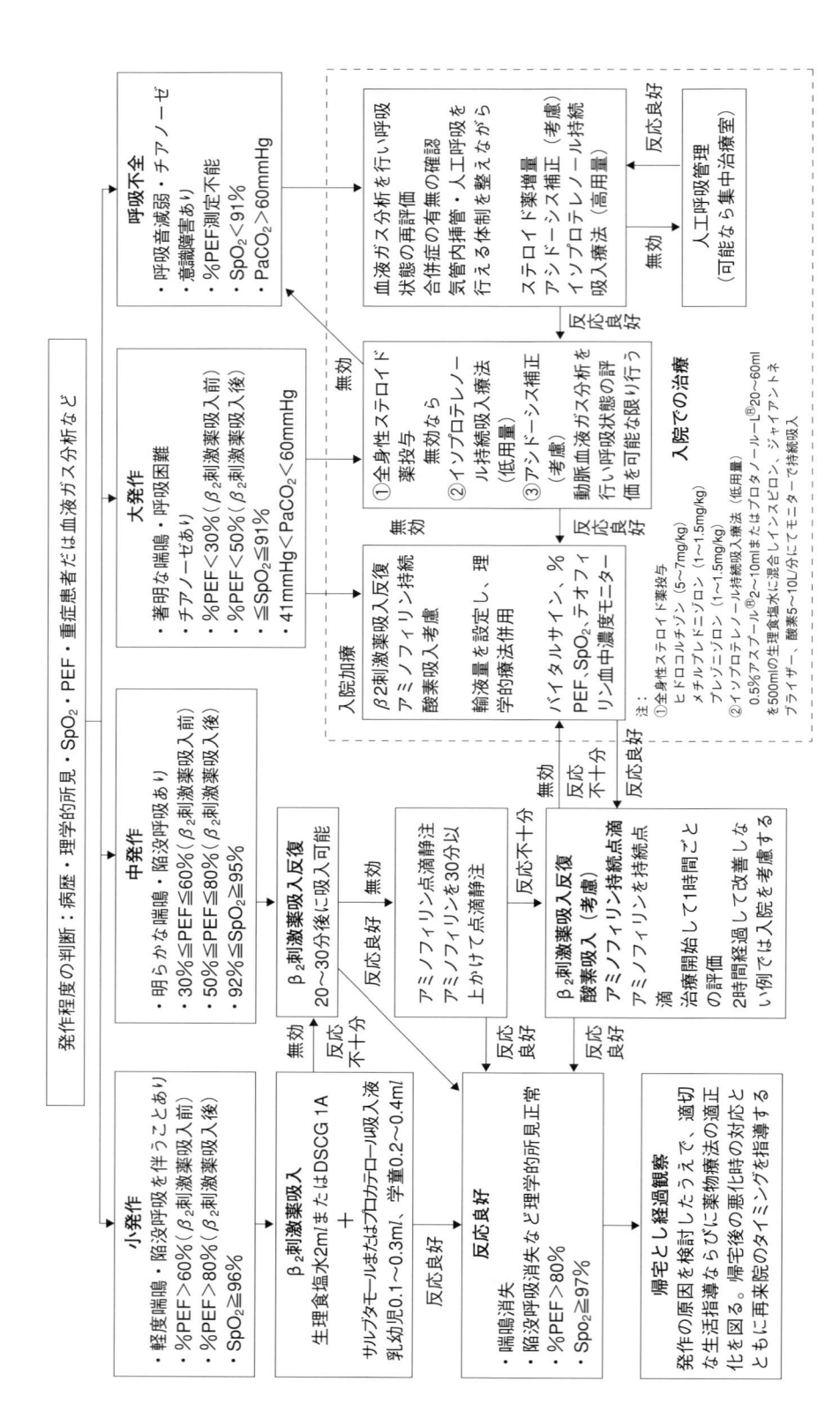

図 3. 小児喘息の急性発作に対する医療機関での対応

表 1. 喘息発作時のアミノフィリン投与量の目安（テオフィリン血中濃度不明な時）

	年齢（歳）	投与量	
		初期投与（mg/kg）	維持量（mg/kg/時）
あらかじめ経口投与されていない場合	2〜15	4〜6	0.8〜1.0
	15以上	4〜6	0.6〜0.8
あらかじめ経口投与されている場合	2〜15	3〜4	0.8〜1.0
	15以上	3〜4	0.6〜0.8

表 2. 小児気管支喘息の治療目標

1. （軽い）スポーツも含め日常生活を普通に行う
2. 昼夜を通じて症状がない
3. β_2刺激薬の頓用が減少、または必要がない
4. 学校を欠席しない
5. 肺機能がほぼ正常
6. PEFが安定している

であれば酸素投与を並行して行う。ステロイド薬を経口や静注で用いることもあるがその効果発現には4〜6時間を要し、即効性は期待できない。ガイドライン2002では入院治療での使用を原則としている。外来治療で軽減しない場合には入院治療に移行する。

慢性期管理での治療目標を**表2**に示す。治療は患者家族の適切な病態理解のもとになされ、また患者家族の治療に対する期待に見合い、満足されるものであることが理想である。このことはまさしく喘息治療が心身医療である必要性を物語っている。慢性期管理では発作の誘因となるアレルゲンやタバコや線香、花火といった刺激臭を伴う煙の除去が原則であり、さらに必要であれば予防薬を用いる。治療の組み立てはガイドライン2002に詳しい。図4に幼児の長期管理に関する薬物療法プランを示すが、学童以上ではステップ2から吸入ステロイド薬が第一選択となり、ベクロメサゾン（BDP：アルデシン®、ベコタイド®）換算で800μg/日以上を必要とする場合に専門医の管理が必要となっている。慢性期管理で重要なことは喘息増悪を予防するコントローラー（主として抗炎症作用を有する薬剤：吸入ステロイド薬、ロイコトリエン受容体拮抗薬、DSCG吸入など）と、増悪時に原則短期に用いるレリーバー（主として気管支拡張作用を有する薬剤：β_2刺激薬など）との区別を明確にすることである。患者家族にとってレリーバーはその効果を実感しやすいのに対し、コントローラーは即効性がなく、吸入薬の場合には服用にある程度の技術を要する。さらに長期に使用するためしばしば服用が不規則となる。コントローラーが慢性炎症を治癒させるというデータはないが、病状が不安定な期間が長引くほどリモデリングは進行するため、その適切な使用法と、必要性の確認は繰り返し行う必要がある。

▶吸入ステロイド薬

▶コントローラー

▶レリーバー

ステップ1 間欠型	ステップ2 軽症持続型	ステップ3 中等症持続型	ステップ4 重症持続型
発作に応じた薬物療法 抗アレルギー薬（考慮）	以下のいずれか、あるいは併用 ・経口抗アレルギー薬*1 ・DSCG＋β₂刺激薬（1日2回吸入） ・テオフィリン除放製剤*2 ・吸入ステロイド薬（考慮）*3（BDP換算〜200μg/日）	・吸入ステロイド*3（BDP換算200〜300μg/日） 以下のいずれか併用（考慮） ・経口抗アレルギー薬*1 ・DSCG＋β₂刺激薬（1日2回吸入） ・テオフィリン除放製剤*2 就寝前β₂刺激薬（貼付・経口）	・吸入ステロイド*3*5（BDP換算300〜600μg/日） 以下のいずれか併用考慮 ・ロイコトリエン受容体拮抗薬 ・DSCG＋β₂刺激薬（1日2回吸入） ・テオフィリン除放製剤*2 就寝前β2刺激薬（貼付・経口）*4

*1 経口抗アレルギー薬：化学伝達物質遊離抑制薬、ヒスタミンH₁拮抗薬、吸入ロイコトリエン受容体拮抗薬、Th2サイトカイン阻害薬を含む
*2 テオフィリン除放製剤の使用にあたっては、けいれん、その他の副作用に注意する
*3 BDP（プロピオリン酸ベクロメタゾン）はマスク付吸入補助具を用いて吸入する。吸入ステロイド薬の力価はCFC-BDP換算とする
*4 β₂刺激薬に関しては咳嗽、喘鳴などの症状が改善したら中止する
*5 ステップ4の治療で症状のコントロールができないものについては、専門医の管理のもとで経口ステロイド薬の投与を含む治療を行う

図 4．小児気管支喘息の長期管理に関する薬物療法プラン（幼児2歳〜5歳）

8 症例

●9歳、男児（中等症）

2歳頃気管支喘息を発症し、(DSCG液＋β₂刺激薬)定期吸入でコントロールは良好であった。学校へは喘息であることは報告していたのだが、学校生活内（マラソン）で初めて呼吸困難を伴う比較的強度の発作をきたしたときに教員が驚き、その後体育の参加に制限が加えられるようになった。この頃より喘息発作が次第に増えて欠席がちになり、発作のない日も何かと登校を渋るようになった。PEFモニターで朝の値が最良値の80％と多少コントロール不良であることがわかり、吸入ステロイドで治療強化を図った。学校とは保護者同席で、喘息児への対応、特に運動前の準備体操と、強度の運動時には無理に頑張らせないこと、症状発現時の対処（頓用薬内服、保護者への連絡）について話し合った。喘息がコントロールされたことに加え、もともとクラス内での人間関係もよく、児童間での関係は保たれていたことと、運動制限が解除されたこととが相俟って種々の訴えは消失していった。

2　アトピー性皮膚炎

1 疾患概念

▶アトピー性皮膚炎

　日本皮膚科学会によると「アトピー性皮膚炎は、増悪・寛解を繰り返す、瘙痒のある湿疹を主病変とする疾患であり、患者の多くはアトピー素因をもつ」と定義される[3]。本稿ではアトピー性皮膚炎をADと表記する。

2 疫学

　ADは乳児期に発症することが最も多く、30%前後の児が罹患するといわれている。学童に至る頃には自然に軽快傾向を示し、中学進学頃には多くの患者が寛解（必ずしも治癒ではない）する。一方、この時期に症状が持続する患者は重症難治例の割合が増す。

3 病態生理

▶アレルギー
▶ドライスキン

　ADをアレルギーの観点からみると、喘息と同様リンパ球・好酸球系、抗原提示細胞としてのランゲルハンス細胞、肥満細胞などがかかわっている。またドライスキンの観点からは皮膚角質のセラミド量の減少が明らかにされている。最近では皮膚局所のIgA抗体が減少し易感染性に関与しているという報告もある。これらが、互いに関連はするが独立した事象であるのか、あるいはある1つの原因から生じる種々の結果であるのかはいまだ確定していない。

4 臨床症状

▶紅斑
▶湿潤

▶痒み
▶搔破
▶びらん
▶結節
▶皮膚肥厚

　ADは年代ごとに皮疹の性状や出現部位が異なる。乳児期には顔に始まり、頸部、四肢屈曲部に広がる紅斑と湿潤傾向が特徴的である。幼児期になると主として四肢関節部に限局するようになる。但し重症例では学童期以降も顔面の病変が持続する。湿潤部位以外でも次第に乾燥肌、鳥肌様の毛孔性小丘疹が明らかになり、特に冬期に顕著となる。強い痒みのために搔破を繰り返す結果、局所的なびらんや結節形成を伴うこともある。思春期になると、皮疹は上半身に強く、重症例ではびまん性紅斑、落屑著明な紅皮症を呈し、躯幹、四肢などにびまん性に広がる苔癬化局面を形成する。慢性的な搔破行動は二次的に皮膚肥厚をきたす。これらの特徴は成人期ADに共通するものである。

5 検査

▶食物アレルギー
▶ダニ
▶動物

ほとんどのAD児がアレルギー素因を有しており、食物抗原が関与する場合の食餌指導や、ダニや動物に対しての対応を考えるうえでアレルギー検査は欠かすことができない。乳幼児では特に食物アレルギーが関与することが多く、1歳以上では吸入性抗原としても重要なダニ、動物の関与が比較的高頻度で認められる。具体的な検査項目は気管支喘息と重複する。

▶食物経口負荷テスト

食物アレルギーの関与を疑うときに注意すべきことは、血液検査での結果がそのまま摂取可能、不可能を示すものではないことである。一般に抗原特異的IgE抗体価が高いほど摂取不可能な症例が増えてくるのは事実であるが、反対に陰性であっても症状誘発の可能性がある。皮膚テストについても同様である。ある食品と症状発現との関連が明らかな場合はともかく、疑わしい食品は最終的には食物経口負荷テストで判断する必要がある。後で述べる蕁麻疹とは異なり、ADの場合は即時型反応だけではなく、摂取後48時間までの症状を観察する必要がある。食物経口負荷テストの詳細は省く。

そのほか、末梢血白血球中の好酸球の割合、絶対数は気管支喘息に対すると同様の意義があり、さらにLDHも病状をよく反映する指標である。皮膚感染の合併を疑う場合には細菌培養検査も重要である。

6 診断基準・鑑別診断(表3)

▶瘙痒
▶特徴的皮疹と分布
▶慢性反復性

日本皮膚科学会の基準を示す。診断基準は①瘙痒、②特徴的皮疹と分布、③慢性反復性の経過、という3つの要素からなる。除外すべき疾患は少なくないが一般に困難ではない。ADの増悪は季節性もあり初診時には単なる乾燥肌としか判断できない場合でも次第に典型的なADの所見を示すこともあり、注意を要する。また、思春期以降に顔面の紅斑(atopic red face)が顕著となる場合があるが、不適切なステロイド外用薬の長期使用が原因の酒皶様皮膚炎との鑑別が重要である。

7 初期対応・治療

1 ▪ 家族への説明

▶アトピービジネス

ADは社会的によく知られた疾病であるが、同時に社会的に診断・治療にいまだ混乱が残っている。具体的にはステロイド外用薬絶対拒否、症状はよくなっているがその治療に安心できないといった医療不信などである。さらに民間療法の中でも悪徳なア

表 3. アトピー性皮膚炎の定義・診断基準（日本皮膚科学会）

- **アトピー性皮膚炎の定義（概念）**
  「アトピー性皮膚炎は、増悪・寛解を繰り返す、瘙痒のある湿疹を主病変とする疾患であり、患者の多くはアトピー素因をもつ」
  アトピー素因：① 家族歴・既往歴（気管支喘息、アレルギー性鼻炎・結膜炎、アトピー性皮膚炎のうちいずれか、あるいは複数の疾患）、または ② IgE 抗体を産生しやすい素因。

- **アトピー性皮膚炎の診断基準**
1．瘙痒
2．特徴的皮疹と分布
   ① 皮疹は湿疹病変
      - 急性病変：紅斑、湿潤性紅斑、丘疹、漿液性丘疹、鱗屑、痂皮
      - 慢性病変：浸潤性紅斑・苔癬化病変、痒疹、鱗屑、痂皮
   ② 分布
      - 左右対側性　好発部位：前額、眼囲、口囲・口唇、耳介周囲、頸部、四肢関節部、体幹
      - 参考となる年齢による特徴
        乳児期：頭、顔に始まりしばしば体幹、四肢に下降
        幼小児期：頸部、四肢屈曲部の病変
        思春期・成人期：上半身（顔、頸、胸、背）に皮疹が強い傾向
3．慢性・反復性経過（しばしば新旧の皮疹が混在する）
   ：乳児では 2 カ月以上、その他では 6 カ月以上を慢性とする。
   上記 1、2、および 3 の項目を満たすものを、症状の軽重を問わずアトピー性皮膚炎と診断する。そのほかは急性あるいは慢性の湿疹とし、経過を参考にして診断する。

- **除外すべき診断**
  - 接触皮膚炎
  - 脂漏性皮膚炎
  - 単純性痒疹
  - 疥癬
  - 汗疹
  - 魚鱗癬
  - 皮脂欠乏性湿疹
  - 手湿疹（アトピー性皮膚炎以外の手湿疹を除外するため）

- **臨床型（幼小児期以降）**
  - 四肢屈側型
  - 四肢伸側型
  - 小児乾燥型
  - 頭・頸・上胸・背型
  - 痒疹型
  - 全身型
  - これらが混在する症例も多い

- **診断の参考項目**
  - 家族歴（気管支喘息、アレルギー性鼻炎・結膜炎、アトピー性皮膚炎）
  - 合併症（気管支喘息、アレルギー性鼻炎・結膜炎）
  - 毛孔一致性丘疹による鳥肌様皮膚
  - 血清 IgE 値の上昇

- **重要な合併症**
  - 眼症状（白内障、網膜剝離など）：特に顔面の重症例
  - カポジー水痘様発疹症
  - 伝染性軟属腫
  - 伝染性膿痂疹

トピービジネスが拍車をかけている。このため説明に際しては、患者が受けてきた治療とその主観的効果を十分に把握し、既に複数の医療機関にかかっている場合には今回の受診に期待するところを知っておく必要がある。AD は喘息と異なり、視覚的にわかる疾患であるので慢性疾患としての理解は得やすく、説明では具体的な治療方針と治療に対する不安を軽減することがより重要となる。不安軽減のための対応としては、これから行う治療の効果についてある程度の予測を話し、保護者の意向も聞いたうえで次回受診日を設定し、治療の見直しを行うことが挙げられる。

2 ▪ 治療の実際

アトピー性皮膚炎治療ガイドライン2001[4]によると治療は原因・悪化因子への対策、スキンケア(異常な皮膚機能の補正)、薬物療法からなる(図5)。以下に概説する。

● a. 原因・悪化因子への対策

原因検索は、患者や家族から増悪するきっかけを聴取することから始まる。アレルゲンでは一般に幼児期以降食物の関与は次第に減り、ダニやペットの関与が高くなる。したがって、幼児期以降の除去食療法は漫然と行うべきでない。安全性を重視しながらも積極的に食物負荷テストを行い、患者家族とともに除去の必要性を確認する。石鹸やシャンプー、入浴剤、洗剤による刺激が増悪させることもある。

> 注意点 ………食物アレルギーを合併していると考えられる場合には、身長・体重の増加にも気をつける必要がある。特に乳児では貧血、低蛋白血症、低ナトリウム・高カリウム血症といった異常も稀ではあるが認めることがある。

● b. スキンケア

▶ドライスキン
▶スキンケア

AD患者は明らかな病変部位以外の皮膚もドライスキンであることが多くその結果、水分保持能の低下、痒み閾値の低下、易感染性といった機能異常を示す。スキンケアはこれら機能異常を補正して病変の拡大を防止しつつ一旦改善した皮膚の状態を維持する意味をもつ。スキンケアは、①皮膚の清潔、②皮膚の保湿、③その他、からなる。皮膚の清潔を保つためには入浴が最も重要である。身体に痒みを生じないようぬるめの湯を使用し、ゆっくりつかるとよい。石鹸やシャンプーの使用は洗浄力の強いものを避け、しっかりとすすぐよう指導する。タオルは強くこすらずに使用し、炎症の強いところは使用を控える。また、特に汚れやすい手指や足は可能な限り早急に汚れを落とすよう心がける。発汗に対しても同様である。次に皮膚の保湿であるが、清潔を保つ対策は同時に皮脂をも落とすため、保湿薬を十分に用いる必要がある。入浴後はタオルで押さえて水気を取り、直後に保湿薬を使用することが好ましい。その

▶清潔
▶保湿

▶保湿薬

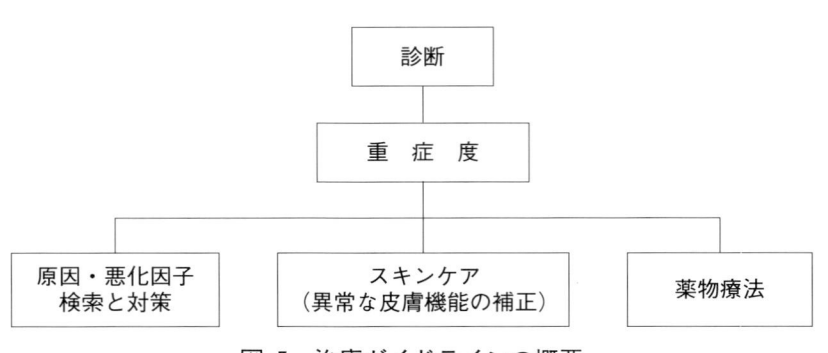

図 5. 治療ガイドラインの概要

他として、爪の手入れ、寝具のカバーの清潔、室内の清掃、食べ物では過剰な香辛料は控えることなどが挙げられる。

c．薬物療法

▶ステロイド外用薬
▶抗ヒスタミン薬
▶抗アレルギー薬

薬物療法の基本は病変の部位と状態に応じたステロイド外用薬の使い分けと、痒みを押さえるための抗ヒスタミン薬、抗アレルギー薬の使用である。まず、ステロイド外用薬は、小児の場合ほとんどがベタメタゾン（リンデロンV®）や、ハルシノニド（アドコルチン®）といったⅢ群(strong)程度で治療可能であり、軽減すればヒドロコルチゾン（ロコイド®）、クロベタゾン（キンダベート®）といったⅣ群(mild)に変更が可能である。軽度の場合は非ステロイド性抗炎症外用薬が用いられることもあるが、薬剤による接触性皮膚炎、光過敏性皮膚炎をきたすこともあり漫然と使用すべきではない。また、発赤などの炎症所見がおさまっても、ワセリンやヘパリン類似物質（ヒルドイドソフト®）のような保湿薬を継続して外用することが望ましい。痒みに対しての抗ヒスタミン薬は夜間の睡眠を楽にするために眠前にヒドロキシジン（アタラックスP®）やシクロヘプタジン（ペリアクチン®）を用いる。日中の痒みに対しては比較的眠気をきたさないケトチフェン（ザジデン®）、オキサトミド（セルテクト®）、メキタジン（ニポラジン®）など抗ヒスタミン作用を有する抗アレルギー薬を用いる。この中でザジデンは痙攣誘発の可能性が指摘されており、乳幼児への使用には注意を要する。

▶保湿薬

d．幼稚園・学校生活での特記すべき注意点

▶社会性の獲得

幼稚園や学校の生活は1日のうちで子どもが生活する時間も長く、社会性の獲得のためにも重要な時間である。一方、ADにとっては遊びや工作などによる皮膚の汚れ、運動後の発汗など増悪因子も多い。特に小学校入学以降は発汗対策が重要となる。最近校内にシャワーを設置して利用可能な学校もあるが、大半の学校ではこのような対応は不可能である。現実的な対応として汗をかく季節には昼休みなどに肌着を着替えることが挙げられる。また、学校の制服は化繊であることが多く皮膚を刺激するため好ましくない。特に臀部の湿疹は化繊の制服と硬い椅子のためか学齢期に特徴的であり、座布団の使用も一考である。ADでは皮膚温調整が困難でもあり、制服に関しては学校側の柔軟な対応を期待したい。プールでの水泳時には、殺菌のための塩素と直射日光への配慮が重要である。塩素は休憩の度にシャワーで洗い流し、できれば終了時に保湿剤を使用することで対応できることが多い。最近では少なくなったが洗体槽の使用は禁忌である。

3・家族からの質問に対する回答

質問は病気にかかわること、治療（特に副作用）にかかわること、将来のほかのアレルギー性疾患発症の可能性について、の3点が多い。

ⅰ）**食物との関連があるのか**：特に幼児期後半以降は、必ずしも食物が原因である

とは限らない。検査などを通して確定していく必要がある。反対に食物アレルギーだけではなくほかの要因（アレルギー性、非アレルギー性を問わず）の関与も考える必要がある。

　　ⅱ）ステロイド外用薬の副作用について：ADの部位と重症度に応じて適切な薬剤を使用すれば問題ない。さらに皮疹の改善に合わせてより弱いステロイドや、同じ強さであってもワセリンなどでより薄めたものへ変更することが可能である。

　　ⅲ）ほかのアレルギー疾患の合併について：小児期アレルギー疾患は低年齢からAD、喘息、鼻炎の順で次々と発症することあり、「アレルギーマーチ」と呼ばれる。しかし、すべてのAD患者がこのような経過をたどるわけではない。

▶アレルギーマーチ

4・心身医療の対象になる場合

　心身症診断・治療ガイドライン2002[5])によるとアトピー性皮膚炎の心身医学的診断基準を以下の3つの基準に定めている。

▶ストレス
▶不適応

　　診断基準A：ストレスによるADの発症、再燃、持続（狭義の心身症）
　　診断基準B1：ADに起因する不適応
　　診断基準B2：ADの治療・管理への不適応

　臨床上はすべての症例に対して心身両面への配慮が必要である。治療の実際は既に述べたが、心身相関の観点からはストレスがADの増悪因子として重要であることは論を俟たない（診断基準A）。また、ADが心理的問題に強く影響を及ぼす可能性も明らかである（診断基準B1、2）。幼児期から学童期初期は子どもにとって、社会性獲得の始まりの時期である。この時期にADを有していることは多くのデメリットを抱えているといえる。食物アレルギーを合併していればなおさらである。これらの結果AD児は精神発達の未熟、自我が弱い、自己表現が消極的といった性格特徴がある。また、特に中学生以上の思春期のAD患者では不登校といった社会不適応をきたす頻度が増す（診断基準B1）。学校のみならず学校外でも行きずりの他人から嫌な思いを受けた経験は多くの患者でみられることである。これらから心身両面への配慮が必要であることは理解されよう。

▶不登校
▶社会不適応

　家族への配慮も重要である。わが子をAD児に生んでしまった罪悪感にさいなまれる、短期間で改善しないことに苛立ち、一方でステロイド薬の副作用への不安から十分に治療を継続できない、子どもの感情表出（怒りで身体をかきむしる、泣きじゃくって眼周囲をこすりつける）がAD増悪につながることを恐れて腫れ物に触るかの如くに接している、といったことは少なくない。親と祖父母との関係が問題を複雑化していることもある。

　以上をまとめるとADでは皮膚という外観に注意・関心が向けられる結果、本来みるべき児自身には視線が届かない状況を生じやすい、ということができる。保護者、

学校職員など児を取り巻く人々（医療者を含む）が、成長過程にある子どもであることを常に意識し支援しつつ治療に参加することが重要である。

8 症例

● 4歳、男児

生後8カ月頃からADが顔面、特に眼囲に出現、次第に四肢関節屈側に広がった。ステロイド塗布などを継続してある程度軽快していた。3歳時に妹が出生、しばらくして眼囲のADが増悪。外来は母子3人で来院。児は母に甘えたいのだが、母は第二子に手を取られ「お兄ちゃんなんだから、1人で座って」などと一見拒否的にもみえた。そのためか、児は両手で眼囲をこすることが多く、母は「掻いちゃ駄目、また悪くなるわよ」と児の手を叩くこともあった。ステロイド眼軟膏と内服を処方するとともに、母には児が症状を訴えない場面で一緒に過ごす時間を意識的にもつように話した。症状がある程度改善した時期に、児が妹の出生によって突然お兄ちゃん扱いを受け、その期待に応えるのがストレスになっている可能性を話し合った。幸い母の理解はよく、父の協力もあって子どもたちへの対応を工夫された。その後次第に内服薬は不要となり、眼囲も軽度の乾燥とときに発赤を認める程度に改善した。

3 蕁麻疹

1 疾患概念

▶蕁麻疹
▶膨疹
▶瘙痒

蕁麻疹は皮膚真皮層で生じる一過性の浮腫であり、臨床的には数時間で消退する種々の大きさ、形状の発赤を伴う膨疹である。この膨疹は強い瘙痒を伴い、また、しばしば短期間に部位を変えて出現と消退を繰り返す。

2 疫学

日本では15～20％の頻度で一生のうちに1回は経験する。

3 病態生理

蕁麻疹は日常外来では頻繁にみられる症状であるがその原因は単一ではなく、またその病態も必ずしも明らかにはされていない。大半の蕁麻疹は、種々の刺激の結果、

▶ヒスタミン　真皮内の肥満細胞からヒスタミンなどの化学伝達物質が遊離されて血管の透過性が亢進し、真皮上層の浮腫を生じるという機序で説明されるが、必ずしもIgEを介したI型アレルギー反応というわけではない。III型アレルギーや補体系が関与する場合もある。

4 臨床症状

　蕁麻疹の性状は既に述べた。全身に発症する可能性があるが、特に衣服などで摩擦、圧迫されやすいところに好発する。臨床経過から皮疹の出没が1カ月以内のものを急性蕁麻疹、1カ月以上続くものを慢性蕁麻疹と分類する。
　原因として、摂取食品(添加物を含む)、皮膚への接触物(接触皮膚炎の一病型)、物理的刺激(機械的、寒冷、発汗、温熱、日光など)、感染、虫刺され、薬剤などがあるが、半数以上が原因不明である(表4)[6]。蕁麻疹の大半は皮膚に限局した一過性の症状

▶アナフィラキシー　であるが、全身性アナフィラキシーの一症状として出現した場合には気道狭窄、血圧低下を伴い迅速な対処を要する。

（重要項目）………**食物依存性運動誘発性アナフィラキシー**

▶食物依存性運動誘発性アナフィラキシー

　ある特定の食品を摂取した後運動負荷が加わることで蕁麻疹、喘鳴、呼吸困難、時に血圧低下といったアナフィラキシー症状が出現する疾患である。食物摂取と運動との間隔は4時間後まで誘発されるといわれているが、間隔が短いほど症状は強度である。原因食物としては小麦とエビなどの頻度が高いが果物での報告もある。原因食品の除去、あるいは食後の運動制限を必要とする。食物負荷、運動負荷だけでは発症しない。稀な疾患ではあるが10〜20歳台という運動とは切り離せない年齢の男児に多く、呼吸困難や、血圧低下もきたす可能性が高い点で、心理的なサポートも重要である。

5 検査

　蕁麻疹は強い痒みという不快感を伴うため、治療が優先されるべきであるが、同時にその誘因を問診と理学的所見から探ることも重要である。蕁麻疹は原因不明のことがむしろ多数であり、また多くは一過性の疾患で、反復することも多くないため、検

・メモ2　機械的蕁麻疹は衣服のゴムなどで締め付けられた部位に出現することから診断は比較的容易である。寒冷蕁麻疹は小児でも比較的よくみられ、寒冷にさらされた部位に生じる。冷水などによる寒冷刺激で膨疹の出現を確認する。コリン性蕁麻疹は発汗に伴う蕁麻疹として認識され、10歳代以降に頻度が増す。運動や温熱、ストレスで誘発される。ほかの蕁麻疹と異なり周囲に紅斑を伴う点状の膨疹であり、痒みもチクチクする痛みと表現されることが多い。汗をかく状況が誘因ではあるが、治療としては抗ヒスタミン薬内服のほかに、積極的に発汗を計画的に繰り返し促すことで軽快することが報告されている。

表 4. 蕁麻疹の分類

Ⅰ. 臨床経過による分類
　1）急性蕁麻疹：通常中等症ないし重症で、しばしば発熱を伴い中毒疹様にほぼ全身に分布、短時間内に出没を繰り返すが、1カ月以上に及ばないもの
　2）慢性蕁麻疹：通常軽症ないし中等症で、ほぼ連日ないし数日単位で数カ月間から数年間繰り返す

Ⅱ. 発症機序による分類
　1）アレルギー性蕁麻疹
　2）非アレルギー性蕁麻疹

Ⅲ. 原因や誘因による分類
　1）食物誘導性：魚貝・カニ・エビ・肉・小麦・そば・卵・牛乳などの食物（多くは急性型）
　2）食品添加物誘導性：各種食品に含まれる防腐剤や染色剤などの食品添加物（多くは慢性型）
　3）薬物誘導性：ペニシリン・セフェムなどの抗菌薬・鎮痛解熱薬・血清製剤（しばしばアナフィラキシーショック症状を伴う）など
　4）ハプテン（単純化学物質）誘導性：歯科金属や挿入金属また吸入物や接触物に含まれる各種ハプテン
　5）吸入物誘導性：家塵、ダニ、猫毛、真菌、花粉、消毒剤、工場煤煙など
　6）接触物誘導性：魚介、果物、野菜、ヒビテン消毒薬、外用薬など
　7）刺螫誘導性：蜂、ムカデ、イソギンチャク、蚤、蚊、マダニなど
　8）感染症誘導性：急性細菌感染症によるものは急性型が多く、病巣感染によるものは慢性型が多い
　9）物理的因子誘導性：機械的刺激（人工蕁麻疹）、運動負荷・発汗・温熱（コリン性蕁麻疹）、寒冷（寒冷蕁麻疹）、日光（日光蕁麻疹）
　10）心因性因子誘導性：精神的緊張（一部にコリン性蕁麻疹がある）
　11）全身病誘導性：血清病、SLE、橋本病、胃腸疾患、妊娠など；蕁麻疹様血管炎の形を時にとる
　12）自己抗体誘導性（原因不明の特発性慢性蕁麻疹で、肥満細胞や好塩基球のIgE-receptorのα subunit（FcεRα）やIgE抗体に対するIgG自己抗体による）

Ⅳ. 特異な臨床像を示す蕁麻疹
　1）人工蕁麻疹、2）寒冷蕁麻疹、3）コリン性蕁麻疹、4）日光蕁麻疹、5）蕁麻疹様血管炎、6）接触蕁麻疹と接触蕁麻疹症候群、7）色素性蕁麻疹

査に対してその必要性を十分な考慮すべきである。

a. 経口摂取性

▶食物アレルギー

　蕁麻疹が食物摂取直後から2時間以内に出現した場合には食物の関与を疑う。食物アレルギーが最も重要で、卵、牛乳、小麦、魚介類、果物（キウイ、メロンなど）が挙げられる。これらは、血液抗原特異的IgE抗体検査（CAP RAST法など）や、即時型皮膚テストで陽性となる可能性が高い。食品に自然に含まれる仮性アレルゲン、食品添加物（着色料や防腐剤）が原因となることもあるが、これらに対する直接的証明は困難である。反復性の経過をとることから、食物摂取と症状発現とを日記として記載してもらうことで推定できることがある。

▶仮性アレルゲン
▶食品添加物

禁　忌　……… 食物成分を含有する薬剤があり注意を要する。代表的なものとして卵成分を有する塩化リゾチーム（レフトーゼ®、ノイチーム®）、牛乳成分を含有するタンニン酸アルブミン（タンナルビン®）、セフジトレンピボキシル（メイアクト®）が挙げられる。

● b．薬剤性

▶抗生剤
▶非ステロイド性消炎剤

薬剤副作用として生じるもので、抗生剤(ペニシリン系が最も多い)、非ステロイド性消炎剤(NSAIDs：アスピリンなど)などによる。確定には推定薬剤を用いたプリックテスト、パッチテストが有用であるが、全身性アナフィラキシーの1症状としてみられることも多く、検査にも注意を要する。原因であることが確定した薬剤については当然禁忌となるが、同系薬に対しても慎重な使用が望まれる。

● c．基礎疾患

急性感染症、膠原病、免疫グロブリン異常などの基礎疾患を有している場合はこれらの1症状として蕁麻疹が出現している可能性があるため、基礎疾患への検査・治療を行う。

6 診断基準・鑑別診断

診断は一般に比較的容易である。24時間以上続く場合は多形滲出性紅斑などの紅斑性疾患との鑑別が必要である。

7 初期対応・治療

1．家族への説明

一般的な説明としては、蕁麻疹はありふれた疾患で数日以内に完全に治まること、原因は不明なことが多いが、頻繁に反復しない限り心配する必要のないことを説明する。療養上の注意点として運動や入浴による過度の体表面の温度上昇を避け、ゆったりとした衣服で過ごすなどでさらなる増悪を抑えられることを説明する。

反復する場合、全身性アナフィラキシーとして発症した場合には原因の特定と対策が重要であることを、また、慢性に経過する場合は比較的長期間の薬物治療が必要であることを説明する。

2．家族からの質問に対する回答

家族からの質問は原因に関しての質問が多い。不確かな返答は避けるべきである。

3．心身医療の対象になる場合

小児における蕁麻疹の多くは急性疾患であり、一般には心身医療の対象となることは少ない。しかし、ほかに原因が推定されない難治性の蕁麻疹や一部の寒冷蕁麻疹、コリン性蕁麻疹などではストレスが誘因となることもある。また、反対にコリン性蕁

麻疹や機械的蕁麻疹など原因がわかっていても回避が困難な場合には患者のQuality of lifeに対する配慮が必要になる。心身医学用語辞典[7]によると皮膚心身症は5つに分類され、その中で「精神的因子が背景にあって重要な役割を果たす皮膚疾患」の中に慢性蕁麻疹が記載されている。

4 ▪ 薬物療法

▶抗ヒスタミン薬
▶副腎皮質ステロイド薬

　急性蕁麻疹に対する第一選択薬は抗ヒスタミン薬であり、通常は経口で、より早期に効果を期待する場合には静注で投与する。重症例では副腎皮質ステロイド薬が併用される。いずれの薬剤も外用薬での使用は効果がない。慢性蕁麻疹では抗ヒスタミン薬の長期内服・漸減療法が用いられる。

●a．抗ヒスタミン薬

　蕁麻疹に対して用いられるのはH1ブロッカーである。通常数日の投与で効果が得られる。効果と副反応(眠気、ふらつき、全身倦怠感)に個人差があることから、反応不良例や反復例などではその患者にあった薬剤と投与法を検討すべきである。ヒドロキシジン(アタラックスP®)2 mg/kg/日 分2(静注では0.5 mg/kg/回1日3～4回まで)、シクロヘプタジン(ペリアクチン®)0.25 mg/kg/日 分3、12歳以上ではメキタジン(ニポラジン®、ゼスラン®)2錠 分2などが用いられる。

●b．副腎皮質ステロイド薬

　主に激しいI型アレルギー反応によって惹起される二次的反応に対して用いられる。ハイドロコーチゾンが用いられることが多いがNSAIDsに対して症状が誘発される症例ではコハク酸エステルを含むソルコーテフ®は禁忌である。われわれはサクシゾン®(7 mg/kg/回、静注あるいは30～60分点滴投与、経過によっては6時間ごとに追加)、数日にわたる場合はプレドニン®(1.5～2 mg/kg/日、分2～3)を好んで用いている。長期投与による副反応に十分留意する必要があるが、十分量を5日以内の投薬で問題となるような副反応をきたすことはない。

8 症例

●14歳、女児

　幼児期にアトピー性皮膚炎があったが、次第に軽減し中学入学以降は軟膏を使用していない。3年生の2学期以降蕁麻疹を反復するようになった。高校受験を控え、保護者の進路希望が自分の希望と異なり、また実力以上に期待をかけられているとの思いがあった。メキタジン2錠分2を併用し、生活のリズムを可能な限り整える必要性を話した。また、学校が遅刻・欠席がちになったこともあり、学校の先生にも入ってもらって進路について話し合った。本人の保護者は患児の思いに気づかれ、無理に追い

込むことのないように対応された。受験が終わるまで蕁麻疹は断続的に出現したが、終了後は徐々に軽減した。

(亀田　誠)

【文献】
1) 日本小児アレルギー学会：小児気管支喘息治療・管理ガイドライン．古庄巻史，西間三馨(監修)，協和企画，東京，2002．
2) 豊島協一郎(編)：小児科領域のアレルギー．p10-11，医薬ジャーナル社，東京，1993．
3) 日本皮膚科学会学術委員会：日本皮膚科学会「アトピー性皮膚炎の診断基準」．日皮会誌 104：1201-1210，1994．
4) 平成8年度厚生省長期慢性疾患総合研究事業アレルギー総合研究および平成9-12年厚生科学研究・分担研究：アトピー性皮膚炎治療ガイドライン2001．
5) 西間三馨(監修)：心身症の診断・治療ガイドライン作成とその実証的研究会「心身症診断・治療ガイドライン2002」．p125-149，協和企画，東京，2002．
6) 池澤善郎：じんま疹の病態・発症機序・診断・治療．小児科臨床 61：736-743，1998．
7) 日本心身医学会 用語委員会(編)：心身医学用語辞典．p186，医学書院，東京，1999．

CHAPTER 7

1　単純性肥満

1 疾患概念

▶単純性肥満

肥満は摂取エネルギーが消費エネルギーを上回り、その差が脂肪となって蓄積された状態である。単純性肥満は、肥満の原因となる基礎疾患が除外されているものである。

2 疫学

わが国において、肥満児の出現頻度は過去 30 年間で約 3 倍に増加している。

3 病態生理

単純性肥満の原因は多因子的であり、それぞれの要因が関係し合ってさらに悪循環を形成する[1]。体質的な要因を背景とし、これに種々の割合で環境要因、特に心理社会的要因が関与し発症している。単純性肥満のすべてが心身症ではないが、肥満治療において心理社会的側面への配慮は不可欠であり、その必要性の程度は個々の症例により異なるといえる。

1・体質的要因

肥満は生活習慣病であると考えられてきたが、最近は遺伝的に肥満を生じやすい体質があることがわかってきた。この中で注目されているのが体脂肪量を調節している蛋白であるレプチンである。レプチンは脂肪細胞から分泌され、視床下部摂食中枢を経由して、摂食の調節と消費エネルギー増加をもたらすことにより体脂肪量の negative feedback を行っている。このレプチン抵抗性が肥満の背景にあると考えられている。

2 ▪ 心理社会的要因

●a．社会的要因

育児の中での規範意識の低下、世代間伝達の乏しさ、両親が就労している場合家事や育児に時間やエネルギーを割けないこと、などが指摘され、健康な食習慣をつくることが困難になってきた。また、コンピューターゲームや長時間のテレビ視聴が一般化し、早寝早起きの生活リズムが崩れ、肥満を起こしやすくなっている。

●b．心理的要因

肥満児では消極的、内向的な人格傾向が多いことが指摘されている。このことにより生活が非活動的になり肥満の原因になる場合もあれば、肥満していることが劣等感になりさらにいろいろな活動に参加する機会が減るという悪循環になりやすい。

▶不登校
▶気晴らし食い

特に注意が必要なのは不登校と肥満の合併[2]である。肥満があると劣等感を生じ積極的な学校活動参加ができない。また、登校できない、という心理的ストレスが「気晴らし食い」の原因となり肥満をさらに助長するという悪循環を生じる。単純性肥満の身体的な治療を受けている場合、不登校に対する心理社会的アプローチが不十分なことがある。逆に不登校により学校カウンセラーなどのカウンセリングを受けている例では肥満に対する身体的評価がなされていない、ということが時にみられる。不登校を合併する肥満に対しては特に心身両面からのアプローチが必要である。

(注 意 点)………不登校と肥満の合併は相互に影響し合って心身医学的な悪循環になりやすい。

4 臨床症状

1 ▪ 主訴

受診のきっかけは、学校の身体測定で肥満を指摘され小児科の受診を勧められたなどである。また、主訴は不登校であるが肥満を合併していることがある。

(注 意 点)………肥満を主訴として受診するとは限らない。

2 ▪ 心理社会的な臨床像

肥満者の食行動の特徴は、外的な刺激による食行動の誘発されやすさ(external eating)と、情動に関連する食行動(emotional eating)である。食べ物についての感覚的刺激(手近に食べ物がある、食べ物の広告など)により簡単に食べる行動が誘発されていないか、イライラしたり、落ち込んだりしたときに気晴らしとして食べる行動に結びついていないか、など食行動について詳しく聞く。

また、登校の状況、生活リズム、身体を動かす活動の時間、ゲームやテレビ視聴の

時間、家族の肥満の有無などの情報も必要である。
　家族背景では、栄養についての知識の乏しさや間食、生活リズムに関する放任なども多い。

3・身体所見

　問診上無月経や睡眠時無呼吸の有無を確認する。診察では計測のほかに、症候性肥満や合併症の有無の評価のために高血圧、肝腫大、性早熟、甲状腺腫大、黒色表皮症、皮膚線条などに留意する。自己誘発性嘔吐による指の吐きだこや歯牙の侵食がみられれば神経性過食症が疑われる。

▶神経性過食症

5 検査

1・身体的検討

　基礎疾患の除外と、合併症の有無と程度をみるための検査をする。合併症では、内臓脂肪増加型肥満と呼ばれる身体的リスクがより高い肥満についての検討が必要である。具体的には syndromeX と呼ばれるインスリン抵抗性、耐糖能異常、高 VLCD 血症、低 HDL コレステロール血症、高血圧の徴候が重要であり、これらの合併をもつ肥満は動脈硬化のリスクが高いといわれる。

2・心理検査

　必要により、人格検査や親子関係診断検査などを行う。

6 診断基準・鑑別診断

1・診断基準(表1)[3]

　肥満の診断は一般の小児肥満の判定基準による。

2・鑑別診断

　症候性肥満の鑑別が必要である。
　また、食行動の偏りが著明な場合は、肥満としてではなく神経性過食症と診断して治療する必要がある(「摂食の障害」の項、173頁参照)。

(注 意 点)………神経性過食症との鑑別に注意する。

表 1. 小児肥満症の診断基準

肥満児の判定
　18 歳未満の小児で肥満度が 20％以上、かつ有意に体脂肪率が増加した状態。
　体脂肪率の基準値は以下のとおりである（測定法を問わない）
　　　男児（小児期全般）：25％
　　　女児 11 歳未満：30％、11 歳以上：35％

肥満症の定義
　肥満症とは肥満に起因ないし関連する健康障害（医学的異常）を合併する場合で、医学的に肥満を軽減する治療を必要とする病態をいい、疾患単位として取り扱う。

肥満症の診断
　5 歳 0 カ月以降の肥満児で下記のいずれかの条件を満たすもの。
　　(1) A 項目を 1 つ以上有するもの。
　　(2) 肥満度が 50％以上で B 項目の 1 つ以上有するもの。
　　(3) 肥満度が 50％未満で B 項目の 2 つ以上有するもの。
　A．肥満治療が特に必要となる医学的問題
　　(1) 高血圧
　　(2) 睡眠時無呼吸など肺換気障害
　　(3) 2 型糖尿病、耐糖能障害（HbA_{1c} の異常な上昇）
　　(4) 腹囲増加または臍部 CT で内臓脂肪蓄積
　B．肥満と関連の深い代謝異常など
　　(1) 肝機能障害（ALT の異常値）
　　(2) 高インスリン血症
　　(3) 高コレステロール血症
　　(4) 高中性脂肪血症
　　(5) 低 HDL コレステロール血症
　　(6) 黒色表皮症
　　(7) 高尿酸血症
　（肝障害の場合は超音波検査で脂肪肝を確認する、TG と IRI は早朝空腹時採血）
　肥満度を下げても改善がない場合は、これらの所見は肥満によるとは考えない。

参考項目：身体的因子および生活面の問題（2 項目以上の場合は B 項目 1 項目と同等とする）
　　(1) 皮膚線条、股ズレなどの皮膚所見
　　(2) 肥満に起因する骨折や関節障害
　　(3) 月経異常（続発性無月経が 1 年半以上持続する）
　　(4) 体育の授業などに著しく障害となる走行、跳躍能力の低下
　　(5) 肥満に起因する不登校、いじめなど

(文献 3) より引用）

7 初期対応・治療

1 ▪ 初期の家族への説明

▶生活指導
▶食事療法

▶行動療法

　肥満治療の基本は生活指導と食事療法である。まず子どもと家族が一緒に肥満のリスクについて理解してもらい、生活習慣の見直しをする（心理教育的アプローチ）。但し、肥満の治療は指導のみでは継続が困難である。実際の家庭の状況に合わせた実行可能な目標を立てること、改善がみられた点を本人にわかりやすくフィードバックし、治療へのモチベーションを高める行動療法的アプローチが必要である(**表 2**)[2,4]。

表 2. 小児肥満の行動療法

1.	Self-monitoring	……日課表の記録
		食事内容全記録
		体重グラフ作成
2.	Stimulus Control	……食べる時間・場所の限定
		食物保管場所の限定
3.	Family Intervention	……母親への栄養指導
4.	Slowing the Act of Eating	……咀しゃく中は、はしを置く
5.	Reinforcement	……運動療法、食事療法の実行を強化する
6.	Cognitive Restructuring	

(文献 2)4)より引用)

コツ………年長児では行動療法的アプローチが有効である。

2・家族からの質問に対する回答

Q：運動は嫌いでしようとしません。
A：万歩計をつけて散歩をする、これまで車で行っていた買い物に歩いて行くなどできることからしてみましょう。

3・心身医療の対象となる場合

　基本的には、生活指導、行動療法的アプローチを行いながら外来治療を行う。治療効果が上がりにくい高度肥満や不登校合併により悪循環を形成している場合などは入院療法の適応となる。この場合の入院療法には、医療スタッフだけでなく、多職種による包括的な生活プログラムが必要である。病弱養護学校を併設する国立病院の小児慢性疾患病棟の多くはこのような肥満児の入院治療プログラムをもっている（**表 3**）5)。

▶包括的生活プログラム

4・薬物療法

　一般的には単純性肥満のみでは薬物療法の対象にならないことが多い。但し、過食のコントロールが困難な高度肥満に食欲抑制剤（マジンドール）が用いられることがある。

8 症例 (文献 2)より一部改変)

【主訴】身体がだるい、不登校
【年齢・性別】13歳（中学 2 年生）、男児
【発達歴・生育歴】
　父（会社員）、母（主婦）。妹の 3 人家族。妹は活発だが、患児は幼児期からおとなし

表 3. 思春期における肥満治療の指針

1. 食事療法
   - 栄養士との連携のもとで目的と指導方針を明確にして実施する
   - 日常生活の行動パターンなどの情報を事前に十分収集する
   - 間食、夜食についても無理のない適切な指導を行う
   - VLCD を含む厳格な食事制限の導入は慎重に判断する

2. 運動療法
   - 目的と指導方針を明確にして、在宅で 1 人でも実施可能な運動を設定する
     → 「いつでも」、「どこでも」、「安価に」、「長期間」がコンセプト
   - 心理面における効果やライフスタイルの改善などの効果も強調する
   - 運動療法は適切な指導者のもとで実施することが望ましい

3. 行動(修正)療法
   - 治療後の反挑(リバウンド)や体重増減の振幅の増大(ウエイト・サイクリング)を防ぐために極めて重要であることを認知させる
   - 目的と指導方針を明確にして、記録、評価を確実に行う
   - 修復された行動パターンの維持、強化の重要性を強調する
   - 入院治療では家族面談などによる情報収集、家族教育も併用する

4. 治療システム
   1) 治療スタッフ(チーム医療により問題点を共有化する)
      ＜中心スタッフ＞　　＜可能であれば参加するスタッフ＞
      - 小児科医　　　　・児童精神科医、臨床心理士
      - 管理栄養士　　　・児童指導員などの運動指導者
      - 看護師　　　　　・理学療法士、MSW(必要に応じて)
   2) 治療形態
      - 外来治療：目的意識と治療意欲の維持、向上に努める
      - 入院治療：入院中の教育と心理面の問題にも十分に配慮する
      - 肥満教室：初期教育のための体験入院として有用
      - 短期教育入院：初期教育のほか、退院後の強化療法にも有用

5. 地域医療および学校との連携にも十分配慮する

6. 小児肥満の看護目標
   - 豊かな感性と信頼関係を基盤とした自立心を養えるように援助する

(文献5)より引用)

く手がかからない子だった。

【現病歴】

　小学校5年生頃から時々学校に行きたがらず、体育や遠足のときによく休んだ。6年生の2学期に都市部から田舎に転校、1週間ほど通学したがその後学校に行かなくなった。現在中学校2年であるが中学校入学以来ほとんど登校できていない。身体がだるいとよく訴える。

　また、小学校高学年から肥満が進んだ。学校カウンセラーのカウンセリングと適応指導教室を学校から紹介され、通っていた。身体のだるさのため紹介受診となった。

　おとなしく運動は苦手。慎重で几帳面な性格。学業成績は上位だった。友人は少なく「がさつな人は嫌い」という。「明日からは登校する」と鞄に教科書をきちんと用意

することもあるが、朝になると登校できない。

「ものを食べると落ち着く」「食べて気分を紛らす」とのことで、スナック菓子やインスタントラーメンをよく食べていた。

【受診時現症】
- 身体所見：高度肥満
- 検査所見：GOT、GPT、γGTP、総コレステロールの高値、肝エコーで肝腫大、bright liver pattern
- 心理検査
  Y-G性格検査：Éタイプ（情緒不安定、社会不適応、内向傾向）
  小児 AN-EGOGRAM：NP が低く AC が高値境界域
  P-F スタディ：ほかへの依存欲求強く内罰傾向
  田研式親子関係診断テスト：父親は不満、溺愛が、母親は不満が危険域

【初期対応治療】
単純性肥満（高度肥満）に脂肪肝の合併があり、不登校の合併により悪循環となっているため、入院治療とし、病院から自転車で適応指導教室に通学した。

入院では食事療法、運動療法、行動療法、ほかの肥満の患児とのグループ療法、主治医によるカウンセリング、家族に対する心理教育的アプローチを行った。

【治療経過・予後】
食事量や体重のモニタリングは正確に行い、ほかの入院児にも教えてくれる姿がみられた。

3カ月の入院により肥満度と血液生化学的検査所見は改善した。また、対人緊張が低下し、感情の言語化もできるようになり外来通院となった。退院6カ月後には体重のリバウンドはなく、中学校に通学を開始した。

2 愛情遮断性小人症

1 疾患概念

▶愛情遮断

愛情遮断性小人症は、愛情遮断（maternal deprivation）、すなわち養育者との愛着の障害に起因する低身長である（「子ども虐待」の項、306頁参照）。

これに関連する病態にはいくつかの用語がある。成長ホルモン異常などの器質的異常が一次的な原因ではなく成長障害をきたすものとしては、低身長を呈するものに、

▶心理社会的小人症

①愛情遮断性小人症、②心理社会的小人症（psychosocial short stature）[6]がある。①と②は同義に使用されることもあるが、②は必ずしも養育の問題のみでなく、強度

▶非器質性成長障害

のストレスを与える心理社会的要因による低身長という意味で使用されることもある。また、身体的要因によらない身長、体重を含む成長の障害を非器質性成長障害（non-organic failure to thrive）といい、ネグレクトによって起こることが多い。さらに、適切な養育を受けられないために生じている心身の障害を総合して愛情遮断症候群（deprivation syndrome）と呼ぶ。

広い意味での虐待に起因する成長の障害は、乳幼児では非器質性成長障害、年長児では愛情遮断性小人症の症状を呈するといえるが、厳密に区別できないこともあるので、ここではこの2つを含めた病態について述べる。

2 疫学

この疾患のみの出現率は明らかではない。児童相談所に通告される虐待件数は著しく増加しており、平成12年度では1万7,725件で、平成2年度の1,101件と比較すると16倍以上となっている。平成12年度の全関係機関（福祉、保健、医療、教育、警察、司法）全国実態調査では、虐待事例2万4,744例のうち、児の状態の内訳として、死亡0.5％、生命の危機4.5％、要受療6.8％、軽症20.3％、行動の問題17.2％、心理的な問題13.4％、特に症状なし21.3％と報告されている[7]。すなわち医療機関以外の機関を含めた統計でも、3割以上が軽症以上の身体的問題を有している。

3 病態生理・病態生化学・力動的解釈

乳児期の愛着の障害によるストレスは内分泌系や免疫系に強い影響を及ぼすことが指摘されている[8]。慢性の心理的ストレスにさらされることによりコーチゾールの上昇が起こり、視床下部—下垂体—副腎系の機能が障害され、GHの分泌不全を生じると推定されている。

また、養育の質と関連した成長障害では、養育者側の要因のみでなく、子ども側の要因、親子相互関係、と多くの因子が相互に関係している（図1）[9]。

実際の虐待症例では、さらに心理的ストレスのみでなく、直接的に成長障害の原因となる栄養の不良、感染症の反復などの要因が複合的に関係している。

4 臨床症状

虐待を疑うべき子どもや養育者の所見については「子ども虐待」（306頁）を参照されたい。

親が子どもを連れて小児科を受診する場合は、体重が増えない、あるいは低身長、

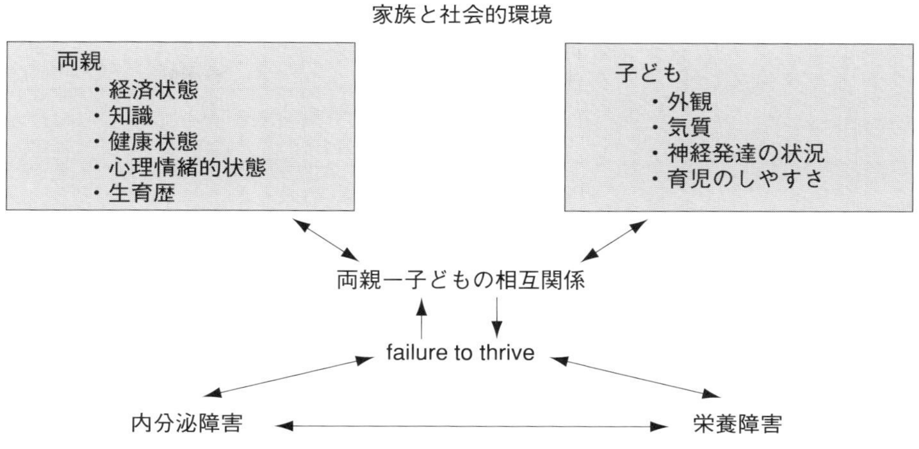

7・内分泌代謝系

```
                家族と社会的環境

   ┌─────────────┐         ┌─────────────┐
   │ 両親         │         │ 子ども       │
   │ ・経済状態   │         │ ・外観       │
   │ ・知識       │         │ ・気質       │
   │ ・健康状態   │         │ ・神経発達の状況│
   │ ・心理情緒的状態│      │ ・育児のしやすさ│
   │ ・生育歴     │         │              │
   └─────────────┘         └─────────────┘
           ↘               ↙
            両親−子どもの相互関係
                    ↕
              failure to thrive
             ↙              ↘
      内分泌障害 ←─────→ 栄養障害
```

図 1. 成長障害の相互関係モデル(訳は著者による)
(Casey PH：Failure to thrive. Saunders, Philadelphia, 1999 より引用)

を主訴とする。乳幼児健診では、成長曲線の異常としてチェックされる。親が心配して積極的に受診することは実際には少ない。ある時期から成長の増加が減少、または停止する。母親が述べる家での食事の量と身長や体重の増加率にギャップがある。

重要点……… 乳幼児健診、未熟児のフォローアップでは、常にこの疾患を念頭において診察を行う。

▶乳幼児健診
▶未熟児フォローアップ
▶栄養ネグレクト

また、成長の障害をきたすほどの極端なアレルギー除去食や信仰等による偏った食事を止めない場合は、親に虐待の意識がなくても栄養ネグレクトとして対応する必要がある。

注意点……… 栄養ネグレクトがないかどうかに注意する。

身体所見では、乳幼児期はやせを伴う低身長を示すが、幼児期以降はやせが目立たず低身長のみの場合がある。

子どもの様子では、着衣や皮膚のスキンケアや傷の状況、表情や行動に注意する。行動面では、過食多飲[6]、異食、隠れ食いなどの食行動異常がみられる。また精神運動発達の遅れを合併することも多い。

5 検査

検査所見では、X線検査により骨年齢の遅延(身体的虐待がある場合は古い骨折線など)、低栄養状態を示す血液検査異常(貧血、低蛋白血症など)、内分泌検査でGH分泌不全、甲状腺機能低下がみられる。GH分泌不全は、家庭のストレス環境から子どもを離すことで改善する。

6 診断基準・鑑別診断

　器質的な疾患の除外が必要であるが、この疾患を念頭において詳細な問診と成長曲線の検討、身体診察、臨床検査を行えば、診断はそれほど困難ではない。
　また、入院して一般的な内容の食事をさせただけで明らかに体重、身長の増加率が上昇することは、治療的診断といえる。

7 初期対応・治療

1・初期の家族への説明

　基本的な対応は「子ども虐待」(306頁)に述べられている対応に準じる。緊急度が高くない場合、初期の段階で重要なことは、治療を継続することとフォローアップの地域ネットワークづくりである。ネグレクトが疑われる場合は、親には育児や食事の与え方の問題点は指摘せず、大きくならない原因として病気がないかどうかを調べましょう、として治療を続ける。実際に子どもが育てにくい過敏な気質をもっていたり、病弱であることも多く、親の育児の大変さにまず共感することが大切である。子どもが小さい、あるいは発達が遅れているということを強調し過ぎると、自分たちを責められているように感じて反発する親もいるので注意が必要である。
　一方、児童相談所、地域の保健師、保育所や学校などと連携し、フォローアップの体制をつくる。通常は児童相談所が中心となって、どのように分担して家族を支援するかを検討する。

▶共感

2・家族からの質問に対する回答

　Q：子どもが大きくならないのは母親の育児能力がないせいでしょうか？
　A：そうではありません。子どもの発育の仕方はいろいろで、生まれつきあまり食べない、ゆっくり大きくなっていく体質の子どももいます。

3・心身医療の対象になる場合

　主として小児科医は子どもに対する対応を行い、母親の心理的なケアは専門家と分担するのが望ましい。特に(産後)うつ状態や精神疾患が疑われる場合は精神科にコンサルトする。
　子どもに対しては、虐待に準じた心理的ケアが必要である。

3　周期性嘔吐

1 疾患概念

▶周期性嘔吐

周期性嘔吐（cyclic vomiting）は、小児に反復性、周期性の嘔吐を生じ、嘔吐の時期に尿ケトン陽性を呈し、嘔吐がほかの器質的疾患によらないものをいう。

小児にみられる慢性、反復性の嘔吐の診断名としては、①反復性嘔吐（recurrent vomiting）、②周期性嘔吐、③アセトン血性嘔吐（acetonemic vomiting）、④心因性嘔吐（psychogenic vomiting）、⑤神経性嘔吐（neurogenic vomiting）、の用語がある。一般的には①〜③はほぼ同義、④と⑤が同義で用いられる。

▶心因性嘔吐

周期性嘔吐と心因性嘔吐の相違は、前者の方が後者に比較すると臨床像が均一であるといえる。但し、両者を厳密に区別するのが困難な場合もあり、一連の疾患概念とする立場もある。また、当然心因性嘔吐のみでなく、周期性嘔吐も身体面のみの治療ではなく、心身医学的アプローチが必要な病態である（「心因性嘔吐」の項、92頁参照）。

重要点………周期性嘔吐の場合、心因性嘔吐かそうでないかの鑑別にこだわる必要はない。個々の例に応じて病態に関係する心理社会的因子の内容と程度について吟味すべきである。

2 疫学

周期性嘔吐は、学童の1.9％にみられ、50％が輸液を必要とする中等度以上の症状であり、年間平均20日学校の欠席を必要とする、という報告がある[10]。

3 病態生理・病態生化学・力動的解釈

周期性嘔吐の病態生理は完全には明らかになっていない。嘔吐の中枢は延髄のニューロン群であり[11]、この部分が種々の部分からの刺激を受けることにより嘔吐が起こる（図2）[12]。子どもの中枢神経は未熟であり、身体的あるいは心理的ストレスによる嘔吐中枢の刺激が起こりやすいことが推察されている。一方、成人後片頭痛を合併することが多く、片頭痛とオーバーラップする病態も推定されている[10]。

▶片頭痛

周期性嘔吐が反復している場合は、軽微なきっかけで嘔吐を誘発しやすくなっている、いわゆる「条件づけ」が起こっていることが多い。

▶条件づけ

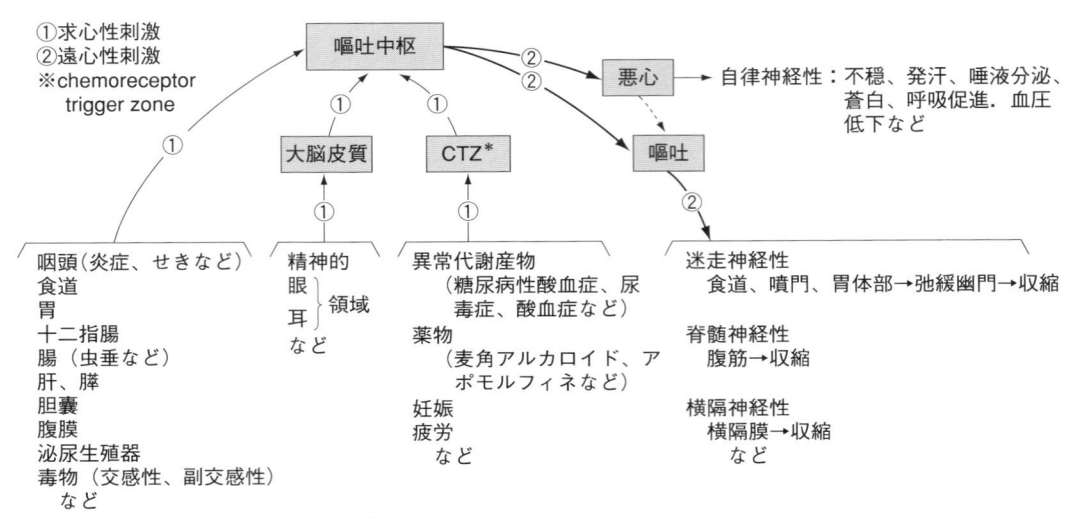

①求心性刺激
②遠心性刺激
※chemoreceptor trigger zone

嘔吐中枢

悪心　自律神経性：不穏、発汗、唾液分泌、蒼白、呼吸促進．血圧低下など

大脳皮質　CTZ*

嘔吐

咽頭(炎症、せきなど)
食道
胃
十二指腸
腸(虫垂など)
肝、膵
胆嚢
腹膜
泌尿生殖器
毒物(交感性、副交感性)
など

精神的
眼
耳 }領域
など

異常代謝産物
(糖尿病性酸血症、尿毒症、酸血症など)
薬物
(麦角アルカロイド、アポモルフィネなど)
妊娠
疲労
など

迷走神経性
食道、噴門、胃体部→弛緩幽門→収縮

脊髄神経性
腹筋→収縮

横隔神経性
横隔膜→収縮
など

図 2．嘔吐の発現機序(吉岡重威：消化器症状．小児内科 31：717, 1999 より引用)

4 臨床症状

　2歳〜学童期前半の小児に突然激しい嘔吐が出現し、嘔吐は数日間続く。嘔吐が始まるきっかけは、感染性胃腸炎などの身体疾患や、緊張や興奮を伴う行事、環境の変化、などが多い。嘔吐は頻回で、胃液、胆汁を含み、場合により上部消化管出血の合併によりコーヒー残渣様となる。発症初期は活動性が低下し、顔面蒼白、四肢冷感、頻脈となり、呼気にアセトン臭がある。腹痛、頭痛、便秘などを伴うことも多く、回復期に食欲が亢進する場合がある。

　嘔吐は1日〜数日続き、このようなエピソードが年に数回繰り返される。ほとんどが思春期までに自然治癒する。

　片頭痛の家族歴があることが多い。

5 検査

　診断は、特徴的な臨床経過と、尿ケトン体の強陽性所見により行う。

6 診断基準・鑑別診断

1 ▪ 診断基準

　表4、5に診断基準と臨床症状を示す[13)14)]。

表 4. 周期性嘔吐症の臨床的特徴

女児：男児　55：45

発症年齢　平均 5.3 歳

症状
　嘔吐：ピーク時は 6 回以上/時、胆汁(76%)、血性(32%)
　自律神経症状：倦怠感(91%)、蒼白(87%)、発熱(29%)、唾液過多(13%)
　消化器症状：腹痛(80%)、むかつき(76%)、食欲不振(74%)、嘔気(72%)、下痢(36%)
　神経症状：頭痛(40%)、しゅう明(32%)、音過敏(28%)、めまい(22%)

発作パターン
　持続期間：24〜43 時間
　周期性：周期は一定で通常 2〜4 週間ごと(47%)
　発症時間：夜または早朝(34〜60%)
　嘔吐発作の性状：一定

誘発因子
　感染(41%)、心理的ストレス(34%)、食べ物(26%)、月経(13%)

予後
　発症から平均 2 年 4 カ月で治癒。28%は片頭痛に移行

片頭痛の家族歴　82%

(文献 11)13)より引用)

表 5. 鑑別診断と診断のための検査

消化器疾患
　潰瘍性食道炎、クローン病、回転異常、慢性虫垂炎、膵炎など
　　血液：CBC、ESR、ALT、アミラーゼ、リパーゼ
　　尿/便：尿中 VMA、便潜血
　　X 線その他：EGD、UGI、腹部 CT、腹部エコー

神経疾患/耳鼻咽喉疾患
　慢性副鼻腔炎、頭蓋内圧亢進
　　X 線：副鼻腔 CT、頭部 CT または MRI、EEG

腎疾患
　急性水腎症、nephrolithiasis
　　尿：UA、尿 Ca/Cr 比
　　X 線：腎エコー

代謝/内分泌疾患
　代謝異常症(脂肪酸代謝異常症、ミトコンドリア異常、尿素サイクル異常症、急性間欠性ポルフィリア、ケトーシスをきたす疾患)、内分泌疾患(Addison 病、糖尿病、褐色色素症、視床下部疾患—Sotos 症候群)
　　血液：電解質、血糖、カテコラミン、pH、HCO_3^-、カルニチン、乳酸、アンモニア、アミノ酸、ACTH、ADH
　　尿：ケトン体、有機酸、カルニチン

その他
　過食、うつ病、不安症、妊娠
　　血液検査：HCG
　　尿：中毒物質
　　その他：心理カウンセリング

(文献 11)13)より引用)

2 ▪ 鑑別診断

嘔吐をきたすほかの疾患の除外が重要である。特に以下の疾患の鑑別には留意し、必要な検査を行う。

①神経系の異常(脳腫瘍、てんかん)
②消化管の異常(腸回転異常症、上腸間膜動脈症候群)
③内分泌・代謝異常(周期性 ACTH-ADH 分泌異常症、ケトン性低血糖症、先天性有機酸代謝異常症、尿素サイクル異常症)
④ほかの心身症(摂食障害)

7 初期対応・治療

1 ▪ 初期の家族への説明

①嘔吐に対する身体的治療：初期は絶食にし、脱水、電解質異常の補正、糖補給などを行う。
②ほかの疾患の否定
③家族への説明：周期性嘔吐と診断された場合、子どもに特有の病態であり、体質が関係していること、通常は思春期までには治ることを説明する。

2 ▪ 家族からの質問に対する回答

Q：無理をさせないようにした方がよいのでしょうか？
A：生活や活動の制限は必要ありません。周期性嘔吐の場合は、思春期頃に自然に治るまでは、安静にしていれば嘔吐を予防できるという可能性は残念ながら低いです。嘔吐を恐れて生活を制限するより、できるだけ普通に活動して、症状が始まってしまったら早めに対応すればよい、という考え方がよいでしょう。

3 ▪ 心身医療の対象になる場合

●a．入院治療の考え方

嘔吐が何日か続いて、絶食、補液が必要な場合は必要最小限の短期間入院を行う。嘔吐のエピソードが頻回で、本人と家族の「また始まるのではないか」という予期不安が高く、心理的緊張が高まり悪循環になっている場合は、長期間の入院が必要となる。この場合は、病棟生活において、生活の場(病棟保育士など)、学習の場(院内学級など)が保障されていることが望ましい。

b. 心理治療の在り方

▶生活を広げる援助

心理治療は一般的な心理的問題への対応と、生活を広げる援助の2つが必要である。前者は、本人が過剰適応的に頑張り過ぎていて、感情の言語化が乏しい場合、明らかにストレス過剰状態がある場合、あるいは嘔吐を繰り返すことで不安、緊張が高まっている親子関係がある場合適応となる。このような心理的な緊張状態が著明でない場合は、この疾患が必ず治ることを説明して本人家族の不安を軽くすることと、症状が始まったときに早めに受診してもらう、という確認ができていれば、心理治療のみの目的で通院させる必要はない。一方、この疾患では、親が「この子は弱い子だから」と過剰な活動の制限をしていることが多い。むしろ嘔吐のない時期にどのように症状と折り合いをつけながら生活を広げ、子どもに自信をつけさせていくかの具体的な助言が重要である。

（コ ツ）………症状があっても、それと折り合いながら生活を広げ本人の自立を援助することに治療のウエイトをおく。「ここまでは大丈夫」の医師の具体的な助言と実際やってみたうえでのフィードバックの積み重ねが重要である。

4 ▪ 薬物療法

▶片頭痛薬

嘔吐初期は絶食にし、必要に応じて輸液を行う。症状によるストレスでさらに増悪することを予防するために、初期にベンゾジアゼピン系のマイナートランキザイザーや、抗ヒスタミン剤を使用する場合もある。軽症の嘔吐ではドンペリドンなどの制吐剤も適応となる。漢方の五苓散を水分に溶解して注腸すると効果的であるという報告もある。Olsonらは、周期性嘔吐症の初期評価、治療において、上部消化管精査と片頭痛薬 (sumatriptanなど) トライアルの組み合わせがコストパフォーマンスがよいと述べている[10]。

（コ ツ）………片頭痛の家族歴のある周期性嘔吐症には、片頭痛薬治療が有効な場合が多い。

（汐田まどか）

【文献】

1) Ebbeling CB, Pawlak DB, Ludwig DS : Childhood obesity ; public-health crisis, common sense cure. Lancet 360 : 473-482, 2002.
2) 汐田まどか, 笠木重人：心身医学的アプローチが有効であった小児単純性肥満の2症例. 小児保健研究 49：600-604, 1990.
3) 朝山光太郎, 村田光範, 大関武彦, ほか：小児肥満症の判定基準；小児適正体格検討委員会よりの提言. 肥満研究 8：96-103, 2002.
4) Drohan SH : Managing early childhood obesity in the primary care setting ; a behavior modification approach. Pediatr Nurs 28 : 599-610, 2002.
5) 竹内浩視, 横地智子, 中西俊樹, ほか：思春期の肥満. 小児科診療 64：41-46, 2001.
6) Skuse D, Albanese A, Stanhope R, et al : A new stress-related syndrome of growth failure and hyperphagia in children, associated with reversibility growth-hormone insufficiency. Lancet 10 ;

348(9024)：353-358, 1996.
7) 小林　登：児童虐待全国実態調査 I. 虐待発生と対応の実態　平成 13 年度厚生科学研究「児童虐待および対策の実態把握に関する研究」報告書, 2002.
8) Bugental DB, Martorell GA, Barraza V：The hormonal costs of subtle form of Infant maltreatment. Horm Behav 43：237-244, 2003.
9) Casey PH：Failure to thrive. Developmental-behavioral pediatrics, Levine MD, Carey WB, Crocker AC (eds), p 397-405, Saunders. Philadelphia, 1999.
10) Olson AD, Li BU：The diagnostic evaluation of children with cyclic vomiting；a cost-effectiveness assessment. J Pediartr 141：724-728, 2002.
11) Hornby PJ：Central neurocircuitry associated with emesis. Am J Med 3：111(8 A)：106 S-112 S, 2001.
12) 吉岡重威：消化器症状. 小児内科 31：713-720, 1999.
13) 児玉浩子, 森　庸祐, 金子衣野, ほか：周期性嘔吐症. 小児内科 35：1152-1154, 2003.
14) Li BU：Cyclic vomiting syndrome；age-old syndrome and new insights. Semin Pediatr Neurol 8：13-21, 2001.

CHAPTER 8

1　摂食障害

1 疾患概念

　摂食障害とは、体重や体型への強いこだわりと体重が増えることへの恐怖のために食行動に異常をきたす疾患である。その結果、食行動の異常だけにとどまらず身体的および精神行動上の症状を引き起こし、さらには致死的な結果が生じることもある。
　小児期にみられる摂食障害は、さまざまなきっかけから食欲低下をきたし、やせが進行して発症することが多い。また、著しい体重減少によって成長障害を引き起こす可能性もある。診断は、食欲不振および体重低下が続く神経性食欲不振症（Anorexia nervosa；AN）と、過食行動を繰り返す神経性大食症（Bulimia nervosa；BN）に分類され、さらにそれぞれは排出行動の有無によってサブタイプが存在する。その発症状況には、生育歴や家族や学校などの環境要因も大きく影響を及ぼしていることがあり、多元的な要因が示唆されている。
　近年、発症が低年齢化していることや患者数が増加していることから、適切な対応が求められている。

▶神経性食欲不振症
▶神経性大食症
▶サブタイプ

2 疫学

　最近の国内における調査によって、次のような結果が得られている。
　1997年の野添らによる定点モニタリング調査では、男女比1：38.7、平均発症年齢18.5歳であった。また、鹿児島県における女性総人口10万人あたりの患者数は16.2人で、1992年の調査時データ（4.8人）の3.4倍に増えていたと報告している。
　また、2000年度厚生労働省の特定疾患対策研究事業の研究班が、摂食障害についての全国調査を行っている。その結果、摂食障害患者は調査時、AN 48.7％、BN 39.6％、特定不能の摂食障害（EDNOS）10.5％であった。1993年調査では、AN 74.4％、BN 25.6％であり、近年BNおよびEDNOSの割合が増加しているという特徴があった。性別では、男性は3.1％で、1993年調査4.2％とあまり変化はなかった。また、発症年齢では、14歳以下の割合が20.9％で、大都市圏の方が地方圏よりも14歳

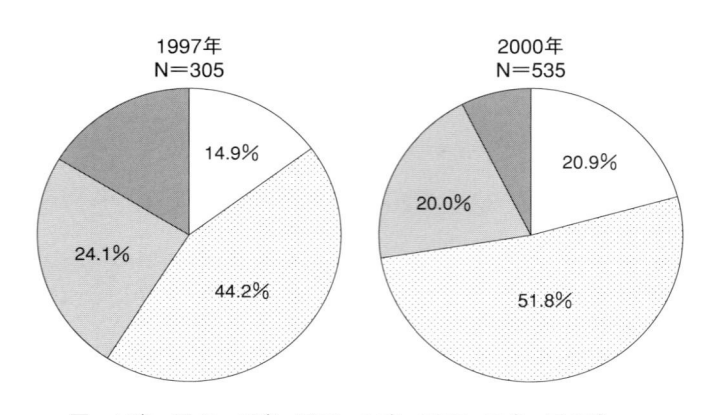

```
      1997年            2000年
      N=305            N=535
```

□ 〜14歳　□ 15〜19歳　□ 20〜24歳　■ 25〜29歳　□ 30歳〜

図 1．摂食障害の発症年齢の変化（文献3）より引用）

以下の割合が多かった（図1）。また、発症誘発因子としては、ダイエットと答えたダイエット群は49.4%、ストレスが誘発因子と考えられた非ダイエット群は50.6%であり、この2群間ではダイエット群の方が発症年齢は優位に低かった。食行動以外では、ひきこもり、盗癖、自殺念慮などの問題行動が、ANよりBNで有意に多くみられている。

2001年度には、初診から4〜10年を経過した患者を対象にした予後調査が行われた。その結果、初診時の診断は、AN制限型（ANR）41%、ANむちゃ食い/排出型（ANBP）17%、BN排出型（BNP）24%、BN非排出型（BNNP）13%、特定不能の摂食障害（EDNOS）5%で、調査時正常56%、死亡7%と報告されている。正常になった割合をみると、ANR 63%、ANBP 28%、BNP 55%、BNNP 63%、DNOS 64%、死亡は、ANR 3%、ANBP 28%、BNP 2%、BNNP 7%、であった（注：正常とは、BMI＞17.5、月経があり、食行動異常、身体像異常、問題行動がともになく、対人関係と社会関係がともに良好な状態を3カ月以上継続した場合である）。

▶低年齢化
▶遷延例

このように、大都市圏における発症年齢の低年齢化、BNやEDNOSの増加、遷延例や死亡例が存在するということが明らかになっている。

3 病態生理・病態生化学・病因

▶視床下部

食行動は、視床下部を中心とした神経回路網で統合されている（図2）。視床下部腹内側核（VMH）は破壊すると摂食亢進が起こり肥満するため満腹中枢と呼ばれ、視床下部外側野（LHA）は破壊すると動物はえさを食べられなくなり死に至るため摂食中枢と呼ばれている。そのほか、室傍核（PVN）、視床下部背内側核（DMH）、弓状核（ARC）なども、エネルギー代謝にかかわっていることが判明してきた。これらの神経回路網

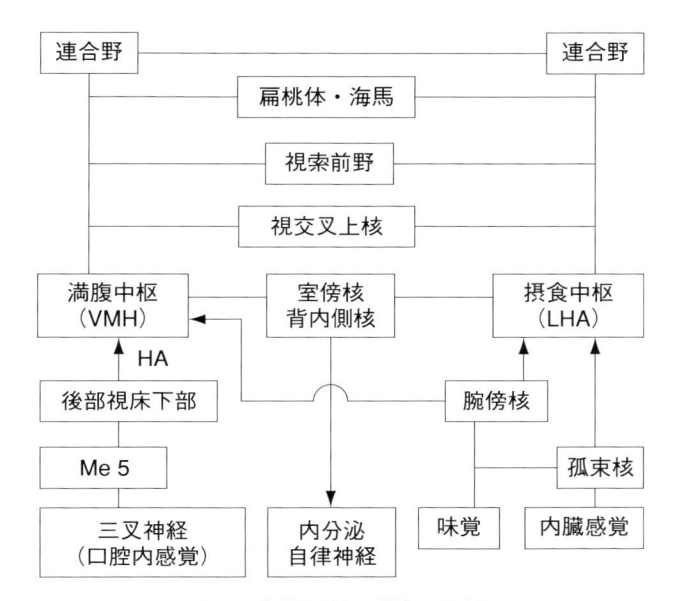

図 2. 食欲調節の神経回路網
VMH：視床下部腹内側核 ventromedial hypothalamic nucleus
LHA：視床下部外側野 lateral hypothalamic area
Me 5：三叉神経中脳路核 mesencephalic trigeminal nucleus
HA：ヒスタミン
（文献1）より引用）

を通じて、大脳皮質を中心とした認知調節系とエネルギー代謝によって調節されている代謝調節系によって、食行動は制御されている。さらに、摂食調節因子としてレプチン、オレキシン、グレリン、ヒスタミン神経系、CRHなどが抽出されている（**表1**）。現在、これらの物質と摂食障害に認められる食行動や認知様式との関連が研究されている。また、遺伝子研究も始まり、成果が待たれている。

▶個人的要因
▶環境要因
▶社会文化的要因

一方、病因としては、一般に個人的要因、環境要因、社会文化的要因などが絡み合って発症すると考えられている（**図3**）。個人的要因には、遺伝的生理的素因や性格傾向が含まれるが、小児期の発症の場合、二次性徴による身体発育や精神発達上の問題も大きなストレスとなる可能性がある。環境要因には、学校や友人、部活や家族など子どもにとってストレスフルな環境が含まれる。社会文化的要因として、ダイエットや「やせ」を強調する風潮は子どもにも大きな影響を与えている。特に小児においては発達という観点は大きな問題であり、誰にでも発症する可能性がある。そのため、治療には発達支援を行うようなアプローチが不可欠である。また、予防という観点から、ストレスマネジメント教育や「やせ」を礼賛する社会的風潮への警告などが今後必要であろう。

▶発達支援

表 1. 食欲調節に影響を与える物質

物質の種類	抑制因子	促進因子
モノアミン	ヒスタミン ドパミン セロトニン	ノルエピネフリン
ペプチド、 ホルモン	グルカゴン ボンベシン CRH GHRH(大量) TRH CCK MSH GLP-I ニューロテンシン ウロコルチン ソーバジン ソマトスタチン カルシトニン CGRP レプチン エストロゲン テストステロン	インスリン NPY グルココルチコイド β-エンドルフィン ガラニン GHRH(少量) GHRP プロラクチン MCH aouti 蛋白 AGRP
成長因子、 サイトカイン	FGF TNF-α インターロイキン-1β インターフェロン	
代謝物質	グルコース ケトン体 (3-ヒドロキシ酪酸) ヒスチジン 短鎖有機酸(C4)	遊離脂肪酸 短鎖有機酸(C5)

CRH：corticotropin-releasing hormone, GHRH：growth hormone-releasing hormone, TRH：thyrotropin-releasing hormone, CCK：cholecystokinin, MSH：melanocytestimulating hormone, GLP-I：glucagon-like peptide I, CGRP：calcitonin gene-related peptide, NPY：neuropeptide Y, GHRP：growth hormone-releasing peptide, MCH：melanin-concentrating hormone, AGRP：agouti related peptide, FGF：fibroblast growth factor, TNF-α：tumor necrosis factor-α

(新井ら，日本臨床第59巻3号，中枢システムの異常による食欲調節障害より引用)

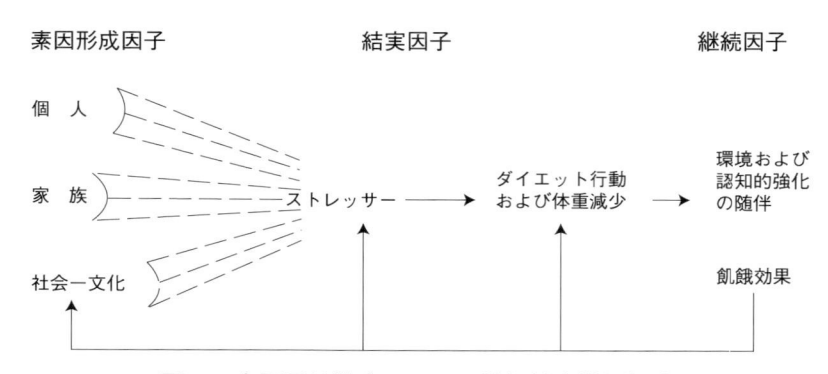

▶多因子性障害

図 3. 多因子性障害としての神経性食欲不振症
(末松弘行(監訳)：アノレクシア・ネルヴォーザより引用)

表 2. 摂食障害でみられる症状

▶ **主として低栄養による身体症状**
　無月経、るい瘦、低体温、徐脈、不整脈、低血圧、低血糖、筋力低下、便秘、四肢冷感、浮腫、睡眠障害、出血傾向、貧血、脱水、皮膚乾燥、産毛密生、脱毛、味覚障害、低身長、思春期遅延、全身倦怠、など。

▶ **主として過食に伴う排出行動による身体症状**
　唾液腺腫脹、う歯、吐きダコ、口角炎、浮腫、皮下気腫、食道炎、胃炎、食道破裂、胃破裂、など。

▶ **精神行動上の問題**
　食行動：拒食、過食、隠れ食い、盗食、孤食、家族への摂食強制、食事時間・嗜好の偏り、食べ物・料理への異常な執着、体重・食べ物に関する強迫行動、水分の大量摂取、吐物保存、など
　その他の症状：虚言、退行的行動、自傷行為、盗癖、自殺企図、抑うつ、強迫、不安、無気力、不登校、家庭内暴力、ひきこもり、気分易変性、自己評価の低下、集中力低下、衝動性コントロールの低下、など。性的逸脱、薬物・アルコール依存、など(強迫性障害、気分障害、統合失調症などが並存する場合がある)。

4 臨床症状

　ANの場合の主症状は、拒食による体重減少であり、体重減少に陥るきっかけはさまざまである。ダイエットのために食事量を減らす、風邪をひいたあと、あるいは夏暑くて食欲がない、部活や勉強が忙しくて食べられない、車に酔って吐いたことをきっかけに吐くかも知れない恐怖心から食べられなくなった、運動やバレエをしているのでやせていなければいけないなどが受診時の問診で現病歴として述べられることがある。このような食事制限が続くと体重は減少し始めるが、本人は困っていないことが多く、なかなか受診には至らないことがある。さらに体重減少が長期にわたると、**表2**に示したようなさまざまな身体症状が固定化されていく。これらの身体症状は、慢性的な低栄養状態から生じる病態であり、精神行動上の症状を伴うようになっていく。そのため、主訴は食欲不振、体重減少、無月経、便秘、不眠、四肢冷感などさまざまであるが、患者本人が苦痛を訴えるというよりは、親または学校の養護教諭によって身体症状に気づかれて、受診させられることが多い。摂食障害を疑われて受診する場合もあれば、ほかの身体疾患を疑われて受診する場合もある。時に無月経を主訴に、最初に婦人科を受診する場合もある。

▶低栄養状態

　BNは、以前はANの発症後数年を経て発症するといわれていたが、最近は短い拒食期の後比較的早期に過食および排出行動を行い発症する症例が多い。自己誘発性嘔吐や下剤の乱用などの排出行動を行うことができるのは、小児期では比較的高学年である。臨床症状としては、低栄養による身体症状だけでなく、排出行動に合併する症状が認められる。体重は減少している場合が多いが、時には正常範囲であることもある。自己誘発性嘔吐や下剤の乱用などの排出行動は、秘密に行われ、発覚するまでにかなり時間がかかることが多く、著しい身体症状がなければ、なかなか受診にまで至

▶排出行動
▶自己誘発性嘔吐
▶下剤の乱用

らないことがある。その場合、食行動の問題ではなくて、ほかの精神行動上の問題で受診し、ダイエットや排出行動が明らかになり診断に至ることがあるので注意を要する。

5 検査

AN 患者における検査の目的は、体重減少がほかの身体疾患によって生じていないかどうかの鑑別診断と、低栄養状態の程度と合併症がどの程度進んでいるかを知ることである。身体疾患における鑑別診断が必要な疾患は、炎症性疾患・感染症・消化器疾患・内分泌疾患・代謝疾患・脳腫瘍などである。

▶鑑別診断

BN においても、過食や排出行動による合併症がどの程度進んでいるか調べることが重要である。

検査は、なるべく患者の負担が軽くすむ検査から行うことが望ましい。血液、尿、胸部 X 線、心電図、頭部 CT など表3 に示す内容が一般的には必要である。

▶異常値

低栄養状態が続いている期間や、排出行動の程度により検査の結果は異なるが、異常がないからといって問題がないわけではない。異常値を示すまでにはある程度の期間を要するので、異常値が出た時点では病状は進んでいると理解した方がよい。

検査データは、次のような異常値を示すことがある。時間はかかるが、身体状況が正常に戻れば、回復してくる。

ⅰ）**血液一般検査**：白血球減少、貧血（脱水のために見かけ上貧血が認められないこともある）、血小板減少。

ⅱ）**血液生化学**：病初期には高コレステロール血症を認め、次第に低下してくる、高アミラーゼ血症（嘔吐や時間をかけてゆっくり食べる食べ方をすることで唾液腺を刺激して唾液腺の腫脹を伴い血清アミラーゼ値が上昇する）、低蛋白血症、脱水による BUN 上昇、節食、嘔吐、下剤の乱用による低 Na・低 K・低 Cl、など。

ⅲ）**肝機能**：著しい低栄養における肝機能低下、あるいは拒食から過食に変化するときにも一過性に ALT、AST の上昇を認めることがある。

表 3. 摂食障害患者に必要な一般検査

- 身長、体重、血圧、脈拍
- 血液一般（RBC、WBC、Hb、Ht、血小板、白血球分類）
- 血液生化学（AST、ALT、BUN、総蛋白、アルブミン、クレアチニン、アミラーゼ、Na、K、Cl、CK、Ca、P、総コレステロール、FFA、血糖、CRP など）
- 検尿
- 内分泌検査（フリーT 3、フリーT 4、TSH、LH、FSH）
- アミノ酸分析
- 心電図、胸部 X 線、頭部 CT
- 必要に応じて、心エコー、腹部エコー、上部消化管内視鏡、など

iv）内分泌検査：T3の低下
v）尿検査：蛋白尿、血尿（やせによる起立性あるいは腎下垂によると考えられている）
vi）心電図、心エコー：徐脈、不整脈。心嚢液貯留を認めることがある。
vii）頭部CT：脳萎縮（やせの回復とともに改善する可逆性の変化）
viii）骨密度：低下（病的骨折を起こしやすい）

6 診断基準・鑑別診断

▶問診

小児期は正常発達を遂げていれば、身長・体重は増加する。そのため、成長が止まる、あるいは体重が低下する事態が生じると、その原因について解明していくことが求められる。主訴が低栄養に基づいている症状であれば、問診をていねいにしていくことが大切である。できれば、患者本人に直接尋ねて、親に尋ねる時間は別にとるようにする。表4に示す手順に従って問診を行っていくことにより、ほぼ診断は可能である。並行して、先の検査の項目で述べたように、器質的疾患の除外ために検査を行う。また、うつ病や統合失調症の初期症状として食行動異常がみられることがある。

▶精神症状

一方、摂食障害の経過中に、一過性に精神症状を呈することもあり、診断には注意を払う必要がある。

ANの患者は初診時には、「やせていても元気である」「治療は必要ない」「自分で頑張って食べるから待ってほしい」など、治療に対して拒否的な態度をとることがある。このような態度は、患者に「病識がない」ととらえるよりは、「病気と認めたくない気持ち」あるいは「治療により太らされるのではないか」という『肥満恐怖』ととらえるべきである。

表4．問診の手順

▶患者本人への問診
① 患者本人が困っていることは何か。それはいつ頃からか。
②「やせ」のきっかけは何か。友人関係、部活、いじめ、兄弟葛藤、祖父母や両親との葛藤、など問題はなかったか。「ダイエット」を決意していないか。
③ やせる前の体重、一番やせたときの体重。
④ どのくらいの期間続いているのか。
⑤ ほかに低栄養による身体症状、食行動上の問題、その他の精神行動上の問題などがないかどうか。
⑥「やせすぎ」と思うかどうか。やせていることを自分はどう思うか。親、兄弟、友だちの反応はどうか。
⑦ どれくらいの体重が理想か（どれくらいの体重までなら増やしてもいいと思うか）。
⑧ 勉強、塾、部活、その他の活動はどれくらいしているか。
⑨ どのような食品をどれくらい食べているのか。

▶家族への問診
① 家族が心配していることは何か。
② 父親、母親それぞれがどのように考え、どのように行動しているのか。
③ 生育歴について。

▶むちゃ食いエピソード

　BN患者は、初診時既に「むちゃ食いエピソード」があること、「自己誘発性嘔吐」や「下剤の乱用」などの排出行動を認めることが多い。ANと比較して、受診までの病悩期が長く、受診を決意する際は『病気』であることを認め、治療を求めて受診することが多いように思われる。ただ、ANもBNもともに、体重を減らす努力がなされていることは同じであり、いずれにしても治療には時間がかかることはいうまでもない。

▶標準体重

　一般的に用いられているDSM-IVによる診断基準を表5に示す。標準体重は、一般には平田法が用いられるが、小児の場合、標準体重は、年齢別身長別標準体重表を用いている。しかし、小児期にはこの診断基準を満たさない食行動異常が、少なからず存在するのが現状である。このような症例については、後で述べることにする。

```
＜平田法＞
身長　＞160 cm　　（身長−100）×0.9
　　　150〜160　　（身長−150）×0.4+50
　　　＜150　　　　身長−100
```

7 初期対応・治療

▶身体的ケア
▶心理的治療
▶家族支援
▶学校との協力体制

　ANもBNも治療の原則は、①身体的ケア、②心理的治療、③家族支援、④学校との協力体制、であり、これらは並行してできるだけ早期から行われなければならない。具体的には、身体的ケアとは、低体重に対する対症療法的なケアであるが、多くの場合「やせ」は数カ月をかけて進行しているため急激な治療は逆効果になることがあり注意を要する。安易な輸液によって、肝障害や低P血症などを引き起こす可能性や、経口摂取からの逃避や輸液依存（またはチューブ依存）などに陥る可能性もある。

▶輸液依存

　心理的治療は、「受容・共感・保証」を基本にして問題解決能力を身につけていけるような発達支援であり、家族支援は病気の子どもを抱えた家族に対するケアや家族機能の改善を目指すものである。そして、患者が学校でも過ごしやすくできるよう学校と連携を取るようにする。できれば、日常生活の場である家庭で家族とともに治療を受けることができる外来治療が望ましい。

▶疾病教育
▶心理教育的アプローチ

　ここでは、大阪市立大学医学部附属病院小児科心療外来で治療効果を上げていた患者と家族に対する疾病教育と食事指導を中心にした心理教育的アプローチ（表6）に基づいて説明する。

1 ▪ 初期対応

●a．ANの患者への対応

　小児期発症の場合、多くは初発であり、患者に対して「摂食障害」についての正し

表 5．DSM-IVによる診断基準

▶神経性無食欲症　Anorexia Nervosa
A．年齢と身長に対する正常体重の最低限、またはそれ以上を維持することの拒否(例：期待される体重の85%以下の体重が続くような体重減少；または成長期間中に期待される体重増加がなく、期待される体重の 85％以下になる)。
B．体重が不足している場合でも、体重が増えること、または肥満することに対する強い恐怖。
C．自分の体の重さまたは体型を感じる感じ方の障害：自己評価に対する体重や体型の過剰な影響、または現在の低体重の重大さの否認。
D．初潮後の女性の場合は、無月経、つまり、月経周期が連続して少なくとも 3 回欠如する(エストロゲンなどのホルモン投与後のみに月経が起きている場合、その女性は無月経とみなされる)。

▶病型を特定せよ：
制限型：現在の神経性無食欲症のエピソード期間中、患者は規則的にむちゃ食い、または排出行動(つまり、自己誘発性嘔吐、または下剤、利尿剤または浣腸の誤った使用)を行ったことがない。
むちゃ食い/排出型：現在の神経性無食欲症のエピソード期間中、患者は規則的にむちゃ食いまたは排出行動(つまり、自己誘発性嘔吐、または下剤、利尿剤または浣腸の誤った使用)を行ったことがある。

▶神経性大食症　Bulimia Nervosa
A．むちゃ食いのエピソードの繰り返し。むちゃ食いのエピソードは以下の 2 つによって特徴づけられる。
　(1) ほかとはっきり区別される時間の間に(例：1 日の何時でも 2 時間以内の間)、ほとんどの人が同じような時間に同じような環境で食べる量よりも明らかに多い食物を食べること。
　(2) そのエピソードの間は、食べることを制御できないという感覚(例：食べるのを止めることができない、または何を、またはどれほど多く食べているかを制御できないという感じ)。
B．体重の増加を防ぐために不適切な代償行動を繰り返す、例えば、自己誘発性嘔吐；下剤、利尿剤、浣腸、またはその他の薬剤の誤った使用；絶食；または過剰な運動。
C．むちゃ食いおよび不適切な代償行動はともに、平均して少なくとも 3 カ月間にわたって週 2 回起こっている。
D．自己評価は、体型および体重の影響を過剰に受けている。
E．障害は、神経性無食欲症のエピソード期間中にのみ起こるものではない。

▶病型を特定せよ：
排出型：現在の神経性大食症のエピソード期間中、患者は定期的に自己誘発性嘔吐をする、または下剤、利尿剤または浣腸の誤った使用をする。
非排出型：現在の神経性大食症のエピソード期間中、患者は、絶食または過剰な運動などの他の不適切な代償行動を行ったことはあるが、定期的に自己誘発性嘔吐、または下剤、利尿剤または浣腸の誤った使用はしたことがない。

▶特定不能の摂食障害　Eating Disorder Not Otherwise Specified
特定不能の摂食障害のカテゴリーは、どの特定の摂食障害の基準も満たさない摂食の障害のためのものである。例をあげると、
1．女性の場合、定期的に月経があること以外は、神経性無食欲症の基準をすべて満たしている。
2．著しい体重減少にもかかわらず現在の体重が正常範囲内にあること以外は、神経性無食欲症の基準をすべて満たしている。
3．むちゃ食いと不適切な代償行為の頻度が週 2 回未満である。またはその持続期間が 3 カ月未満であるということ以外は、神経性大食症の基準をすべて満たしている。
4．正常体重の患者が、少量の食事をとった後に不適切な代償行動を定期的に用いる(例：クッキーを 2 枚食べた後の自己誘発性嘔吐)。
5．大量の食事を噛んで吐き出すということを繰り返すが、呑み込むことはしない。
6．むちゃ食い障害：むちゃ食いのエピソードが繰り返すが、神経性大食症に特徴的な不適切な代償行動の定期的な使用はない。

表 6. 心理教育的アプローチ

STEP 1（上手なダイエットをしよう）
　① 疾病教育：「慢性飢餓」についての説明
　② 食事日記：好きなものを好きなだけ食べる
　③ 体重設定：これ以上体重を減らさない

STEP 2（フィードバック）
　① 食べても体重は増えない、食べないと体重は減る
　② 食べていることを誉める
　③ 太らせることが目的ではない

STEP 3（＜食べる＞練習）
　栄養士によるメニューの設定

STEP 4（心理的問題への気づき）
　① 言語化／② 家族との話し合い／③ 家族の対処能力の獲得

STEP 5（問題解決能力の獲得）
　① 社会進出／② 身体管理／③ 家族支援

◎家族支援
　① 疾病教育
　②「患者に無理強いしない」指導
　③「病気のときも、病気でないときもあなたが大切というメッセージを送り続ける」指導
　④ コミュニケーション技能・問題解決能力獲得への援助を行う

　　い情報や知識を与えるチャンスである。正しい情報や知識を得ることによって、「治りたい気持ち」を育て、再発を繰り返さないよう予防効果を期待しなければならない。そのため、初期対応は重要である。「受診した」という行動を「治りたい」気持ちの表れと受け止め、続けて受診できるように治療動機を高めることが大切で、わかりやすい言葉で、具体的に説明するようにする。

▶治療動機

▶受容的態度

　　この段階では、患者は医師との信頼関係が不十分なため患者は気持ちを訴えるということができないことが多く、心理治療に踏み込むことは難しいが、医師は受容的態度で接することが望ましい。体重を維持して、「身体を守る」ということが大切な段階であり、疾病教育に重点をおく。

１．（目の前で計算しながら）標準体重より何％少ないので、この状態は「病気である」と診断する。
２．体重が減り、低栄養状態が続くとさまざまな身体症状が出ることを説明し、そのうちのいくつかが既に症状として現れていることを述べる。体重が減り続けると、死ぬこともありうることを説明し、病気の治療を行うための治療契約（「病気にならないように、元気で楽しく生活できるようお手伝いをしたいので、病院に通ってほしい」と伝える）を結ぶ。

▶治療契約

３．これ以上病状が進まないためにも、これ以上体重を減らさないようにすることを

▶体重設定　　　　　　提案する(体重設定)。治療は、太らせることが目的ではなく、病気にならないようにすることが目的であることを説明する。受診時には、体重を計測し、前回より減少していなければ賞賛する(但し、増えることに対しては、賞賛し過ぎないようにする。なぜなら、このままどんどん増やされるのではないかという不安を感じさせてしまうからである)。

4．現在どのような食品を食べているのか、食事日記を書いてもらう。「いつでも好きなときに好きなだけ」食べていいことを条件に、毎日書いてもらう。実行されていれば、「食べて」「書いてきた」ことを賞賛し、計測した「体重」との関係を患者と一緒に考えていく(食べているから維持できている、食べないから体重が減る、食べても太らない、などを体感してもらう)。

● b．ANの家族への説明

家族は、患者に対してどのように対応していいのかわからない状態で受診することが多いので、患者に対するのと同様、具体的に説明する。

ⅰ) **診断の根拠**：臨床症状、検査結果を総合して診断基準に基づいて診断できることを説明する。

ⅱ) **病気について**：原因は1つではなく、環境要因、患者本人の性格傾向、社会的なダイエット志向など、さまざまな要因が絡んでいる可能性があり、決して育て方だけの問題ではないことを説明する。また、症状には、何か周囲の人々に「助けを求め

▶サイン　　　　　　る」サインや、「かまってほしい」という意味合いが含まれているので、できる範囲で対応するようにしてもらう。しかし、患者の気持ちの先取りや指示的な言動は避けるよう指導する。

ⅲ) **治療方針**：「食べる」行動を通じて、「身体を大切にする」ことを学び、病気になって周囲に訴えるのではなく、言葉で自分の気持ちを訴えられるようにしていくこ

▶家族の協力　　　　　とが治療目標であること、家族の協力が重要であることを説明する。

ⅳ) **予後**：ほぼ1年で体重は回復するが、食べ方はまだ上手ではないことが多く、社会的な適応にはその後2、3年はかかるので、合わせて最低3年は通院が必要であることを最初に説明し、受診の同意を得る。小児のANは、ほぼ80%は症状は改善するが、長期にわたり症状が持続する人もおり、また自殺も含めて死亡率は5～7%であることも説明する。

ⅴ) **対応の仕方**：患者は「食べないこと」やほかのさまざまな症状で、家族を巻き込むような症状を示してくるが、慌てずに「今自分ができること」をするようにしてもらう。どうしていいかわからないときには、「病院で相談しよう」といって保留にすることを指導する。初期の段階で対応できなくても、段々できるようになってくるのであせらないようにと助言する。

c．BNの患者への対応

症状を自覚しているので、初期の段階から具体的なアドバイスをすることができる。

1．診断について説明し、排出行動が身体に悪い影響を与えることや、排出行動がさらに過食やほかの行動を引き起こしていることを説明する。
2．少なくとも1日3回の食事と、食事日記をつけることを勧める。食べ出すと止まらないという患者には、あらかじめ食べる物や量を決めておく方法や、なるべく家に食べ物をおいておかないように指導する。
3．どんなときに過食し、どんなときに排出行動をしてしまうのかを、記録していくことにより、回避する行動について一緒に考えていくようにする。

d．BNの家族への説明

ⅰ）**診断**：診断基準に基づいて説明する。

ⅱ）**病気や対応について**：原因は1つではなく、多くの場合、習癖となっているので容易には改善されない可能性が高いこと、自分が治りたいと強く決意しないとなかなか改善しないことを説明する。そのため、「身体が心配である」ことを伝えてよいが、食行動には細かく干渉しないようにして、ほかの日常生活の中で交流できるようにすること。余分な食べ物は家の中においておかないことを指導する。

ⅲ）**治療方針**：過食、排出行動をしなくてもすむような生活習慣をつくりあげていくことを目標にする。そのために、規則正しい食事、1人にならないような工夫、嘔吐の回数や下剤の量を少しずつ減らしていく計画などを治療の中で患者とともに考えていくようにすることを説明する。

2・心理治療

▶信頼関係

以上のように、ANもBNも、原則的には疾病教育、体重設定、食事日記を繰り返し、体重が減少しないようにする。治療が進むと、体重を維持して、治療のうえで信頼関係ができてくる。次第に、患者は体重や食事以外のことを話すことができるようになり、心理治療へと進むことができる。心理治療は、個々の症例によって問題が異なり、対応の仕方はさまざまである。体重や食事を操作することで問題に対応するのではなく、患者、家族、治療者とともに解決方法を探りながら、いろいろな人の力を借りて、問題そのものを考えていく力をつけていくようにしていくのが治療における最終的な目標である。その練習としてセルフヘルプグループや家族の会を勧めることもある。

▶セルフヘルプグループ
▶家族の会

3・入院治療

▶疾病利得

子どもにとって、入院治療は親から離される不安要因である。逆に特別扱いされることで疾病利得となる可能性もある。また、入院中に体重が増加しても、退院後再び

表 7. 入院適応となる場合

1. 医学的基準
   ① 重篤な急性の、極端な体重減少
   ② 重篤な検査データの異常(電解質異常、低血糖、腎不全、肝機能障害、低蛋白血症、血圧・脈拍・体温の異常、など)

2. 心理社会的基準
   ① 家族の協力がまったく得られない。
   ② 社会的孤立が著しい。

▶行動制限療法プログラム

▶チーム

減少することはよくあることである。入院に際しては、家族からの見捨てられ不安を抱かせないように、入院目的を明確にして、できるだけ入院期間を短期間とする。入院治療は、行動制限療法プログラムが有効であり、患者の合意を得て、プログラムを作成し実行するようにする。同時に、医師、心理士、栄養士、などによって構成される「チーム」によって、身体的および心理的治療、栄養指導などの統合的な治療が効果的である。

▶入院適応

例えば体重設定を行っても、それを守ることができなくて次第に体重が減少してしまうことがある。この場合は、入院が必要となる体重を設定し、これが守れないと入院治療を開始する。また、治療経過の中で、緊急入院が必要な場合も生じうる。一般的に入院適応となる基準を、表7に示した。

4・栄養指導

▶栄養指導

「食べる」ことが安定してくる段階で、栄養士による栄養指導を行う。そのとき患者が食べている内容や摂取カロリーに近いエネルギー量で、1週間の献立をつくってもらい、それを患者が食べるようにする。献立表をつくる目的は、食べ物のことだけを考える生活から患者も家族も開放されることと、食事内容の改善である。次第に、献立表がなくても上手に食べられるようになっていく。

5・薬物療法

▶補助療法

薬物療法は、摂食障害においては補助療法である。さまざまな症状に対して対症療法的に用いることが多い。症状に応じて、抗うつ薬、抗不安薬、抗精神薬を用いる。ANにおいては、急激に過食に転じることがあるので薬物療法には注意を要する。

一方、BNでは、フルボキサミンとフルオキセチンが過食・嘔吐に対して有効性が確認されている。しかし消化器症状の副作用があり、肝薬物代謝酵素の阻害作用のためにほかの薬物との併用にも注意を要する。

8 症例

【患者】 13歳(中学2年)、女児
【主訴】 体重減少、無月経
【生育歴】 満期正常産。発育発達に異常はなかった。手のかからないおとなしい子であったので、早くから自分でなんでもするようにしつけられていた。勉強もよくでき、先生の信頼も厚かった。
【既往歴】 特記すべきことはない。
【家族】 父45歳、会社員、母43歳、主婦、兄17歳(高校2年生)
【現病歴】 中学に入学後、練習の厳しいバレーボール部に入部した。2学期の終わり頃、顧問の先生に「太い」といわれたことをきっかけに、ダイエットを決意したが、勉強も部活も同じペースで続けていた。中学2年の4月の身体測定で、体重が10 kg減少して32 kgになっていた。生理も3カ月止まっていることが判明し、養護教諭に受診を勧められた。
【受診時現症】 身長155 cm、体重32.5 kg(標準体重比69.1%)脈拍54/分。血圧80/50 mmHg。るいそう著明。産毛密生。胸腹部所見、神経学的所見に異常を認めず。
【検査所見】 RBC 350×10⁴、WBC 3200、Plt. 12×10⁴、TP 6.0、BUN 30、Creat. 0.5、AST 20、ALT 18、Na 138、K 3.8、Cl 98、BS 57、総コレステロール220、T 30.4、T 44.3、TSH 2.1、検尿異常なし、頭部CT軽度脳萎縮、ECG徐脈

＜初診時親子同席面接＞
医師：何か困っていることがありますか？
患者：別に自分は困っていないけど、お母さんがやせているから心配だといって、無理やり連れてこられました。
医師：確かにやせているようですね。一般に、やせてくると心臓の動きがゆっくりになって、脈が遅くなる、血圧が下がる、体温が下がって手足が冷たくなったり、毛深くなる、胃腸の動きが悪くなって便秘になる、栄養不足で髪の毛が抜けたり、脱水で皮膚がカサカサしてくる、脳が萎縮してイライラしたり、急に悲しくなったり怒り出したり、記憶力も低下してきます。ほかにもやせてくると身体にいろいろ症状が出てきますが……。頭では元気、と思っていても、身体がボロボロになっていることがあるのです。
患者：疲れることはないけど、生理は、3カ月前からありません。でも今までだって不規則だったし。便秘もあるし、髪の毛も抜けるし、イライラするし……。
医師：昨日の夕食と今日の朝食は何を食べてきましたか？
患者：夕食は、ささみの入った海藻サラダとトマトとそうめん。朝食は、紅茶とパン。

親：先生、ささみってほんの少しだし、パンもほんの1切れでした。大丈夫でしょうか。

医師：あなたは頑張って食べたのよね。でもね、13歳で、155 cmだったら標準体重は47 kgなので、標準体重の69.1％しかありません。85％以下は病気と診断できます。ただ、やせてくる病気はいろいろあるので、何か病気が隠れていないか、やせによって身体がどれくらい影響を受けているか、今日は血液検査、尿検査、心電図検査、胸部XP、頭部CT検査をします。必要があれば、ほかの検査も受けて頂かないといけなくなるかも知れません。

　1週間後に来てもらいますが、今は大変やせた「病気」の状態ですから、今日の体重以上に減らないようにしてきて下さい。そして、今までどおりの食べ方でよいので、いつどんな物を食べたか、書いてきて下さい。

患者：今までの食べ方でよいのですか？　学校へ行って、体育や部活をしてもいいですか？

医師：食べ方は今までの食べ方でいいです。ただ、かなりやせているので、とりあえず体育と部活は休みましょう。学校へは無理をしない程度に行ってもいいですよ。でも体重は減らさないでね。

＜初診時親面接＞

医師：患者さんのことで、ほかに気になることはありませんか？

親：ほとんど自分は食べていないのに、私が食べないととても怒るし、入院させてもらえないでしょうか。

医師：いろいろ検査をしてみますが、食べている内容や活動の様子をお伺いしていますと、一番考えられるのは、神経性食欲不振症いわゆる拒食症です。原因はいろいろな要因が絡み合っていることが多く、今は原因を突き止めることよりも、これからどうしていけばよいのかを治療の中で一緒に考えていきましょう。今までよい子で、なんでも1人で頑張ってきたのですが、病気は1人では戦えないので、ご両親の手助けが必要です。「やせること」すなわち病気になることで、手助けを求めていると考えて協力してあげて下さい。そのためには、食事のことでの葛藤は非常に強いので、食事以外のことでいろいろ話を聞いてあげて下さい。入院は、本人が納得すれば治療効果が得られますが、無理矢理させると早く退院するためにだけ体重を増やして、退院すればまたすぐ体重が減るということになりかねません。入院させられて、見捨てられたような気持ちになることもあります。多くは、外来治療を1年くらい続けると体重は回復してきます。少しずつ食べられるようになって、体重が回復していくのがいいと思います。

親：何を食べさせたらいいでしょうか？

医師：今は、栄養のことを考えるよりは、「食べる」練習と考えて下さい。「食べる」こ

とが身体を守るのだということを学んでほしいのです。
＜第2回目親子同席面接＞
医師：前回の検査についてまず説明します。少し貧血があります。血小板も少し少ない。ケガをすると血が止まりにくくなるので注意して下さい。肝臓は今のところ大丈夫ですが、脱水があるので、もう少し水分を取りましょう。脳も少し萎縮しています。イライラしたり、集中力がなかったり、頑固だったり、感情の起伏が激しいのも萎縮のせいでしょう。心臓もエネルギー不足からゆっくりした動きになっています。もっとやせが進むと動かなくなる、すなわち心臓が止まることだってあるのです。自分が思っているより、身体は悲鳴をあげていますよ。でも、大きな病気は隠れていないようですのでやせからきている症状です。ある程度体重が回復すれば、回復可能です。
　さて、食事日記は書いてありますね。よく頑張って食べています。体重をみましょう。減っていなければいいですね。32.6 kg。減っていない。よかったね。
患者：食べたから、もっと増えていると思いました。
医師：食べても増えないでしょう？　もう少し食べてもいいよ。
親：ほら、もっと食べなさい。
患者：おなかが張って苦しいから食べられない。
医師：あまり苦しかったら、胃薬を出します。学校はどうしているの？
患者：学校は、勉強が遅れたら困るので休みたくない。早くクラブがしたい。
医師：そう。勉強も大切だけど、あなたの身体も大切ですよ。学校に行くとそれだけエネルギーが必要です。部活ができるくらい元気になろう。どのくらいの体重なら許せる？
患者：35 kg かな。
医師：では、それくらいになったら、体育や部活について一緒に考えましょう。身体は大切にして下さいね。また、食事日記は書いてきて下さい。
＜親面接＞
親：全然食べません。大丈夫でしょうか。
医師：体重は減らなかったので、自分でも減らしちゃダメだと思っていると思います。その気持ちを認めてあげて下さい。
親：頑固で、言うことを聞いてくれません。食べ物も自分で決めているようです。
医師：やせからきている症状の1つと考えて下さい。食べることが安定してくると、栄養士との話し合いを行います。もう少し食べ方を見守りましょう。
＜第3回目親子同面接＞
医師：食事日記は書いてきましたね。頑張っているね。体重を計ってみよう。32.2 kg。減ったね。前回減らさないでねって約束しましたね。次は減らさないでね。もしこれからも減っていくようなことがあれば、点滴や入院が必要になってきます。

患者：入院は嫌です。
医師：では、少しの間学校を休みましょうか。かなりエネルギーを使うのではない？
患者：行きたい。
医師：行きたいなら、体重が減らないように食べて下さい。今度来院したときに減っていたら、学校を休みましょう。

＜親面接＞
親：試験前で、勉強しているようです。それで増えないのでしょうか。イライラもしていますので、家では困っています。
医師：本人も困っていると思います。入院したくないようですから、今度は頑張って食べると思います。以前にも言ったように、今は「どれだけ食べたら減らないか」「これだけでは、体重は増えない」ということを身体で覚える時期です。期間はかかりますが、身体を守る食べ方を学んでほしいのです。

＜第4回目親子同席面接＞
医師：食事日記は、書いてありますね。体重は？　32.7 kg。頑張ったね。
患者：もっと増えていると思ったのに。
医師：意外に増えないでしょう？
患者：はい。
医師：ずいぶん無理をしたのかな。食事はおいしいですか？　味わって食べて下さいね。
親：試験が終わってホッとしたようです。食事をつくるのが大変です。
医師：一度、栄養士さんのお話を聞きませんか。
（第4回目面接以降も、食事日記の点検と体重が減少しないことの確認作業を繰り返す）

＜第X回目親子同席面接＞
医師：食べることに慣れてきましたね。体重は……33.0 kg。よく頑張っている。食事日記を見ていると同じものばかりが目につくけど、違う物は嫌？
親：決まった物ばかりで、なかったら怒ります。
患者：決まった物の方が安心です。ご飯とか食べたくありません。
医師：パンはどう？　動物性蛋白質が食べにくかったら、植物性蛋白質でもいいのですよ。豆とか。
患者：はい。パンも豆も少しなら食べてみます。
医師：栄養士さんと一緒にあなたの好きな食材を使って、さらに食品のレパートリーを少し広げたメニューを考えてもらってそれを食べてみるのはどう？
患者：お願いしてみたいです。

　　　　　　　　　初期の段階では、体重はなかなか増えないので、家族は不安であり、食事を巡る患者と家族の葛藤も強く、対立関係にある。面接では、患者の気持ちを説明して家庭での対応について話し合うことによって、家族は患者の病気について理解できるようになってくる。対立関係ではなくて、治療協力者になってくるのである。
▶治療協力者

　　　　　　　　　さらに栄養士との面接によって、患者が全量摂取できるような食事のメニューを作成すると、食事内容にかかわる親子の対立が回避されるようになり、食べ物以外の問題に気づくようになってくる。第X＋1回目面接時に栄養士を加えて食事日記の点検と食事メニュー作成について相談する。
▶栄養士

＜第X＋2回目親子同席面接＞
医師：メニューはどうでしたか？
親：簡単につくれて、献立を考えなくていいので助かりました。
患者：おいしかったです。でもお母さんが勝手に増やしていないか心配でした。
親：つくる間は、ずっと見張られていました。
医師：太らされると思った？　体重はどうかな。33.2 kg。減ってはいないね。
患者：太っていると思ったのに。
医師：大丈夫でしょう？
患者：お母さんは、兄のことばかり忙しくて、私のことはいつもいい加減だから料理をつくってもらうときもいい加減にしないか心配です。
親：そんなことはないわよ。あなたのこともちゃんとしているのに。
医師：料理のとき以外は、お母さんのこと気にならないの？　料理以外のときにお母さんと話をしたらどう？　甘えてもいいんだよ。
患者：お母さんは忙しそうだし、言っても聞いてもらえるかなと……。
親：そんなことはないはず。聞いてあげているじゃない。
医師：お母さんは聞いているつもりでも、思っていること全部言えてないので聞いてもらえていないと感じるのかな？　もし、すぐに聞けなければ、「夕食の後にね」というように具体的な時間を指定してあげて下さい。それとも、学校から帰って夕食をつくるまでの時間は2人の時間とか決めてもいいかも知れませんね。それは2人で相談して下さい。

　　　　　　　　　食べ物や活動に対する患者の意欲を尊重する面接形態を通して、患者は自分の気持ちを表現する力や訴えを聞き入れられるという体験をし、家族は患者を理解し受け入れていけるようになっていく。さらに、問題解決のためにできることは何かということを考えていく治療システムを繰り返すことで、患者も家族も問題解決能力を高めることができる。次第に家族は治療協力者として、家庭や学校での問題を一緒になって解決できるようになっていく。この症例では、家庭や学校で遠慮がちな行動しかとれ
▶問題解決能力

なかった患者が、自分の気持ちを外来で話し、次に母親に、兄に、父親に、そして友人にと、少しずつ練習の場を増やしていった。患者や家族の了解を得て、担任や部活の先生にも病気についての説明や対応について理解をして頂き、生活の場を広げていった。早くから自立できた子どもであったが、それは実際には我慢して自分の気持ち抑圧しているだけのものであり、この病気を通して、自分の気持ちを訴える力を身につけて、周囲の人々と一緒に問題を解決していく力を身につけることができるようになった。途中、家族からは「わがままだ」と取られるような言動や行動があったが、いつも我慢してきた患者にとって、「家族はどこまで自分を受け入れてくれるのか」という不安や緊張の表現であったと考えられる。家族もなんでも許すのではなく、「できること」と「できないこと」を患者に明確に示すこともできるようになっていった。

▶ホルモン治療　高校入学後、無月経の治療を勧め、婦人科を紹介した。数回のホルモン治療の後、月経が再開し、その後楽しく高校生活を送り治療は終了した。

2　その他の食行動異常

■1 乳児期の哺育障害

DSM-IVにおいて、「幼児期または小児期早期の哺育、摂食障害」の項目には、「異食

表 8. 幼児期または小児期早期の哺育、摂食障害（DSM-IVによる診断基準）

▶異食症　Pica
　A．非栄養物質を食べることが少なくとも1カ月の期間持続する。
　B．非栄養物質を食べることが患者の発達水準からみて不適当である。
　C．その摂食行動は文化的に容認される習慣ではない。
　D．その摂食行動が他の精神疾患（例えば、精神遅滞、広汎性発達障害、精神分裂病）の経過中にのみ認められる場合、特別な臨床的関与に値するほど重症である。

▶反芻性障害　Rumination Disorder
　A．正常に機能していた期間の後、少なくとも1カ月間にわたり、食物の吐き戻しおよび噛み直しを繰り返す。
　B．この行動は随伴する消化器系またはほかの一般身体疾患（例：食道逆流）によるものではない。
　C．この行動は神経性無食欲症、神経性大食症の経過中にのみ起こるものではない。症状が精神遅滞または広汎性発達障害の経過中にのみ起こる場合、その症状は、特別な臨床的関与に値するほど重症である。

▶幼児期または小児期早期の哺育障害　Feeding Disorder of Infancy or Early Childhood
　A．哺育の障害で、少なくとも1カ月にわたって十分に食べられないことが持続し、体重増加がまったくないか、または著しい体重減少を伴うことで明らかになる。
　B．この障害は随伴する消化器系またはほかの一般身体疾患（例：食道逆流）によるものではない。
　C．この障害は、ほかの精神疾患（例：反芻性障害）、または食物が手に入らないということではうまく説明されない。
　D．発症は6歳未満である。

症」「反芻性障害」「幼児期または小児期早期の哺育障害」の3項目が含まれている(表8)。特に、哺育障害は、乳児健診において経験することが多く、注意を要する。

　哺育障害が児童虐待や愛情遮断症候群と異なる点は、食事が与えられているにもかかわらず、体重増加不良や体重減少が進むという点である。多くの場合、育児に不慣れな両親によって保育されている乳児に多い。例えば、自律授乳がうまくできず、泣くたびに授乳する、吐乳するから授乳量を減らしている、離乳食がうまく進められない、育児書どおりに生活が進められない、など、母親が育児不安に陥っていることが多い。保健師による家庭訪問や親子の育児サークルへの参加などを呼びかけて、密室育児にならないよう第三者が介入できる育児形態を勧めることが必要である。その結果、子どもと母親の関係性が改善されて、愛着形成がなされるようになっていくことが望まれる。

▶育児不安

▶愛着形成

2 偏食

▶好き嫌い

　偏食には、「好き嫌い」から、「食品へのこだわり」までの幅広い意味が含まれる。「好き嫌い」の範疇に含まれるものは、いずれ解消されることが多い。ミルク嫌いは、生後まもなくより始まり、年齢に応じて、野菜嫌い、ご飯嫌い、あるいは「○○しか食べない」ことも多い。しかし、体重増加不良や体重減少に至ることは極めて稀である。そのため、「好き嫌い」の範疇にあれば、子ども自身が(お菓子以外で)食べられるものを食べさせることから、次第に食べられる食品のレパートリーを増やしていくとよい。栄養面を強調し過ぎて、無理強いすると、一層食べることへの恐怖感を植えつけてしまうことがあるので注意を要する。

▶感覚過敏
▶強迫性

　しかし、発達障害特に自閉性障害のある子どもの場合、感覚過敏や「こだわり(強迫性)」のために、偏食を示すことが多く、レパートリーを広げていくことは大変困難である。子どもによっては、食感や舌触りなどに敏感で、さらに強迫傾向が加わり偏食に至ることが予想される。時には、体重増加不良や体重減少をきたすことがあり、年齢は学童期にまで及ぶことがある。場合によっては、経口栄養剤や経管栄養が必要になることがある。

3 小児期にみられるその他の食行動異常

▶診断基準

　小児期においては、治療の経過中に何度も確認しても、摂食障害の診断基準にある「体重や体型に対するこだわり」を強く訴えない症例がある。そのため、診断をつけることに苦慮することがある。1995年～1999年の5年間に大阪市立大学医学部附属病院小児科心療外来を受診した低体重(85%以下)、無(未)月経、食行動異常を示した症

例 54 例のうち、体重や体型に強いこだわりを示さなかった 18 例をについて 6 群に分類した（**表 9**）。

表 9．小児期にみられるその他の食行動異常食行動異常
1．勉強やスポーツで消耗する「疲労群」
2．抑うつ・PTSD など「抑うつ群」
3．嘔吐や便秘への恐怖心を訴える「嚥下困難群」
4．食品の数や種類への強いこだわりを示す「強迫群」
5．食べることを拒否する「拒否群」
6．もともと小食である「小食群」

これらの食行動異常に対する治療も、先に述べた心理教育的アプローチが有効であった。疾病教育を十分に行い、身体を大切にすることを指導していくことにより回復していく。治療開始から摂食が回復するまでに、これらの食行動異常群は 7.1±10.1 カ月であったのに対して、「摂食障害」の診断基準を満たした群は 3.4±5.0 カ月であった。この結果から、体重や体型に強いこだわりがないからといって、軽症というわけではなく、長期にわたって低体重が持続する可能性があるので注意を要する。

4 発達障害にみられる食行動異常

発達障害をもつ子どもたちは、言語表現能力や問題解決能力において健常児よりも劣っている可能性が高い。そのためストレスを受けやすく、また発散していく力も弱いと考えられ、心身症を発症しやすい。食行動異常を呈する場合、発達障害には少なからず強迫性や常同性が合併しているため、症状は強固に続き、改善には時間がかかる。

▶強迫性
▶常同性

「乳歯が抜けてはえかわるたびに摂食不能になり体重減少する自閉性障害の例」「親の離婚を契機に、摂食を拒否して体重減少に至った自閉性障害の例」「進級や友人関係でトラブルを生じるたびに摂食不能になる軽度発達障害の例」「やせてみんなから注目されたいために摂食障害になった広汎性発達障害の例」などを筆者は経験した。患者に対しては、発達評価を明確にして発達レベルにあった対応が必要である。また、食行動は家族を巻き込むことが多く、家族支援はきめ細かく行わなければならない。

▶発達評価
▶家族支援

（地嵜和子）

【文献】
1）吉松博信，坂田利家：摂食障害の成因論．臨床精神医学講座 S 4 巻摂食障害・性障害，松下正明（編），p 23-35，中山書店，東京，2000．
2）中尾一和，ほか：中枢性摂食異常症に関する調査研究．厚生科学研究費補助金（特定疾患対策研究事業）総合研究報告書，p 1-11，平成 11～13 年度．
3）野添新一，ほか：摂食障害の実態調査（地域間較差を含めて）に関する研究．厚生科学研究費補助金（特定疾患対策研究事業）分担研究報告書，p 71-81，平成 13 年度．
4）地嵜和子：単家族プログラムの事例．摂食障害の家族心理教育，後藤正博（編），p 143-153，金剛出版，東京，2000．

CHAPTER 9

1 偽神経学的症状（心因性運動障害・心因性意識障害・心因性痙攣など）

1 疾患概念

　心因性の偽神経学的症状としては、運動障害、意識障害、痙攣などがあり、理学的診察や適切な検査を行っても異常がみられず、その発症機序になんらかのストレスが関係しているものをいう。DSM-IV 精神疾患の診断・統計マニュアル[1)2)]でこのような症状の記載がみられるものとしては、身体化障害や転換性障害がある。
　ただ検査で異常がないということが、心因性であるということを示しているわけではない。われわれの臨床経験でも初期の検査ではまだ定型的な所見がそろっていなかったり、あるいは見落としや検査不足のため心因性と考えられ、後に器質的疾患であることが判明した症例を時に経験する。また偽神経学的症状を心因性と考えて心理的治療を開始し改善したときも、一部に自然に軽減消失していく身体疾患もあることを常に注意しなければならない。

2 疫学

▶頻度

　一般小児人口の中での偽神経学的症状の頻度は不明である。ただ自分の臨床経験の記憶をたどっても、小児科の扱う初診年齢である 15 歳以下に限ると少ないであろう。また身体化障害も転換性障害も女性に多い。身体化障害の生涯有病率は女性で 0.2〜2.0%、男性で 0.2% 以下である。また転換性障害の有病率は一般人口 10 万人あたり 11〜300、女性対男性の比率は 2 対 1〜10 対 1 と報告による差が大きい。また年齢からみると大部分は 10 歳以上である。

3 病態生理、病態生化学、力動的解釈

　生物学的な発症機序は不明であるが、中枢神経系における知覚運動系の統合や身体情報の処理の異常[3)]が起こっていると推定されている。また転換という用語は精神力動において、身体症状が無意識的な心理的葛藤の象徴的解決を表しており、それによっ

て不安を減少させ葛藤を意識の外に追いやっているという仮説(一次利得)に由来している。

4 臨床症状

▶心因性運動障害

心因性運動障害ということばは、身体の一部、多くは四肢が麻痺する、あるいは痛みのため運動機能が障害される場合をいう。四肢の麻痺がみられる場合も、片麻痺、単麻痺、対麻痺などいずれの型もみられ、麻痺の程度もさまざまである。運動障害の中でも歩行ができなくなる場合は、心因性歩行障害という表現が用いられることが多い。また麻痺がある場合、特定の運動神経の分布に対応するのではなく、ある特定の運動ができないとか全身を動かすことができないこともある。小児では麻痺したはずの手足が、ほかに注意が向いているようなときに動くことがある。

そのほか、手足の知覚脱失がみられるときは靴下型、手袋型の分布になり、触覚、温覚、痛覚などすべての感覚が喪失し、皮膚節でなく解剖学的に境界づけられる。嚥下困難がみられる場合は固形物でも液体でも同様に飲み込みにくくなる。

▶心因性意識障害
▶心因性痙攣

心因性意識障害の意識水準も、意識が軽度変容したものから昏睡まで多彩である。心因性痙攣は多くは全身性強直間代性痙攣様の臨床像であるが、痙攣の動きや持続時間は同一患児においても痙攣ごとに多様性があり、毎回極めて類似した発作像を呈するてんかん発作とは異なっている。

年齢からみると、偽神経学的症状は思春期以降に多いが、10歳未満では通常は歩行の問題や全身性痙攣が多い。また経過をみると、症状は多彩で繰り返し出現し変化することが多い。

5 診断基準・検査・鑑別診断

身体化障害と転換性障害の診断基準を、表1と表2に示した。これらに含まれる偽神経学的症状は、経過の中でほかのいくつかの症状、例えば疼痛や胃腸症状などがある場合に、これらの障害の一部分症状でないか検討をすることになる。もし偽神経学的症状のみであれば身体疾患である疑いが強い。

▶偽神経学的症状

▶身体化障害

身体化障害の診断を示唆するものとして、多数の器官に由来する症状がみられること、思春期から青年期の発症で慢性の経過をとること、身体疾患に通常みられる理学的所見や臓器の構造上の異常や臨床検査所見の異常を伴わないことなどがある。

▶転換性障害

転換性障害の診断にはストレスと症状の発現や増悪に密接な時間的関連があることが診断に重要である。発症の誘因としては、学校では同級生からのいじめや無視、学業不振、クラブ活動での挫折などが多くみられる。また家庭では背景に患児に対する

表 1．身体化障害の診断基準

A．30歳未満に始まった多数の身体的愁訴の病歴が、数年間にわたって持続しており、そのために治療を求め、または社会的、職業的またはほかの重要な領域における機能の障害を引き起こしている。

B．以下の基準の各々を満たしたことがなければならず、個々の症状は障害の経過中のいずれかの時点で生じている。
  (1) 4つの疼痛症状：少なくとも4つの異なった部位または機能に関連した疼痛の病歴（例：頭部、腹部、背部、関節、四肢、胸部、直腸、月経時、性交時、排尿時）
  (2) 2つの胃腸症状：疼痛以外の少なくとも2つの胃腸症状の病歴（例：嘔気、鼓腸、妊娠時以外の嘔吐、下痢、数種類の食物の不耐性）
  (3) 1つの性的症状：疼痛以外の少なくとも1つの性的または生殖器症状の病歴（例：性的無関心、勃起または射精機能不全、月経不順、月経過多、妊娠中を通じての嘔吐）
  (4) 1つの偽神経学的症状：疼痛に限らず、神経学的疾患を示唆する少なくとも1つの症状または欠損の病歴（例：協調運動または平衡の障害、麻痺または部分的脱力、嚥下困難または喉の塊、失声、尿閉、幻覚、触覚または疼痛の消失、複視、盲、聾、痙攣などのような転換症状、記憶喪失などの解離症状、失神以外の意識消失）

C．(1)または(2)
  (1) 適切な検索を行っても、基準Bの個々の症状は、既知の一般身体疾患または物質（例：薬物乱用、投薬）の直接的作用として十分説明できない。
  (2) 関連する一般身体疾患がある場合、身体的愁訴または結果として生じている社会的、職業的障害が、既往歴、身体診察、または臨床検査所見から予測されるものをはるかに越えている。

D．症状は（虚偽性障害または詐病のように）意図的に作り出されたり、ねつ造されたりしたものではない。

表 2．転換性障害の診断基準

A．神経疾患またはほかの一般身体疾患を示唆する随意運動機能または感覚機能を損なう、1つまたはそれ以上の症状または欠陥。

B．症状または欠陥の始まりまたは悪化に先立って、葛藤やほかのストレス因子が存在しており、心理的要因が関連していると判断される。

C．その症状または欠陥は（虚偽性障害または詐病のように）意図的につくり出されたりねつ造されたりしたものではない。

D．その症状または欠陥は適切な検索を行っても、一般身体疾患によってもまたは物質の直接的な作用としても、または文化的に容認される行動または体験としても、十分に説明できない。

E．その症状または欠陥は、著しい苦痛または社会的、職業的またはほかの重要な領域の機能における障害を引き起こしている。または医学的評価を受けるに値する。

F．その症状または欠陥は、疼痛または性機能障害に限定されておらず、身体化障害の経過中にのみ起こってもおらず、ほかの精神疾患ではうまく説明できない。

虐待がないか、また母親に対する父親の暴力行為（ドメスティックバイオレンス）が外傷体験になっていないか、経過をみながら確認していく。

本人の素因として、軽度発達障害（注意欠陥/多動性障害、高機能自閉症、アスペルガー障害、学習障害、境界知能など）が背景にないか、発達歴や臨床特徴を確認する。女児の場合、不注意型の注意欠陥/多動性障害がみられることがある。また母親

やほかの家族にも、衝動性など軽度発達障害の症状の一部と思われる行動をみることがある。

しかし受診初期にこの障害と考えられた症例のうち25〜50％で、何年かのうちに、一般身体疾患から引き起こされた症状であることが明らかになるという。誘因となった出来事があったとしても、偶然同時期に起こっただけである可能性を考えておく必要がある。

また以前に同じようなストレス状況下で類似した症状がみられた場合や、家族歴がみられるときは疑いが強くなる。本人の訴えはしばしば誇張した言葉で表現し、特定の事実に基づいた情報が欠如することが多い。また不安や抑うつが目立つことが多い。

▶心因性運動障害

心因性運動障害が疑われる場合、患児の発症以前に父親が自動車事故で下肢の麻痺をきたしたとか、本人が左の股関節炎の既往があり、その後に左下肢の心因性運動障害を起こしたなど、症状のモデルとなる疾患[4]が家族や本人にあることが多い。運動障害が長期にわたる場合、関節拘縮や筋の廃用性萎縮がみられるとされているが、そのような所見がみられたときには、身体疾患でないか再度診断を確認することが必要である。

▶偽発作
▶臨床像

小林ら（小林，1995）[5]は27例の偽発作（非てんかん性発作）の臨床像について検討し、強直間代性痙攣様の症状が26％、運動徴候を呈する部分発作様の症状（異常運動）が22％、精神症状や異常行動を呈する部分発作様の症状（異常行動）が15％であったという。また偽発作を認めた小児では、10歳以下では大部分は知的に正常であるが、11歳以上では知的正常例は約半数であったという。

Gatesら（Gates，1985）[6]は、強直間代痙攣様の偽発作を解析し、上肢あるいは下肢の間代性運動が不規則で左右が同期しないこと、運動の方向性が無秩序であること、発声が発作開始時のみで呼吸筋の不随意運動に起因しないこと、全身の硬直が認められないことなどが偽発作でみられやすいとした。ただ多くは睡眠中に突然起こる持続1分程度の全身性痙攣様の発作で、その臨床像が毎回同一で四肢をもがくように大きく動かす場合には、前頭葉てんかんの前頭葉性自動症を疑う必要がある。前頭葉てんかんでは、発作間欠期脳波では棘波や棘徐波などのてんかん波がみられないことがしばしばあり、発作時脳波が記録されたとしても、頭皮上脳波ではアーティファクトで脳波が確認できないことが多い。また発作時脳波が確認されても頭皮上脳波では変化がみられないことがある。発作の臨床像が毎回極めて類似しているなら、前頭葉性自

▶前頭葉てんかん

●コラム●
以前、難治性のヒステリー性痙攣といわれたものの大部分は、前頭葉てんかんの前頭葉性自動症であったという意見もある。

動症を疑う必要がある。

　意識の障害がみられる場合、てんかんの欠神発作なら持続が10〜20秒であり、複雑部分発作では発作後のもうろう状態を含めても5分以内に応答が可能になる。しかし長時間続く意識消失や減損の発作は強く偽発作が疑われる。

　身体化障害や転換性障害と誤診されやすい疾患としては、多発性硬化症、副甲状腺機能亢進症、全身性エリテマトーデス、重症筋無力症、特発性ジストニアなどがある。心理的治療で改善しない場合は、これらの疾患を念頭におきながら適当な期間をおいて診断を見直す必要がある。

・メモ1　　側頭葉てんかんでは身体化障害や、転換性障害、解離性障害などを合併することがある。また発作が単純部分発作の先行がない複雑部分発作だけで全身性痙攣を伴わない場合、本人は発作に気づいていないことがある。

・メモ2　　われわれの経験では、もし偽神経学的症状だけでほかの疼痛や胃腸症状が確認できなければ、まずほかの疾患を考えて十分検査をする必要があるし、もし検査で異常がみられなくても経過をみていくうちになんらかの神経疾患が見い出されることが多かったように思う。将来の医事紛争を避けるためにも、心理的治療を開始する前に、後に身体疾患が明らかになる可能性についても家族に説明し、カルテにも記載しておくことが望まれる。

1 ■ 臨床経験

　これらの偽神経学的症状と身体疾患に起因する症状の鑑別は、しばしば困難を伴うことがある。われわれの臨床経験の一部を以下に示した。

●a．症例1

　13歳、女児。8歳のとき、発作性の短い意識消失が頻回に出現するようになり、脳波検査で3Hz棘徐波が認められ、欠神発作と診断されている。その後、バルプロ酸ナトリウムの服薬で、すぐに発作は消失した。

　13歳時、学校の友だちとのトラブルをきっかけに、不安、焦燥感が強くなり、些細なことで泣くようになった。また頭痛、腹痛、嘔気などもみられるようになった。その後交際していた男友だちから別れ話を持ち出されたとき、帰宅後意識が消失し近くの病院に入院した。意識消失は約2時間持続し刺激に対する反応もなかったが、神経学的な所見では異常はなく、頭部CTやMRIでも異常はみられず、以前あった欠神発作との関連はないと考えられた。意識が回復したときにはいつもと同じように会話が可能であった。

　その後も患児を可愛いがっていた祖母が死亡したときにも、患児が世話をしていた犬が死亡したときにも同様の意識消失がみられた。その後、別の男友だちとの交際が始まりその後は再開してからは、頭痛、腹痛などは時々訴えるものの、意識消失はみ

られなくなった。

　遠隔地からの相談で詳細は不明であるが、転換性障害の経過であったように思う。また部分てんかんや全般てんかんの既往がある場合は、発作が消失していても、思春期になるとなんらかの精神症状を呈する率が高くなる。

● b．症例2

　9歳、女児。4月に転校後、新しい学校に馴染めず、友だちもすぐにはできなかった。友だちとのトラブルもあったという母親の話であった。

　5月になって、朝方、登校前には考え込んでいるようにボーッとすることがあり、呼びかけても反応せず、時には2～3分もその状態が続くこともあった。そのときのことは記憶がなかった。学業成績も徐々に低下してきた。近医ではヒステリーの症状ではないかといわれていた。スクールカウンセラーに定期的にカウンセリングを受けるようになったが改善しないため、11月末に受診した。

　患児は、頭痛、腹痛、嘔気などの疼痛や自律神経症状もなく、理学的な異常も認めなかった。頭部CTやMRIも正常であった。脳波検査では、持続が10～20秒の全般性3Hz棘徐波を認め、また過呼吸と光刺激で食機能性自動症を伴う定型欠神発作が誘発されたため小児欠神てんかんと診断し、学校の問題とボーッとするエピソードの発症は時間的に偶然に一致しただけであると考えた。

　この女児は、時々重積状態とはいえないまでも5～10分持続する欠神発作がみられていたらしく「学校の校門を入ったのは覚えているけど、ハッと気がついたら自分の教室の下駄箱の前にいた」とか「学校から帰るとき、教室を出たのは覚えているけど、危ないっていう声で気がついたら、家の近くまで来ていて自転車に乗ったおばさんとぶつかりそうになっていた」などと、持続の長い欠神発作を疑われる出来事を話してくれた。

　近医が転換性障害を疑ったのは、意識消失の持続が通常の欠神発作より長かったためかも知れない。また転校や級友とのトラブルも心理的誘因と考えられたのであろうが、結果からみると偶然に重なっただけであった。

● c．症例3、4、5

　6歳、女児。麻疹に罹患して水分摂取が十分にできず、発症第4病日に脱水のためほかの病院に入院した。7病日に解熱したが非常に落ち着きがなくなり、怒りっぽくなっており、9歳の兄や2歳の弟にもとても攻撃的な態度で、母親に対しても蹴ったり叩いたりすることが多くなっていた。また気に入らないことがあればすぐ泣き叫ぶなどの行動がみられていた。主治医はこのような行動の変化を母親から離れて入院したことが原因でないかと考え、解熱後1週間目に私の外来を受診した。

　受診時の脳波検査で覚醒時から睡眠時まで、持続約1秒の全般性不規則棘徐波複合が頻発し、開閉眼でも賦活された。受診時には攻撃的な行動もやや軽減してきていた

ので、服薬はせず経過をみていくこととした。1カ月後に脳波検査のために受診したが、行動は徐々に安定してきていた。脳波検査では前回頻発していた棘徐波は著減していた。さらに2カ月後の受診時には行動は麻疹罹患前と同じに快復し、脳波では軽度の徐波化は残るものの棘徐波は消失した。

9歳の兄と2歳の弟は、患児の麻疹発症から10日ほど遅れて麻疹を発症し、やはり解熱後同様の行動変化を認めた。しかし兄の症状は患児より軽く弟はさらに軽い症状であった。いずれも1〜2カ月で行動は改善した。

麻疹罹患後は脳波検査で徐波の出現量が増えるといわれており、ごく軽い脳炎様の変化をきたしていた可能性がある。この症例は麻疹罹患時に大脳辺縁系の軽度の障害が引き起こされ、自然経過で改善したと考えることができるであろう。

● d. 症例6

5歳、男児。突然出現した問題行動と夜驚を主訴に受診した。問題行動は症例4と同様の母親や弟に対する攻撃的な行動で、夜驚は入眠後約1時間で出現し、怖い怖いといって泣き叫び2〜3分でまた眠ってしまう一般的な夜驚の臨床像であった。神経学的所見も問題なく、脳波検査でも異常を認めなかった。

母親の話では、これらの症状が出現する前に数日間上気道炎の症状がみられ、微熱があり日中も軽度の傾眠傾向があったが、食事も少量ながら摂取し、会話も可能であったという。

この例も脳炎とはいえないまでも、中枢神経系に対するウイルス感染に起因する症状であったのではないかと考えている。

6 初期対応・治療

▶心理療法

偽神経学的症状に対しては根本的な治療法はないので、成長により患児が適応できるようになるまで、いずれかの心理療法によって家族と患児を支えていくことが主体である。まず患児を受け入れて信頼関係をつくり、患児の身の回りに明らかなストレスがある場合は可能なら取り除いてみる。ただストレスが明確でない場合も多い。

基本的には外来通院が望ましいが、家族や患児がある程度納得するためには短い時間しかとれない外来では説明が困難なこともあり、また家族の不安が強いときなど入院が必要になることも多い。また個々の症状の持続時間は短く、入院すると2週以内に症状が軽減あるいは消失することが多いが、歩行障害などの症状はすぐには改善しないこともある。

入院した場合は、入院期間が長くならないよう配慮し、必要な検査が終了し身体疾患がほぼ否定された適切な時点で外来通院に切り替えるようにする。入院が長期になると、入院することによる二次的疾病利得によって症状が持続することがある。ある

いは入院中のほかの子どもの身体症状を取り込んで新しい症状を示すようになることもある。また大袈裟な症状に家族だけでなく医師も振り回されることがあるが、診療の場面では受容的かつ毅然とした態度でのぞむことが必要である。

▶信頼関係　　まず患児や家族との信頼関係を築き、心理的誘因が推定されるならそれと症状の関係について患児と家族にわかりやすく説明する。また患児に説明する場合は、年齢に応じたやさしい言葉で話すようにする。患児や家族の気持ちを支持し共感することで症状が軽減することが多い。また家族には器質的疾患ではないが、患児がわざとやっているのではないことを十分に説明する。

一部の症状は無視することで改善する。また適応的でない行動を改善するよう励まし、改善したら賞賛する。長引く場合には箱庭療法、遊戯療法などを考慮する。また家族の問題が大きいときには、家族療法も併用することがある。

運動障害がある場合には、症状に直接理学的アプローチすることが有効[7]である場合が多い。例えば歩行障害があるなら、這う、四つん這いで移動する、つかまり立ち、つたい歩き、1人で歩くなどの段階的な歩行訓練を行う。

薬物療法は基本的な病態に対する効果は期待できない。しかし患児の症状に対して偽薬を含む薬剤を対症的に用いたり、抗不安薬や精神安定薬を処方することは、治療関係の中で症状を認めていることを示す意味をもつことがある。

処方したときには、中学生、高校生で自分で薬を管理している場合、効果がないため何度も服用して使用量が大量になってしまわないように、患児と家族に使用法を十分説明しておく必要がある。また薬剤に対する依存性にも注意する必要がある。症状が安定して薬を減らせたときは、減らせたことを賞賛しながら減量していく。

家族には同じストレスが加わっても、加齢によって上手に対応できるようになり、症状も軽減することが多いと説明する。

予後判定の基準………急性に発症し、発症時に明らかに同定できるストレス因子があり、発症から治療開始までの期間が短く、知能が平均以上であれば予後は良好である。また麻痺、失声、盲などの症状は予後がよい。それに比して振戦や痙攣があるときは予後が悪いといわれる。1回再発すると将来も再発を繰り返す可能性が高い。症状が一時消失しても1/4～1/5の症例では1年以内に再発する。

対応のポイント………症状の矛盾を追及しない。周りに人がいると歩けない子どもが1人でいるときに歩いているのを見た場合も、そのことを追求しない。特に10歳以下の子どもでは、入院生活をみていると症状の矛盾が出やすい。患児の訴えが本当の症状か虚偽の症状かは詮索せず、中立的に医師としてていねいに対応する。

（星加明徳、武井章人）

【文献】
1) 高橋三郎, 大野　裕, 染矢俊幸（訳）：身体化障害．DSM-IV精神疾患の分類と診断の手引, p 452-458, 医学書院, 東京, 1996.

2) 高橋三郎, 大野　裕, 染矢俊幸（訳）：転換性障害. DSM-IV 精神疾患の分類と診断の手引, p 458-463, 医学書院, 東京, 1996.
3) Vinken PJ, Bruyn GW, Klawans HL, (eds)： Neurobehavioural Disorders. p 573-583, Elsever Science Publishing CO, New York, 1985.
4) 片岡直樹：心因性歩行障害. 小児心身医学ガイドブック, 清水凡生（編）, p 242-247, 北大路書房, 京都, 1999.
5) 小林由美子, 大澤真木子：Pseudoseizures. 小児内科 27：1184-1187, 1995.
6) Gates JR, Ramani V, Whalen S, et al: Ictal characteristics of pseudoseizures classified by EEG monitoring.Neurology 35：31-35, 1985.
7) 汐田まどか：運動麻痺. 小児心身症とその関連疾患, 吾郷晋浩, 生野照子, 赤坂　徹（編）, p 317-320, 医学書院, 東京, 1992.

2　チック障害・トウレット障害

１ 疾患概念

　チックとは、突発的、急速、反復性、非律動性、常同的な運動あるいは発声[1]である。小児科を受診するチック障害の小児は、大部分はチックを主訴として学童期に受診し、思春期から青年期にかけて自然に軽減、消失してゆく。また対応は不安の強い母親に対する心理的支援が主体であり、薬物が必要になるのはごく少数の症例である。

２ 疫学

▶発現頻度

　一般小児人口の中でのチックの発現頻度はおよそ 5〜25%[2]とされ、幼児期後半から学童期にチックを発現し、性別では男児が女児の 1.5〜3 倍みられる。大部分は瞬きや頭を振るなどの単純な運動性チックのみで、1 年以内に消失する一過性チック障害である。トウレット障害の頻度は 0.05% 程度であり、チック障害小児全体の約 0.2〜0.5% に過ぎない。

３ 病態生理、病態生化学、力動的解釈

　チックは以前には精神力動の視点[3]から、潜在的葛藤の象徴的現れ、オナニーと等価、支配的な親に対する敵意、権威に対する憎しみの感情とその罪悪感の表現でかつ自己処罰の方法などの解釈がなされ、心理療法、精神療法が治療の主体であった。しかし現在トウレット障害の遺伝や病態生理の一部について明らかになってきた。

▶遺伝

　遺伝[4]については、トウレット障害と慢性運動性または音声チック障害、ある型の強

迫性障害、注意欠陥/多動性障害まで含めると常染色体優性遺伝の形式をとるという考えがあり、またトゥレット障害については単一遺伝子および多因子の混合モデルで説明できるとする意見もある。チック障害が、一過性チック障害からトゥレット障害まで基本的には1疾患であることを考えると、程度の差はあっても発症の基盤には遺伝素因があると推測される。

▶病態生理　　また病態生理[5]からみると、チック発現にはドパミン D_2 受容体の過感受性が関与し、障害部位としては運動性チックは大脳基底核とそれに関連する前頭葉および辺縁系が、音声チックは帯状回や傍中脳水道灰白質の関与が示唆されている。また年齢依存性の経過は黒質線状体の関与が疑われている。

・メモ3　　トゥレット障害の経過中、大脳辺縁系を刺激するような出来事がチックの増強と関係することがある。例えば運動の嫌な子どもが運動会の2〜3日前からチックが増強し終了後1日でもとの水準にもどった、あるいは全身性チックが以前みられていた子が、軽減して頸部と顔面のチックだけになっていた時期に、同級生に頸を振るチックを「首振り、首振り」とからかわれて、1〜2週間ほど全身のチックが再度出現したなど、不快なストレスで増強することがある。また、ディズニーランドに家族と行ったときその日1日だけチックが著明に増強したなど、とても楽しく興奮するような出来事でもチックが増強することがある。

4 臨床症状

1・チック障害の分類

▶ DSM-IV　　チックは、米国の精神医学会の精神疾患の診断・統計のマニュアルDSM-IV[1]では、突発的、急速、反復性、非律動性、常同的な運動あるいは発声と定義されている。DSM-IVではチック障害を18歳未満で発症し4週間以上チックが続くものとし、1種類または多彩な運動性および/または音声チックが4週間以上、12カ月未満持続する一過性チック障害と、12カ月以上1種類または多彩な運動性または音声チックが持続する慢性運動性または音声チック障害、12カ月以上多彩な運動性チックおよび1つまたはそれ以上の音声チックが持続するトゥレット障害の3種に分類されている。18歳以上で発症したり、持続が4週間未満のもの、1種の運動性チックと1種の音声チックだけのものは特定不能のチック障害とされる。このDSM-IVの診断基準を表3 A、B、Cに示す。

これらはそれぞれの臨床症状の類似性や、同一家系内に各型のチックが存在すること、一過性チック障害からトゥレット障害まで臨床像が連続性をもつことなどから、病因や病態は共通であり、基本的には一疾患と考えられている。

表 3-A．トウレット障害の診断基準

A．多彩な運動性チック、および、1つまたはそれ以上の音声チックが、同時に存在するとは限らないが、疾患のある時期に存在したことがある（チックとは、突発的、急速、反復性、非律動性、常同的な運動あるいは発声である）。
B．チックは1日中頻回に起こり（通常、何回かにまとまって）、それがほとんど毎日、または1年以上の期間中間欠的にみられ、この期間中、3カ月以上連続してチックが認められない期間はなかった。
C．この障害は著しい苦痛、または社会的、職業的、またはほかの重要な領域における機能の著しい障害を引き起こしている。
D．発症は18歳未満である。
E．この障害は物質（例：精神刺激剤）の直接的な生理学的作用、または一般身体疾患（例：ハンチントン病またはウイルス脳炎後）によるものではない。

表 3-B．慢性運動性または音声チック障害の診断基準

A．1種類または多彩な運動性チック、または音声チック（すなわち、突発的、急速、反復性、非律動性、常同的な運動あるいは発声）が、疾患のある時期に存在したことがあるが、両者がともにみられることはない。
B．チックは1日中頻回に起こり（通常、何回かにまとまって）、それがほとんど毎日または1年以上の期間中間欠的にみられ、この期間中、3カ月以上連続してチックが認められない期間はなかった。
C．この障害は著しい苦痛、または社会的、職業的、またはほかの重要な領域における機能の著しい障害を引き起こす。
D．発症は18歳以前である。
E．この障害は物質（例：精神刺激剤）の直接的な生理学的作用や一般身体疾患（例：ハンチントン病またはウイルス脳炎後）によるものではない。
F．トウレット障害の基準を満たしたことがない。

表 3-C．一過性チック障害の診断基準

A．1種類または多彩な運動性および/または音声チック（すなわち、突発的、急速、反復性、非律動性、常同的な運動あるいは発声）。
B．チックは1日中頻回に起こり、それがほとんど毎日、少なくとも4週間続くが、連続して12カ月以上にわたることはない。
C．この障害によって著しい苦痛、または社会的、職業的、またはほかの重要な領域における機能の著しい障害を引き起こしている。
D．発症は18歳未満である。
E．この障害は物質（例：精神刺激剤）の直接的な生理学的作用や一般身体疾患（例：ハンチントン病またはウイルス脳炎後）によるものではない。
F．トウレット障害または慢性運動性または音声チック障害の基準を満たしたことがない。

▶該当すれば特定せよ：単一エピソード、または反復性

2・チックの種類

チックの種類は運動性チックと音声チックに分けられ、またそれぞれが単純性、複雑性に分類される。単純性運動性チックには、瞬きや頭を振るなど、複雑性運動性チックには物にさわる、跳びあがるなどがあり、単純性音声チックは、咳払い、鼻をならす、複雑性音声チックにはその場面に合わない単語や汚言、反響言語などが含まれる。小児にみられやすいチックを表4に示した。

▶単純性運動性チック
▶複雑性運動性チック
▶単純性音声チック
▶複雑性音声チック

a．運動性チック

運動性チックの出現部位については、顔面、頸部、肩、上肢、躯幹、下肢の6部位

表 4. チックの種類と出現部位

1. 運動性チック
    - 顔面：瞬き、眼球を上転、偏位、回転させる
      顔全体を歪める、鼻孔を開く、鼻をピクピクさせる
      口を歪める、口を大きく開く、舌で口唇を舐める
    - 頸部：頭を振る（前後・左右・回転）
    - 肩　：肩をピクッとさせる、肩を上げる、肩を回す
    - 上肢：上肢をビクッさせる、上肢をくねらせる、前腕の回外・回内
      指をくねり曲げる、テーブルをさわる、母親をたたく
    - 躯幹：躯幹を反らす、ねじる、くねらせる、ビクッさせる
    - 下肢：蹴飛ばす、強直させる、スキップ、急に膝を曲げる、後ろに下がる

2. 音声チック
    - 鼻を啜る
    - 咳払い
    - 奇声：アッ、ヒャッ、バッなどの大声
      意味のない単語、反響言語、反復言語
    - 汚言：バカ、死ね、くそばばあ、性的な言葉

に分けて考えると、重症度や受診後の経過を予測しやすい。

▶まばたき
▶頭を振る

　顔面ではまばたき、口をゆがめる、鼻翼をピクピクさせるなど、頸部では頭を振る（これには頭を一方向に素早くねじる、うなずくように前後に振る、素早く後屈させる、ぐるっと１回転させるなどが含まれる）、肩をピクッとさせる、回す、手や上肢をピクッとさせる、くねらせる、手をふる、躯幹をそらす、ねじる、下肢では蹴飛ばす、スキップする、歩いていて突然体を沈めるなどがあり、また全身を一瞬硬直させることもある。

　運動性チックは顔面から末梢に向かうほど発現の閾値が高く、末梢のチックがあるものの方が重症と考えられる。

　また運動性チックの中で、まばたきは基本的には日常動作でもみられるものであり、多少あっても家族や友人は気にしていないことが多い。しかし頸部や四肢の早い動きや手を奇妙にくねらせるチック、全身の硬直などは通常みられない動きであるため、周囲の人の目につきやすい。また上肢がピクッとするチックでは、字を書こうとして鉛筆が飛んでしまったり、食事をこぼしたり、手をふるチックでは包丁を持ったままふってしまう、下肢のチックでは転倒するなど、日常生活に支障がみられることがある。

● b. 音声チック

▶咳ばらい

　音声チックでは咳ばらいが最も多く、そのほか単純な音声（アッ、バッ、ハーッなどの奇声）、複雑な発声（アロン、エロンなど）、汚言（バカ、死ね、くそばばあ、猥褻な言葉）などがみられる。

- メモ4　咳ばらいは日常よくみられるものであり、家族や友人も気にしていないことが多いが、かん高い奇声や汚言は、運動性チックよりも周囲の注目を集めてしまう。本人がそのことを気にして登校を渋ったり外出をしにくくなることがある。

3 ▪ 年齢依存的特徴

　小児科を受診する小児のチック[6]は、瞬きや頭を振るなど 3〜6 歳で顔面や頸部の動きで発症し、1〜2 種のチックのままで 1 年以内に自然に消失するものが 95% 以上を占めると推定される。つまり発症後 1〜2 カ月で受診したチックの子どもでは、ほとんどが何もしなくても 2〜3 カ月から数カ月で消失する一過性チック障害の経過をとる。

　トウレット障害の経過をとるものの中で、運動性チックが全身にみられ、音声チックで汚言まで認めるものでは、一過性チック障害と同様の年齢で、顔面、頸部の運動性チックで発症し、学童期に運動性チックの種類が増加し、出現部位も上肢、躯幹、下肢と末梢に広がり、7〜8 歳以降で音声チックが加わり、多くは咳払いから始まり、一部は単純な音声、複雑な音声、汚言へと進展し、9〜10 歳前後が運動性、音声チックともに最も著明となる。その後運動性チックは末梢から、音声チックは汚言から消失してゆき、顔面や頸部のチックのみとなり 12〜15 歳で消失するか、あるいは残存していても瞬きや口の動き、咳ばらいなど目立たないものだけで、学校や外出時には緊張のためか消失することが多い。

　このような経過の特徴から、発症年齢、発症から受診までにみられた運動性チックの出現部位や音声チックの種類、現在の年齢などから、受診後の経過をある程度推測できる。

4 ▪ 併存する行動上の問題

▶注意欠陥/多動性障害
▶強迫性障害

　チック障害の中でも、多彩な運動性チックと音声チックをもつトウレット障害では、40% 程度に注意欠陥/多動性障害を併存する。また学習障害を合併していることもある。稀に高機能自閉症の臨床像とも併存する。強迫性障害は、小児科を受診するものの中では少ないが、学童期後半から思春期で、チックが軽減するころから認められるようになることがある。

　これらの併存症は、小児科を受診する症例では、精神科受診例と比較していずれも軽度であり、服薬などの積極的治療が必要であることは少ないが、認められればそれらについても日常生活の支障がないか評価し、個々の患児の全体的臨床像を把握しておく必要がある。

5 診断基準・検査・鑑別診断

▶舞踏病
▶突発性ジスキネジア
▶てんかん

　DSM-IVの診断基準は既に表3に示した。チックについては、一般の小児科外来に受診する場合は、DSM-IVを参考にすれば臨床上診断は比較的容易であるが、舞踏病や突発性ジスキネジア、発症初期の亜急性脳炎で複雑な指や上肢の動きが出現した場合など、意識が清明で不随意運動を示すいくつかの疾患との鑑別が必要である。

　また、てんかんの単純部分発作で意識があり体の一部の運動が反復してみられる場合がある。例えば脳波で中心部-側頭中部の焦点性棘波を認める良性部分てんかんの発作で、口角や頬部の間代性の動きがあり、意識があって会話が可能なことがある。このような場合、初発時や増強時に心理的誘因らしい出来事があると、チックと誤診されていることがある。

　チックは初発症状としては強いまばたきが多く、それ以外でも口角の動きなど顔面の動きや、頭を振る頸部のチックから始まることが多い。上肢から始まることは少なく、躯幹、下肢から始まることは極めて稀である。また顔面や頸部以外の場所から始まったとしても、通常は経過中に発症閾値の低い、瞬きや顔面の動きや頭を振るなどのチックがいずれかの時点でみられる。本来好発部位でない上肢、躯幹、下肢などから発症したチック様運動については、ほかの疾患との鑑別に注意する必要があり、初期に診断がつかなくても注意深く経過をみていく必要がある。特に上肢の動きは、広汎性発達障害の常同運動との区別が必要である場合がある。

▶WISC-III

　診断に必須の検査ではないが、トウレット障害の場合にはWISC-IIIを行って知的な偏りがないか確認し、必要なら問題となりそうな部分についての支援も考えていく。

・メモ5
　診察室で医師が母親にチックの経過を問診し、症状の有無を確認していくとき「まばたき」「首をふる」などの言葉で、横にいる子どもにチックが誘発されることがある。これは初診時や増強時にみられ、チックの経過が安定し軽減しているときには誘発されない。これは不随意運動がチックであることを確認し、誤診を防ぐため有用である。

6 初期対応・治療

　対応あるいは治療[7)-11)]としては、一般の小児疾患と同様に、まずチックの病態生理や自然経過について説明し、家族や本人の不安を除去する。日常生活に支障があるなら薬物療法を行う。

1 ■ 家族への説明

　発症後1〜2カ月で受診した場合、家族へは小児期のチックは病気というよりくせの一種で、短期間で消失するものも含めれば10人に1人くらいの割合でみられること、ほとんどは何もしなくても1年以内に消失すること、長く続く場合でも多くは思春期後半までに消失するか、残っても軽い動きの目立たないチックになることなどをよく説明しておく。

　チックは日常動作にない特異な動きなので、家族にも違和感を与え、チックを止めさせようとすることが多い。チックもほかの不随意運動と同様に、止めようとすると緊張して却って増強しやすいので、止めるように言わないように指導する。

　また学校や家庭での明らかな心理的ストレスがあれば取り除くように環境調整を行うこともある。これはチック障害の長期経過には影響しないとしても、多少ともその時点のチックを増強させている可能性があり、また子どものQOLの改善のため行う。

　チックが発症して1〜2カ月で受診し、まばたきや顔面の軽度のチックのみの場合、環境調整を行うと数週間のうちに消失することがある。ただチック障害では1年以内に自然に消失する一過性チック障害が95％以上を占めるため、環境調整がチックの消失に本当に有効であったか否かは判定が難しい。

　発症後1年以上たって受診した場合、つまり慢性運動性または音声チック障害かトウレット障害の場合、特に躯幹、下肢にまでチックが出現するときには、このような対応ですぐに消失することはなく、その効果も一定しない。しかし強迫性の高い母親に予後が良好であることを保証し精神的に支持していくことは、家族のQOLを向上させるためには大切である。母親から日常生活についての質問を受けることがある。主なものを**表5**に示した。

・メモ6　小児科外来を受診するチック障害小児の母親では、遺伝上の共通性のためか、時に過干渉で強迫的な傾向をみることがある。またトウレット障害小児では注意欠陥/多動性障害を合併していることも多く、聴覚認知の問題があるときには指示が理解しにくいことがあり、どうしても母親が叱る機会が増え、そのため母親の過干渉な態度とチックの間に関連がありそうにみえる。この現象は、母親が神経質に干渉するからチックになった、あるいはチックが増強するという解釈もできるが、別の視点からみると母親も子どもも遺伝上の共通性をもち、母親は女性であるために強迫的で神経質になり、児は男児のためトウレット障害を発現していると解釈することもできる。

・メモ7　東京医科大学病院を受診する小児の母親では、以前医師からチック発現が母親の養育態度が原因であると説明され、その後ずっと強迫的に思い悩んでいることがしばしばみられた。このような遺伝を基礎にした親子関係の特徴も、説明のときに母親の負担にならないように配慮する必要がある。

表 5. チックのあるお子さんについての Q & A

[Q．1] 何が原因なのでしょうか？ 育て方が悪かったのでしょうか？ 私が怒り過ぎたためでしょうか？ 精神的ストレスですか？

A．基本的な原因は、生まれつきチックを起こしやすい脳の体質であろうと考えられています。チックの中でも何種類かの体の動きのチックと声のチックをもつトウレット障害では、そのご家族や兄弟でもチックがみられやすく、チックの出やすい体質が遺伝する傾向があるといわれています。遺伝というととても大変な病気のような気がするかも知れませんが、親子で顔が似るようにチックを出しやすい体質が似ているということだと思います。瞬きだけとか首を振るチックだけで1年以内に消えてしまうような軽いチックの仕組みも、基本的にはトウレット障害と同じで、その程度が軽いのではないかと考えられます。また脳の仕組みからみると、脳の中で大脳基底核と呼ばれている場所の問題ではないかと考えられています。

[Q．2] 友達にいじめられてから、瞬きのチックが出てきました。いじめが原因だったのでしょうか？

A．原因というより、きっかけになった出来事がみられることがあります。チックが出始めるとき、お母さんに叱られたとか、学校で嫌なことがあったとか、きっかけ（誘因）があるお子さんも1/3くらいみられます。そのようなことから以前はストレスが原因でないかと考えられていたようですが、ストレスは単純なきっかけで、原因ではありません。残りの2/3のお子さんではきっかけはなくて出てきます。

[Q．3] お母さんの完璧主義のせいでチックになったといわれましたが、本当ですか？

A．違います。ただ、チックを起こしやすい脳の体質は、男の子ではチックを出しやすく、女性の身体に入るとチックではないが少し神経質な完璧主義の女性をつくる可能性があるといわれています。つまり親子で同じ脳の体質をもっていると、お母さんは神経質で完璧主義になり、お子さんは同じ脳の体質のためにお母さんの育て方とは関係なくチックが出てしまう、という考えもできます。昔、脳の仕組みがよくわかっていなかったときには、このためにあたかもお母さんが神経質に完璧主義で育てたからチックになったようにみえたのかも知れません。

[Q．4] お父さんとお母さんの中に本当の原因がある、と言われたのですが、どういうことか理解できません。

A．このような考え方もありました。おそらくこれは精神分析という学問に基いた考え方ではないかと思います。この学問は、育て方や環境の中の出来事と現在ある症状を関連づけて解釈するもので、子どもの場合は環境というと家庭と学校しかないので、両親特に母親との関係を中心に考えたためだろうと思います。

[Q．5] お医者さんから「チックのことを注意しないように」言われました。その後注意しないようにしたのですが、チックは治りません。私がそれまでにチックのことを何度も注意していたから長引いてしまったのでしょうか？

A．そうではありません。チックを心配して受診すると、お医者さんは「チックのことを注意しないように」あるいは「チックについて叱らないように」ということが多いと思います。これは注意して一時的にチックが増えることはあっても、軽くなることはありませんし、チックが続く期間が短くなるとも考えにくいからです。チックは基本的には生まれつきの脳の性質によるもので、その強さや種類や、どのくらい長引くかということも、生まれつき決まっている可能性が高く、注意をしたからひどくなったり長引いたりすることはありません。

[Q．6] チックのある子どもへの接し方や育て方はどうすればよいのでしょう？

A．接し方や育て方については、基本的には今までどおりでかまいません。ただ生活を振り返ってみて、干渉し過ぎるようなところがあるようでしたら、干渉を少し控えるようにすればよいと思います。

[Q．7] 叱るとチックが増えるのですが、叱らない方がよいのでしょうか？

A．悪いことをしたときには叱ってかまいません。叱ることも社会的なルールを覚えさせたりするためには、必要なことがあります。叱ったときにはチックは増えるのですが、一時的な現象ですぐもとに戻ります。そのためにチックがひどくなったり、治るのが遅くなったりすることはありません。

[Q．8] 運動会や学芸会などの学校行事のときにチックが強くなるのですが、どうすればよいのでしょう？

A．あまり気にしないで下さい。チックは緊張するような行事があると2〜3日前から増加し、それが終わると半日から長くても1〜2日で以前の状態に戻ります。

表5. 続き

[Q. 9] 起きているときに、アッ、アッという叫び声が出ることが多いのですが、眠っていても同じような叫び声が出るときがあります。睡眠不足にならないか心配です。
　A．睡眠不足にはなりません。チックは普通は目を覚ましているときだけ出て、眠ると消失します。しかし日中ひどく出ているときには、睡眠中にも出ることがあります。しかしそのために睡眠不足になることはありません。日中のチックが軽くなってきたときには、睡眠中のチックは先に消えていきます。

[Q. 10] チックが始まったときと、その後一時よくなってまたひどくなったときに、とてもイライラして怒りっぽくなって、そうかと思うと急に赤ちゃんみたいに甘えてきたり変になっていました。こういうときはどうすればよいのでしょう。
　A．赤ちゃん返りにつきあってあげて下さい。これが出てくる仕組みはよくわかっていないのですが、確かにこのような現象がみられることがあります。こういうときには「お兄さんなんだからちゃんとしないとだめ」などど叱ってもうまくいきません。時間のあるときにお膝に抱っこしてあげたり、遊んであげたりして下さい。その方が早くよくなると思います。

[Q. 11] チックがあるために、学校でいじめられないか心配です。
　A．いじめられることは、ほとんどありません。チックのお子さんに学校のことを聞いてみても、最初の頃「おまえ何やってんだよ」などと言われることはあるようですが、意外にチックのためにいじめられることはありません。おそらく友だちは最初は変に思うかも知れませんが、時間が経つとその動きを見慣れてくるせいか、気にしなくなります。

[Q. 12] いじめられて登校拒否にならないでしょうか？
　A．登校拒否になる可能性は、チックのない子どもと、あまり変わりません。チックの子どもの登校拒否の頻度は、私どもの外来に受診した約300人の中で3人のみでした。

[Q. 13] アッ、アッと叫ぶような大声のチックが出るのですが、本人は苦しくないのでしょうか？
　A．チックの声は、本人も気がつかないうちに無意識に出るので苦しくはありません。

[Q. 14] 手や足がビクッと大きく動くことがあります。けがをしないか心配です。
　A．心配ありません。チックの動きのために怪我をしたというお子さんは、今までの私どもの経験ではおりませんでした。あまり目立つ大きな動きがあって怪我が心配なときは、お薬で動きを押さえることができます。

[Q. 15] 学校より家でチックが多いのですが、家庭に問題があるのでしょうか？
　A．家庭に問題があるわけではありません。トウレット障害のお子さんで、たくさんの種類のチックが強く出ているときには、学校でも家庭でもあまり差はみられませんが、軽くなってくると外出時は緊張のため抑制されるため、家の中で多いという印象を受けるかも知れません。家庭に問題があるから、家の中でチックが増えるというわけではありません。

[Q. 16] テレビをみているときにチックが増えるのですが、テレビを見せない方がよいのでしょうか？
　A．テレビは見せてかまいません。確かにテレビをみているときにチックが増えるお子さんがいるのですが、これはそのときだけでテレビを見るのが終わるともとに戻ります。私どもの経験でも、テレビを見る時間が長いからといってひどくなることはありませんし、いつ治るかということにも影響しないと思います。テレビを見せる時間はそのお家の教育方針で決めてかまいません。

[Q. 17] 将来の社会生活に支障はないのでしょうか？
　A．ほとんどの場合、チックは消失します。もし大人になるまで残ったとしても、チックは家から出たとき、仕事のときなどは消えることが多いようです。もし多少出たとしても目立たなくなっていますので、社会生活での支障はありません。よくテレビに出てくる有名な政治家や芸能人の中にも、チックが残っている人もいます。将来の社会生活については心配しなくてよいと思います。

表 5. 続き

[Q. 18] 心理的な治療はどの程度効くのでしょうか？　心理的な治療は受けてみて効果がないように思えるのですが、学校を休ませるのも気になりますし、本当に必要なのでしょうか？

A．そのときの症状の強さや、お薬の効果があるかどうかによります。心理的治療や対応を変えることでチックが軽減したと思われるお子さんも、少数ですが経験しています。瞬きなどの軽くて治りやすいチックのお子さんでは、お母さんが少し自由にさせてあげたり、きっかけになったことを取り除いてあげるだけで、チックが軽くなったり、消えてしまったりすることがあります。ただチックのように年齢とともに症状が軽くなっていくものでは、どこまでが心理的治療の効果でよくなったのか、どこまでが自然の経過なのかを確かめるのは難しいように思います。またトゥレット障害のような重症のチックについては、心理療法の効果は期待できません。ただチックに対する心理療法というのは、チックを治すということではなくチックで困っているお子さんを精神的に支え、それで不安になっているお母さんを支えていくことに意味があるように思います。

2 ▪ 薬物療法

小児科を受診する小児で薬物療法が必要であることは極めて少ない。トゥレット障害であっても実際にある時点でみられるチックは2～3種の場合が多く、多くは薬物療法を必要としない。しかし頻回の音声チック、多彩な運動性チックの一方あるいは双方をみとめ学校や家庭での生活が障害される場合、つまり音声チックが授業の進行を妨げたり、本を読むことが全身性のチックのために困難だったり、手のチックのため字が書けなかったり、学校で汚言が出ることを心配して学校に行きにくくなるようなときは、薬物療法を行う。

▶ハロペリドール

薬物としてはハロペリドールを最初に用いる。1日量として 0.25 mg 程度から開始し、その後2週間くらい経過をみて、まだ日常生活への支障があるなら増量する。眠気が出るようなら夕食後あるいは就寝前に半量を1回投与とする。増量は 0.25～0.5 mg ずつ行い、3 mg を限度として増やしていく。3 mg で効果がないときはそれ以上増量しても効果がみられないことが多い。ハロペリドールは使用を続けていくうちに効果が薄らいでくる印象がある。軽減すれば減量、中止し増強時に再度使用する。

ハロペリドールを前述の量で学童期に使用する場合、副作用がみられることは少ないが、時に眠気が出ることがある。稀に口角の硬直や嚥下困難などがみられ、そのときは抗パーキンソン病薬トリヘキシフェニディールをハロペリドールの1～2倍量（mg）で併用する。

少量でも眠気が強いときや増量しても効果がみられないときはピモジドに変更する。ハロペリドールよりやや効果が弱いが無動あるいは鎮静の副作用が少ない。服用の量や手順はハロペリドールと同様である。これらの薬剤で十分な効果が得られないときは塩酸クロニジン、L-dopa などを使用する。そのほか、クロナゼパム、クロルプロマジン、カルバマゼピン、イミプラミンなどでも時に効果をみる症例がある。

ただ薬物治療においては、これらの薬剤はいずれも保健適応がないことに留意し、

保護者や患児の同意のもとに行われる必要がある。

7 症例

【患者】　7歳、男児
【主訴】　チック
【家族歴】　父親にチックの既往がある。妹は強迫的な傾向がある。
【既往歴・発達歴】　妊娠中、分娩時、その後の発達も問題はない。1回のみ熱性痙攣の既往がある。
【現病歴】
　チックは、5歳時に、①まばたきで発症したが、その頃、目が変な感じがするとしばしば訴えていた。この時期には情緒的に不安定で、些細なことで泣いたり怒ったりしていたという。発症時の誘因は明確でない。
　その後、②口唇を突き出す、③頭を左右に振る、④右上肢を曲げる、⑤バカ、バカジャナイ、ユーレイなどの言語性チック、⑥道を歩いていて両手を地面につける、などのチックもみられるようになっていた。
　受診時に30分間VTRを記録し、その中では、①目を閉じるあるいは大きく見開く、②上下の口唇を内側に巻き込む、③頭を右に振る、④前述の目と口唇の動きとともに頭を右に振る、⑤ピクンと身体全体（下肢も含む）を動かす、⑥肩を動かす、などのチックが確認された。
　経過中、緊張するようなこと、例えばピアノの発表会や運動会などがあると、その2〜3日前からチックが増加し、終わると1日くらいでもとに戻るということであった。
　母親は神経質で気にしやすい性格のようで、チックのことも日常生活のことも、つい気になって注意してしまうという。
　また現時点で何か社会心理的な背景があるとすれば、学校が始まること、友だちに叩かれたこと、幼稚園のときに受験勉強をさせたこと、勉強を教えていると母親自身が不安になって強く言ってしまう、本人は私立の小学校で自信をなくしている、などいろいろあるということであった。

【対応・治療】
　この症例は発症から2年近くチックが持続しており、多彩な運動性チックと音声チックを認め、DSM-IVのトゥレット障害と診断された。トゥレット障害では多動や集中困難や衝動性をみることも多いが、注意欠陥/多動性障害の診断基準には合致せず、診察室でも多動はみられなかった。
　家族歴では詳細は不明であるが、父親にチックの既往があり、母親も妹も強迫的傾

向が認められた。われわれの経験では母親の強迫性が強いほど児のチックも多彩で長期に持続しやすい印象があるが、これは遺伝素因の強さを示している可能性がある。

　また患児はまばたきチックが発症した頃に目が変な感じがすると訴えていたが、このような感覚性チックと思われる症状もしばしば随伴する。また発症時に感情が不安定になっていたが、ほかの症例でも大脳辺縁系の感情調節機能の低下を思わせるような行動の変化を、発症前後に認めることがある。

　チック発症の誘因は約1/3の症例でみられるが、これはほかの心身症とされているものの誘因と同様で、チックとしての特異性はない。

　また経過中緊張するような行事があるとその2～3日前からチックが増強し、1日くらいでもとに戻るという現象は、ほかの症例でもしばしば認められ、緊張による脳内の神経伝達物質の変化との関連が推測される。

　現在のところチックの種類は多彩であるが、それぞれの動きも極端に粗大な動きではなく日常生活には支障がなく、年齢も小さいので、母親にはチックであること、ひどくなって日常生活が差し支えるようなら有効な薬もあることなどを説明し、定期的に経過をみていくこととした。

・メモ 8　　本症例では VTR でも多彩なチックが確認されたが、ビデオ記録中チックが抑制されほとんどみられないことがある。一過性チックの経過中かトウレット障害であっても発症して早い時期や消失の前には検査中であるという緊張で抑制される。この時期には家ではチックを認めても学校では少なく、担任教師は気づいていないことが多い。

（星加明徳、山中奈緒子、三輪あつみ）

【文献】
1) 高橋三郎,　大野　裕,　染矢俊幸(訳)：チック障害．DSM-Ⅳ精神疾患の分類と診断の手引，p 114-120, 医学書院，東京，1996.
2) Shapiro AK, Shapiro ES, Young JG, et al (eds)：Epidemiology. Gilles de la Tourette Syndrome Second edition, p 45-59, Raven Press, New York, 1988.
3) 森谷寛之：第2章諸外国におけるチック研究の歴史．チックの心理療法，p 29-49, 金剛出版，東京，1990.
4) 金生由紀子：トウレット症候群と遺伝．発達障害医学の進歩10, 有馬正高, 太田昌孝(編), p 26-33, 診断と治療社，東京，1998.
5) 野村芳子：不随意運動の臨床．脳と発達29：199-205, 1997.
6) 星加明徳, 荻原正明, 宮島　祐, ほか：癖・チック・共同運動．小児内科20(8)：1204-1208, 1988.
7) 星加明徳, 宮島　祐：チック症．小児科学, 白木和夫, 前川喜平(編), p 1494-1497, 医学書院，東京，1997.
8) 瀬川昌也：チック, 私の処方．Clinical Neuroscience 8(7)：796-797, 1990.
9) 金生由起子, ほか：トウレット障害の実態と臨床評価；医療機関におけるトウレット障害の全国

的規模の実態調査．安田生命社会事業団研究助成論文集 28：23-32，1992．
10）星加明徳，三輪あつみ，中島周子，ほか：チック症．小児科診療 63：1539-1545，2000．
11）桑原健太郎，小林朋子：Tic と Tourette 症候群．小児科 43：922-927，2002．

3 睡眠驚愕障害（夜驚症）

■1 疾患概念

▶恐怖を伴う夢

睡眠驚愕障害（夜驚症）は、睡眠中に恐怖を伴う夢をみて部分的覚醒状態で泣き叫ぶもので、主として幼児期にみられる。これを主訴に受診することは稀であるが、ほかの疾患での受診時に相談を受けることがある。

■2 疫学

睡眠驚愕障害の一般人口での頻度は、小児の 1～6％、大人の 1％以下[1,2]で、発症年齢[3-5]は 2～10 歳、特に 2～6 歳が約 90％を占める。性別では男児に多く、男児：女児の比は 1.5：1 である。

■3 病態生理

1・睡眠驚愕障害の基本的病態

睡眠驚愕障害の基本病態としては、遺伝的要因、中枢神経系の発達水準、大脳辺縁系と脳幹（橋）の役割、さらには発症誘因や経過中の増強因子を理解しておく必要がある。

●a．遺伝的要因

睡眠驚愕障害をもつ小児は睡眠驚愕または睡眠遊行の家族歴を有することが多く、生物学的第 1 度親族では有病率が 10 倍に増加しているという。しかし正確な遺伝様式は知られていない。

●b．中枢神経系の発達水準

睡眠驚愕障害の発症年齢は 2～10 歳が多く、その中でも 2～6 歳の幼児期に発症するものが 90％を占める。これは睡眠驚愕の発症が、感情の分化を含む複雑な脳機能[7-9]が、ある発達水準に達していることが必要であることを示している。

c．大脳辺縁系

情動については大脳辺縁系が密接に関与[10)11)]しているとされているが、脳内の睡眠驚愕出現の条件が整ったときに前述の誘因が加われば、それが情動の中枢である大脳辺縁系を刺激し夜間の睡眠中に恐怖を伴う夢を誘発して、睡眠驚愕の臨床像を出現させる。

▶大脳辺縁系

d．脳幹（橋）

睡眠驚愕は覚醒障害の一種で、脳幹の橋にある睡眠覚醒をコントロールするオシレーターのタイミングエラーによって、身体状況に一時的な解離現象が起こり、non-REM睡眠の深睡眠時に運動機能が活発化するために生じる[12)]と推定されている。

▶脳幹
▶橋

2．発症誘因

睡眠驚愕障害の発症時には、発症誘因が20％程度に認められる。誘因[3)]としては表6に示したように、恐怖、緊張、興奮などがほぼ同数ずつみられる。

発症誘因については、8歳以上で発症した場合は70％と高率に認め、誘因としては執拗な身体的いじめや交通事故の体験などの強いストレスが多い。これより低年齢で発症した場合よりも高年齢の方が、心理社会的因子の関与が大きいと推測される。つまり8歳以上で発症するものの多くは外傷後ストレス障害[6)]、PTSD類似の発生機序が推定される。経過中にも30〜40％の症例で、前述の発症誘因と同様に恐怖、緊張、興奮が増強因子としてほぼ同数ずつみられる。

表6．発症誘因

恐怖：怖いテレビドラマや本 　　　交通事故やガス爆発の体験や目撃 　　　暴力を伴う身体的いじめ
緊張：入園、入学、学校行事、叱られたこと
興奮：家族旅行、遊園地などの楽しい興奮

▶外傷後ストレス障害

3．睡眠驚愕時の歩行・走行

睡眠驚愕時の歩行や走行は、睡眠驚愕障害の小児の40％でみられるが、睡眠遊行の既往あるいは併存がある場合に多い。これらの障害は共通の生理学的基盤を有する覚醒障害で、相違点はそのときの夢が恐怖を伴うか否かであろう。恐怖を伴う夢をみた場合には臨床像としては睡眠驚愕が出現し、そのときに睡眠遊行の基盤があれば歩行や走行を認めることがあると考えられる。

▶睡眠遊行

4．経過中の夢の内容の変化

睡眠驚愕障害が数年にわたって持続する場合、夢の内容が恐怖から怒りに変化することがある。変化する年齢は7〜8歳が多い。怒りの対象は多くは同胞である。日常の生活では、同胞と仲がよい場合とよくない場合が半々である。また1人っ子の場合、

▶夢の内容
▶恐怖
▶怒り

怒りの対象は親しい友人が多い。

▶扁桃体
　この現象は神経学的には、睡眠第 3～4 段階の徐波睡眠でみる夢は、大脳辺縁系の発達水準、特に恐怖と怒りに関係する扁桃体[11]の発達と関連して、幼児期には恐怖を学童期では怒りを表出しやすく、その怒りは最も心理的に親密な人間関係をもつ相手に向けられ、その怒りは日中の出来事とは必ずしも関連しない。この変化がみられる 7～8 歳という年齢は、大脳の生理学的発達を基盤として社会的には母親よりも同胞との人間関係が密接になる時期であるため、日中の人間関係とは必ずしも関連せず、多くの場合怒りは同胞に向けられると考えることができる。

4 臨床症状

睡眠驚愕障害では、

▶睡眠第 3～4 段階
①睡眠第 3～4 段階で恐怖を伴う夢をみることにより症状が出現するが、入眠後 1 時間前後で睡眠第 3～4 段階となるため、睡眠驚愕も 30 分から 2 時間の間に出現することが多い。

▶恐怖
②夢には恐怖を伴っているため、臨床像としては恐怖の叫び声を伴って突然覚醒するというエピソードを反復し、また強い恐怖を伴った表情や動作、心悸亢進、呼吸促迫、発汗などの自律神経系緊張の兆候がみられる。

▶部分的覚醒状態
③睡眠驚愕は部分的覚醒状態であり通常の覚醒ではないため、家族が声をかけて落ち着かせようとしても反応が悪く、また覚醒後、多くの場合睡眠驚愕時の夢の詳しい内容が思い出せず、睡眠驚愕についても健忘がある。

などの特徴がある。夢の内容に関してはまったく思い出せないことが多いが、一部の小児では恐怖を伴う夢の内容を断片的に思い出すことがある。

　睡眠驚愕の頻度は発症初期が多く、しばしば連日 1 回以上みられる。しかし多くはその後漸減し 6 カ月以内に消失する。その後は日中に睡眠驚愕を誘発するような出来事があればそのときだけ出現することが多い。遅くても 10 歳以前にはほぼ消失する。脳波所見で棘波や棘徐波がみられた場合でも予後には関連がない。

5 診断基準・鑑別診断・検査

睡眠驚愕障害の診断については臨床像を正確に把握することが重要である。DSM-Ⅳの診断基準を表 7 に示した。臨床像が典型的であればそれだけでほかの疾患との鑑別診断は十分に可能である。また診断のための必須の臨床検査はない。しかし臨床像が非典型的であれば、夜間の睡眠中にのみ起こるてんかん発作と鑑別が必要になる。

▶複雑部分発作
睡眠驚愕とてんかんの複雑部分発作はその臨床像が類似する点[13]がある。つまりい

表 7. 睡眠驚愕障害の診断基準

A．睡眠中突然覚醒するというエピソードの反復で、通常は主要睡眠時間帯の最初の 1/3 で起こり、恐怖の叫び声で始まる。
B．各々のエピソードの中に、強い恐怖と心悸亢進、呼吸促迫、発汗などの自律神経系緊張徴候がみられる。
C．エピソード中、ほかの人が落ち着かせようとしても、反応が悪い。
D．夢の詳しい内容が想起できず、エピソードについての健忘がある。
E．そのエピソードは、臨床的に著しい苦痛または社会的、職業的、またはほかの重要な領域における機能の障害を引き起こしている。
F．その障害は物資（例：薬物乱用、投薬）または一般身体疾患の直接の生理学的作用ではない。

▶良性部分てんかん
▶前頭葉てんかん

いずれも朦朧として応答ができず、そのエピソードの途中の出来事を思い出せない。睡眠驚愕では部分的覚醒のため、複雑部分発作では意識減損のために起こる現象である。

睡眠中の複雑部分発作は、多くは良性部分てんかん近縁のもの[14]で、朦朧とした状態で嘔気、嘔吐、尿便の失禁などをみるものが多い。そのほか前頭葉てんかんでみられる前頭葉性自動症や感情発作を伴う良性部分てんかんの発作も考慮する。これらのてんかん発作であれば、通常の脳波記録でそれぞれに対応した脳波所見がみられることが多い。ただ睡眠驚愕障害の小児でも、10〜20％で焦点性棘波や全般性棘徐波をみることがある[14]ので、鑑別診断に際しては臨床的特徴を優先し、通常の脳波記録は補助的な役割しかもたないことを理解しておく必要がある。また問診で診断に疑問が残る場合は、家族にその異常行動をビデオで記録してもらって評価することは診断に有用である。また異常行動時のポリグラフ記録を行い、脳波所見を確認することが必要となることもある。

睡眠驚愕と夜間睡眠中に起こる複雑部分発作の鑑別[14]については、臨床像では発現時刻が入眠後 2 時間以内、頻度が 1 週に 1 回以上でおびえた表情で激しく泣く場合は睡眠驚愕が強く疑われ、発現時刻が入眠して 2 時間以後で深夜から早朝にみられ、その頻度が週 1 回未満で、嘔気・嘔吐や尿・便失禁などを伴っていれば複雑部分発作の疑いが強い。しかし鑑別の対象となった異常行動の回数が少ないときには鑑別が難しい。

・メモ 9　熱性痙攣の既往がある小児やてんかんで治療中の小児に、睡眠驚愕が疑われる異常行動がみられることがある。この場合も睡眠驚愕の臨床像や発現時刻、頻度などは熱性痙攣やてんかんのない小児の場合と同様であり、多くは問診で鑑別できる。

6 初期対応・治療

睡眠驚愕は患児の日常生活には通常問題を引き起こさない。連日睡眠驚愕が出現していても、日中に眠気を催すこともなく日常生活は支障がない。家族特に母親の不安を取り除くことが主要な治療目標となる。母親からよく質問されることを、Q&A の形式で表 8 に記載した。

表 8. 夜驚（睡眠驚愕障害）についての保護者への説明

[Q．1] 夜驚のことをお医者さんに相談したら、親の育て方が悪いといわれたのですが本当ですか？
　A．夜驚は育て方というよりも、生まれつきの夜驚を起こしやすい脳の素質によって起こります。育て方が悪かったからではありません。昔、お母さんが叱ったりすると、その日の夜に出てくるので、そのように言われたのだと思います。

[Q．2] 子どもとディズニーランドに行ったその日の夜から夜驚が始まったのですが、何か関係があるのでしょうか？
　A．夜驚が起こり始めるとき、3人に1人はきっかけがあって出てきます。きっかけとしては、このお子さんのように、とても楽しい体験（家族旅行、遊園地に行ったこと）、恐怖を伴う体験（自動車事故の経験や目撃、ガス爆発の体験や目撃、怖いテレビドラマや本をみたことなど）、緊張すること（ピアノの発表会、学芸会）などがきっかけになります。残りの2人は起こりやすい年齢になると自然に出てきます。

[Q．3] 10歳の男の子なのですが、交通事故に本人が遭ったときから夜驚が出てきました。関係があるのでしょうか？
　A．あると思います。普通は夜驚が起こりやすいのは3～6歳です。8歳以上になると脳のしくみから夜驚は出にくくなります。それでも8歳以上で夜驚が初めて出ることがありますが、その場合きっかけになった衝撃的な出来事がしばしばみられます。例えばこのお子さんのように本人が交通事故にあったとか、ひどい殴ったりけったりされるようないじめにあったときなど、強い衝撃的な出来事がきっかけになっていることがあります。

[Q．4] 泣いているとき声をかけても私の声が聞こえていないようですが、どうしてなのでしょうか？
　A．部分的覚醒状態なので、お母さんの声は聞こえていないと思います。部分的覚醒とは半分眠ったままで、半分は目を覚ましている状態のことです。普通眠っていると夢をみても身体は動きませんし、大声で泣くこともありません。しかし夜驚のときは、夢をみながら身体が動いてしまいます。ただ部分的な「覚醒」といっても、眠っているのに近い状態で、お母さんがすぐ横で声をかけても、お子さんにはお母さんが見えていないらしく、お母さんの声も聞こえていないようです。泣きながら目の前にお母さんがいても、「お母さん、お母さん」と捜していることもあります。

[Q．5] 赤ちゃんの夜泣きとは違うのですか？
　A．違います。赤ちゃんの夜泣きについては、わかっていないことが多いのですが、夜驚が眠ってから1～2時間くらいで起こるのと比べて、夜泣きはもう少し遅い時間、真夜中から明け方にかけて多くみられるようです。また夜驚は恐怖の夢をみて怖そうな表情や動作がみられますが、赤ちゃんの夜泣きにはそれがみられません。

[Q．6] 日中は、子どもにどのように接したらよいのでしょうか？
　A．日中の接し方は変える必要はありません。今までどおりでかまいません。

[Q．7] 昼間叱ったとき、その日の夜に夜驚が出るのですが、叱らない方がよいのでしょうか？
　A．確かに昼間起きているときに感情を刺激するようなことがあれば、その日の夜に夜驚が起こることがあります。しかし何か悪いことをしてそのために怒る必要があれば怒ってかまいません。そのために夜驚が長引いたりすることはありません。

[Q．8] それほど兄弟仲が悪いわけではないのですが、兄弟げんかをすると、その日の夜に夜驚が起こります。どうすればよいでしょう？
　A．そのままでよいと思います。兄弟喧嘩は社会ルールを覚えるためにも必要なものです。確かに喧嘩をするとその夜に夜驚が出ることがありますが、それで夜驚が長引くことはありません。

[Q．9] 怖いテレビドラマをみると、その日の夜に夜驚が起こるのですが、見せない方がよいのでしょうか？
　A．本人が見たがるなら無理に止めなくてもよいと思います。怖いテレビや本などをみると、その日の夜に夜驚が出ることがありますが、影響はその日1日のみです。

表 8. 続き

[Q. 10] 夜中に夜驚が始まったとき、夜驚を止めるよい方法はないのでしょうか？ 冷たいタオルで顔を拭くとか、ジュースを飲ませるとかではだめでしょうか？
A．途中で止めるのは難しいと思います。夜驚を止めるよい方法はないのですが、夜驚は普通2〜3分でおさまります。長くても10分以内がほとんどです。ベッドの上でただ泣いているだけなら、危なくないように横で見ているか、やさしく声をかけて落ち着くのを待てばよいと思います。

[Q. 11] 夜驚のとき、泣きながら走り回るのですが、そのときはどうすればよいのでしょうか？
A．無理に止めようとしないで下さい。走り回っているときに無理に止めようとすると、却ってひどくなります。押さえつけたりせず危なくないように見守っているだけでかまいません。

[Q. 12] お医者さんから、夜驚のとき目を覚まさせるようにいわれたのですが、なかなか目覚めません。どうすれば目を覚まさせることができるのでしょうか？
A．目覚めさせる必要はありませんし、目を覚まさせるようにしても早く治るわけではありません。夜驚のときにはっきり目覚めさせるのは結構時間もかかりますし、難しいと思います。

[Q. 13] 夜驚がおさまったあと少し話ができても、次の日の朝には何も覚えていません。何か病気なのでしょうか？
A．病気ではありません。夜驚のときの部分的覚醒の中でも、より目覚めに近い状態になったときにお母さんと会話ができることがあるのですが、それでも朝目覚めたあと聞いてみると、何も覚えていないことがあります。これは半分眠ったままで会話をしているので思い出せないのですが、心配入りません。

　睡眠驚愕が連日みられても、一夜に1回のみの場合は午後9時ごとに入眠し睡眠驚愕が出現するのは10〜11時であり、家族はまだ眠っていないことが多い。この状態であれば、母親の不安を取り除き、睡眠驚愕時には危険がないように見守っているように説明するだけでよい。
　しかし連日睡眠驚愕が2回以上出現し、両親や兄弟姉妹が睡眠を十分にとれないときや、睡眠驚愕時に頻回に歩行や走行を繰り返し事故が心配される場合に治療対象となる。一般的な家庭での対応としては、廊下に金魚鉢などのガラス製品を置かない、2段ベッドなら下の段で寝かせる、2階で寝ているなら1階で寝かせる、ベランダに出る場合はドアを開きにくくしておくなどがある。
　睡眠驚愕の頻度を減じる、あるいは頻度は同じでも持続を短く臨床症状を軽減させることを治療目的として薬剤を使用するときには、ニトラゼパム 0.1 mg/Kg を就床前に服用させる。1〜2週間服用して臨床症状が軽減あるいは消失し、家族の日常生活が障害されなくなったら、一度服薬を中止してみる。その後も軽減あるいは消失した状態が続くことが多い。0.1 mg/Kg で十分な効果が得られないときには、0.15 mg/Kg、それでも不十分であれば 0.2 mg/Kg まで増量する。ニトラゼパムは睡眠第2段階を増加させ、睡眠驚愕が起こる第三、第四段階を減少させる。

▶ニトラゼパム

- メモ10　薬剤については、ニトラゼパムでなくともベンゾジアゼピン系薬剤であればいずれも著効を示す。またほかの睡眠構築に影響を及ぼす薬剤、例えば抗ヒスタミン剤、抗てんかん薬、精神安定薬などでも睡眠驚愕が軽減することが多い。われわれの外来でも睡眠驚愕障害の小児に心理療法を行ったこともあったが、本来短期間で軽減、消失する症状なので、振り返ってみると心理療法が有効か否かは不明である。

7 症例

【患者】　8歳、女児
【主訴】　睡眠中の異常行動
【家族歴】　兄は注意欠陥/多動性障害
【現病歴】

　8歳9カ月より、誘因なく、入眠して1〜2時間で突然起きあがって泣き叫ぶエピソードがみられるようになり、何か話しているようだが聞き取れないことが多い。時には「こわい、こわい」「目をとらないで」「心臓とらないで」などと叫ぶこともあった。発症2カ月後には連日1〜2回出現し、多いときには一晩に3回みられた。エピソードの後は再び入眠するが、翌朝覚醒したときには何も記憶はない。

　発症後3カ月で受診したときには、エピソードはやや減少して一晩に1回のことが多く、時にみられない夜もあったが、母親は睡眠不足と兄の問題行動で疲労が激しかった。受診時の脳波検査では異常はみられなかった。この症例では、その特徴的な臨床像より夜驚症と診断した。

【対応・治療】

　注意欠陥/多動性障害の兄とは以前より極めて仲が悪く、特に発症の2〜3カ月前から兄は児に対して攻撃的であった。本人にはニトラゼパム3 mg（0.1 mg/Kg）を就寝前に服用してもらい、兄にはメチルフェニデイトを処方した。ニトラゼパム服用後夜驚は2〜3日に1回に減少し持続も短くなったため、患児の服薬は1週間で中止した。また兄も服薬後行動が改善してきた。しかし激しい兄弟喧嘩があった日の夜には例外なく夜驚が出現した。

　この症例では直接の発症誘因は確認できなかったが、兄妹間の問題が夜驚の心理的背景として持続的にあったため、本来なら発症閾値が高く出現しにくい年齢で発症したと推測される。あるいは視点を変えると兄弟葛藤が原因という力動的解釈も可能かも知れない。

　高年齢で睡眠驚愕を発症するものは心理社会的因子が明確なものが多く、発症機序における比重が相対的に大きい。このような症例に対してもベンゾジアゼピン系薬剤は有効であり、本来の発症閾値が高いためか低年齢の小児より著効しやすい。しかし

同時に背景となった問題の対応についても配慮する必要がある。

(星加明徳、中嶋光博、柏木保代)

【文献】

1) The American Psychiatric Association：Diagnostic and Statistical Manual of Mental Disorders. Fourth Edition, DSM-IV, 1994 a(高橋三郎，大野　裕，染矢俊幸(訳)：睡眠時随伴症．DSM-IV精神疾患の診断・統計マニュアル，p 582-585．医学書院，東京，1996).
2) Christian Guilleminault：Disorders of arousal in children ; Somnambulism and night terrors. Sleep and its disorders in children, Christian Guilleminault(ed), p 243-252, Raven Press, New York, 1987.
3) 高木朗，星加明徳，宮島　祐，ほか：睡眠驚愕障害の臨床的・脳波学的研究．小児の精神と神経 42(2)：83-89，2002．
4) 岩田泰子，北見宣美，瀬尾和子，ほか：夜驚の治療経験．神精会誌 29：16-19，1978．
5) 中村剛：夜驚症の精神医学的研究．精神神経学雑誌 69(1)1-16，1967．
6) The American Psychiatric Association：Diagnostic and Statistical Manual of Mental Disorders. Fourth Edition, DSM-IV, 1994 b(高橋三郎，大野　裕，染矢俊幸(訳)：外傷後ストレス障害．DSM-IV精神疾患の診断・統計マニュアル，p 431-436．医学書院，東京，1996)．
7) 大熊輝雄：小児，老年者の脳波．臨床脳波学，p 98-111．医学書院，東京，1991．
8) 長畑正道：D 小児の人格形成．小児精神医学I，新小児科学大系 14 A，小林　登，多田啓也，藪内百治(編)，p 51-73，中山書店，東京，1985．
9) 高橋種昭：2．小児の心理と情緒障害．小児の情緒障害，内藤壽七郎(監修)，p 15-25，医学書院，東京，1975．
10) 扇谷　明：側頭葉における情動．情動と側頭葉てんかん，医学書院，東京，p 2-17，1993．
11) 扇谷　明：恐れと怒り．情動と側頭葉てんかん，医学書院，東京，p 44-63，1993．
12) Hobson A：Sleep：Order and Disordser. Meducation Inc, Washington DC 1983[塩澤全司，長崎紘明(訳)，睡眠相コントロールのための橋時計．図説睡眠のモデル；正常睡眠と睡眠障害，p 13-16，エーザイ，東京，1992]．
13) Gregory Stores：Confusions Concerning Sleep Disorders and the Epilepsies in Children and Adolescents. British Journal of Psychiatry 158：1-7, 1991.
14) 窪田　豊，星加明徳：夜間睡眠中の非痙攣性異常行動に関する臨床脳波学的研究．小児の精神と神経 36(2)：103-110，1996．

4　睡眠相後退症候群

1 疾患概念

　人間の生体リズムは、本来睡眠覚醒はほぼ25時間周期で行われているが、外界からの24時間周期の刺激(同調因子：光、社会的刺激、食事など)に同調することにより、24時間の概日リズム(サーカディアンリズム)が保たれている。しかしなんらかの要因で、これらの刺激に同調することができなくなって睡眠相が後退した状態を睡眠相後退症候群[1]という。多くは適切な登校時刻に覚醒することができず、不登校の状態を伴う。

▶同調因子

▶不登校

2 疫学

　一般人口における睡眠相後退症候群の頻度は、国外の調査で12～19歳で7.3%、一般成人で0.17%～0.7%、日本の高校生で0.4%などの報告がある。発症年齢は新生児期から50歳代までに広くみられるが、多くは思春期から青年期に発症する。

3 病態生理、病態生化学、力動的解釈

▶概日リズム
▶視交叉上核

　動物実験では、概日リズムの形成には基本的には視交叉上核が重要であり、それに視床下部が関与すると推定されているが、人間の場合の詳細は不明である。また睡眠相の後退によって不登校という疾病利得を得ているという考えもある。

4 臨床症状

▶中学生
▶高校生

▶軽度のうつ状態

　小児科を受診する場合、年齢は多くは中学生から高校生で小学生は稀である。訴えは朝目が覚めなくて学校に行けないというものが多い。実際には朝4～5時まで眠れなく、7時頃に家族が起こそうとしても、死んだように眠っていて覚醒させることが困難である。無理に覚醒させ登校できても、倦怠感、頭痛、腹痛、嘔気、めまいなどを訴え、保健室に行ったり早退したりする。また軽度のうつ状態を示すことが多い。このような随伴症状[2]は、睡眠位相後退のない不登校の小児と同様である。

5 検査

▶終夜睡眠ポリグラフ
▶深部体温リズム

　終夜睡眠ポリグラフでは、入眠潜時の延長を除くと睡眠構造の異常はない。深部体温リズムは健常者では午前3～4時に最低体温を示すが、この障害では最低体温は健常人より遅れて午前5時から正午ごろにみられる。

6 診断基準・鑑別診断

▶睡眠障害の国際分類

　睡眠障害の国際分類(International Classification of Sleep Disorder；ICSD)の診断基準を、表9に示した。意欲の低下、低い自己評価などのうつ状態を伴うことが多いため、自律神経症状なども含めてうつ病との鑑別が必要になることがある。またDSM-IVでは、概日リズム睡眠障害[3]の中の睡眠相後退型にあたる。その診断基準を表10に示した。

表 9．睡眠障害の国際分類による睡眠相後退症候群の診断基準

A．望ましい時刻に入眠できない、または望ましい時刻に自発的に覚醒できない、または過度な眠気の訴え。
B．睡眠にとって望ましい時刻に比べて、主たる睡眠エピソードの位相が後退している。
C．症状は最低1カ月持続している。
D．厳密なスケジュールを保つことを要求されない場合（例：休暇）、患者は
　1．健康的で、質、持続ともに普通の睡眠を常にとることができる。
　2．自然に覚醒する。
　3．後退した位相にて、24時間の睡眠・覚醒パターンに安定して同調を維持できる。
E．最低2週間にわたる毎日の睡眠記録表にて示される、習慣的な睡眠時間帯のタイミングの後退の証拠がある。
F．以下の検査による、習慣的な睡眠時間帯のタイミングの後退の証拠がある。
　1．24時間の睡眠ポリグラフ記録（あるいは連続した2晩の睡眠ポリグラフとその間の睡眠潜時反復検査）、あるいは
　2．連続体温モニターにて、最低体温の時刻が習慣的な（後退した）睡眠エピソードの後半に後退していることが示される。
G．入眠困難あるいは過剰な眠気を引き起こす他の睡眠障害の診断基準を満たさない。

最低基準：A＋B＋C＋D＋E

表 10．概日リズム睡眠障害の診断基準

A．過剰な眠気または不眠を生じている持続的または反復性の睡眠分断型で、その人の環境から要求される睡眠覚醒スケジュールとその人の概日睡眠覚醒リズムが合っていない。
B．その睡眠障害は臨床的に著しい苦痛または社会的、職業的、またはほかの重要な領域における機能の障害を引き起こしている。
C．この障害は、ほかの睡眠障害またはほかの精神疾患の経過中にのみ起こるものではない。
D．この障害は、物質（例：薬物乱用、投薬）または一般身体疾患の直接的な生理学的作用によるものではない。

7 初期対応・治療

▶時間療法
▶光療法
▶ビタミン B$_{12}$
▶睡眠導入剤
▶メラトニン

治療には非薬物療法として、時間療法、光療法、同調因子の強化、入眠を妨げる因子の除去などがあり、薬物療法としてビタミン B$_{12}$、睡眠導入剤、メラトニンなどが使用される。

時間療法は、この障害では睡眠相を後退させることは容易でも、前進させるのは困難であることから、入眠時刻と起床時刻を毎日3時間ずつ睡眠相を後退させていき、望ましい時間帯になったところで固定する。ただそれを維持するのが困難であることが多い。

光療法は、起床後の高照度光の照射により睡眠相が前進する性質を利用し、起床後2時間 2,500〜3,000 lux の高照度光を照射する。

ただ人工的な高照度光でなくても朝の日光浴を習慣づけることでも効果がみられることがあり、また3食の食事を規則的にとること、社会的接触を増やすことなども同調因子を強化する。

このような対応や治療で十分でなければ、ビタミン B_{12} 3 mg/day で投与する。また睡眠導入剤[4]やメラトニンなどの使用も考慮していく。いずれも効果が認められない場合は、不登校[5]として本人と家族を支えていくことになる。

8 症例

【患者】 16歳、女児（高校2年生）
【主訴】 身体がだるい、目が覚めない
【現病歴】
　2学期の10月上旬、テニス部の同級生と些細なことでトラブルがあり、朝練に遅刻することが多くなった。下旬に部の同級生に遅刻を責められた頃から、身体がだるい、気持ち悪い、めまいがするなどの訴えが強くなり、朝はほとんど遅刻、保健室に週に2～3回行く。11月下旬、夜遅くまで起きている。朝、母親が起こそうとすると、死んだように寝ている。叩いて起こそうとしても、まったく反応しない。12月、夜は一晩中友人にメールを打っている。この頃のメールの友だちは、やはり不登校の同年代の女児やリストカットをする女性などであった。この頃は朝6～7時に寝て、夕方起きてくる。1～3月はほとんど登校していない。4月に最初の1日のみ登校したが、その後はまた目が覚めなくなる。5月下旬、病院を受診した。
【検査】 末梢血液、生化学検査、CRP、頭部CT検査、腹部超音波検査では異常なし。
【発達歴・既往歴】 1歳1カ月で歩行。有意語は1歳2カ月。小学校、中学校でも、特に問題はなかったが、高等学校入学の頃から、イライラしたり、落ち込んだりして

●コラム●

　不登校あるいは登校拒否という言葉も、医学用語ではない、医学的診断名ではないといわれ続けられてはいるが、いつの間にか医学の中にも定着してしまった。つまり一般的な小児科の教科書や雑誌の特集号には、すっかり市民権を得たようにみえる。
　初期に頭痛や腹痛で登校ができなくなる場合も、本稿で示した睡眠相後退症候群の場合でも、中学生以上では2～3年は学校に行けなくなるという点では同様であるし、その後60～70％がよくなるとはいっても、高校生ならもとの学校に再登校することはほとんどない。経過はいずれも類似している。
　ある不登校児のお母さんが、登校刺激がなくなり症状が落ち着いた時期に「お医者さんは、よくなったとはいってくれるけど、私たちが望んでいるのはむかしのあの子に戻って、今まで行っていた学校に戻ってほしいだけなのです。将来のことなんかまったく考えられなくなっていて、自分の好きなことだけしかできなくなって、イライラしたり落ち込んだり、私たちからみるとあの子ではない別な人間になってしまったような感じがするのです」と話していた。われわれからみると家族がこの子を受容できていないという表現になるのであろうが、これが本当の親の気持ちであろう。医学は、この母親に対する回答はまだもっていないように思う。

いた。1年生の2学期はそれが少し強くなり成績も悪くなってきた。また時々、遅刻もするようになっていた。

【家族構成・家族歴】
　父：国立大学工学部卒。大学生のときに昼夜逆転が起こり、1年間大学に行けなかった。
　母：特記すべき既往はない。
　長兄：国立大学工学部大学院在学中。
　次兄：国立大学法学部在学中。

【受診時の所見】
　起立性調節障害の診断基準…（＋）
　睡眠相後退症候群の診断基準…（＋）

【家族への説明】
　両親には、いわゆる睡眠相後退症候群で適切な時間に目が覚めにくい状態であること、学校に行けていないという点からみると、不登校で昼夜逆転を伴っているという表現もできること、こういう時期には自分の好きなことしかできなくなって、気分の変化も激しくなることなどを説明した。この症例の場合、視点を変えると、高い学歴の家族に囲まれて育ったことがストレスになっていたという解釈も可能であろう。

　適切な時間に目覚めるように、毎日3時間ずつ入眠時刻を遅くしていった。10日ほどで午後10時ごろに入眠し午前6時ごろに覚醒するようになった。3日ほど登校したがその後睡眠相は再度後退して不登校の状態になった。その後ビタミンB_{12}　3 mg/dayで1カ月服用し、その後1カ月くらいはほぼ半分登校できたがその後は登校できなくなった。その後本人が希望して単位制の高校に転校したが1年くらいは登校できなかった。19歳くらいから自分の将来について考えるようになり、20歳になって大検を受け大学に合格し法学部に入学した。現在は元気に大学生活を送っている。

（星加明徳、高見　剛、武隈孝治）

【文献】
1) 北島剛司，早河敏治：睡眠相後退症候群．臨床睡眠医学，p 194-202，朝倉書店，東京，1999．
2) 齊藤万比古：不登校．現代児童青年精神医学，p 343-354，永井書店，大阪，2002．
3) 高橋三郎，大野　裕，染谷俊幸：概日リズム睡眠障害．DSM-Ⅳ精神疾患の診断・統計マニュアル，p 577-582，医学書院，東京，1996．
4) 三池輝久：睡眠・身体リズムの乱れ．小児内科 32：1317-1321，2000．
5) 小西眞行：不登校．精神科治療学，第16巻増刊号：384-387，2001．

1　心因性視覚障害

1 疾患概念

　心因性視覚障害はヒステリー弱視、ヒステリー盲といわれ、転換性障害と考えられていた。しかし、1970年代より学校検診で偶然発見される視覚障害の報告が増加した。これらの症例は典型的な疾病利得がないこともあり、転換症状とは考えにくい視力障害の存在が明らかとなった。心因性視覚障害において典型的な転換性障害と非転換性障害によるものがあり、その対応は異なるとされている。疾病利得が明らかである、発現場面が限定する、あるいは過呼吸や運動麻痺などのほかの転換症状を繰り返す場合を転換症状モデルの転換型心因性視覚障害とする。視力検査などで偶然みつかるもの、疾病利得が明らかでないものを心身症モデルの非転換型心因性視覚障害とする。転換症状モデルと心身症モデルを表1に示す。

▶転換型心因性視覚障害
▶非転換型心因性視覚障害

2 疫学

　本邦では心因性視覚障害の疫学調査はないが、1977～1979年にフィンランドで行われた疫学調査によると7～18歳の児童で1年に1,000人に1.4人の割合で発生する。好発年齢は9～11歳で、性差は女児の方が男児より10倍多い。
　本邦では小児三次医療機関眼科での新患統計で心因性視覚障害患者の割合は1.14%であったとする報告があり、珍しい疾患ではないとの考えが主流になってきている。さらに、学校検診で偶然発見される症例が多く、短期間で改善されることなどから、病院を受診せずに自然軽快する児も多いと思われる。症例報告から推定すると、本邦での好発年齢は7～12歳で、性差は女児の方が男児より2～4倍多く、転換型と非

表1．転換症状モデルと心身症モデル

転換症状モデル	身体症状を強調する傾向がみられることと、短期的な疾病利得を認めることが特徴。一部にはわざとらしさの目立つ、詐病的な傾向も混入しているケースがある。
心身症モデル	疾病利得がみられない。ストレス、自律神経症状が強く、なぜそうなるのか戸惑っているところがある。しばしば検診で発見され、本人の症状認知に乏しい場合が多い。

転換型の割合は1:9と非転換型が圧倒的に多い。また、1980年頃まで心因性視覚障害の症例報告数は増加傾向であったが、それ以降は増加していない。1990年以降は減少しているとの報告もある。

3 病態生理

転換型心因性視覚障害では誘因が明らかな症例が多い。古典的な精神分析的な考え方では無意識的な本能衝動や内的葛藤が抑圧され身体症状へと転換されたものと理解されてきた。

非転換型心因性視覚障害では視力が完成する時期におけるストレスの関与が推測されてきた。ストレスは、①ストレッサーの性質、②受診児個人の特性、③受診児への援助システム、の三要因からなる。①に関する検討の報告は多いが、②の検討は患児の性格傾向に偏り、③に対する検討は母子関係に偏っている。また、これらの三要因はほとんどの場合互いに影響し合っていることを忘れてはならない。発達過程における三要因のバランスが崩れるときストレスは大きくなる。

しかし、非転換型では明らかな誘因がない症例の報告も少なくない。また、非転換型では受診児個人の性格傾向は問題がなく、逆に偏りのないことが特徴といえよう。さらに好発年齢が狭い年代に限定することなどを考慮すると、視覚障害の発現には心因的な問題だけでなく、神経系と感覚器の発達過程における個人差が影響している可能性も高い。心因と器質的な感覚系の発達特性との相互作用によって発現してくるのであろう。これらを図1に示した。

▶生物学的要因

生物学的要因の検討では、転換性障害の神経画像的な研究において、優位半球の代謝低下と劣位半球の代謝亢進の所見から大脳半球での伝達の障害が示唆されている。転換型の心因性視覚障害の症例において脳磁計(magnetoencephalography;MEG)を用いて健常者とのflash刺激による比較において差があったとする報告が

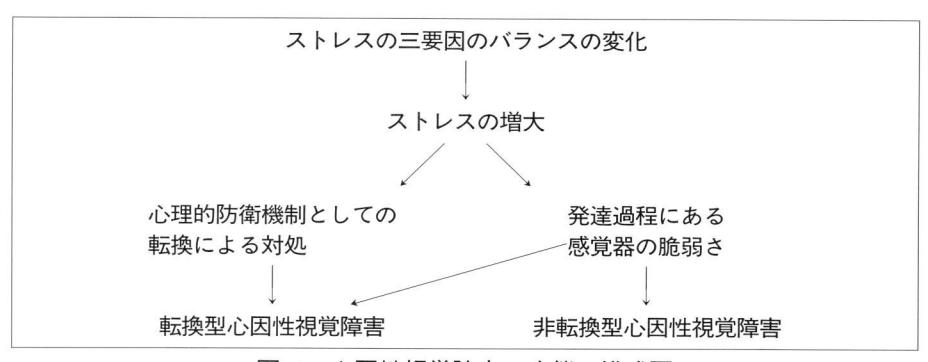

図 1. 心因性視覚障害の病態の模式図

ある。さらに、PETを用いた心因性視力障害患者(記載はないが対象の年齢から転換型と思われる)と健常者との比較検討において、後頭葉外側の視覚連合領域において脳の活動に機能差があるとの報告もある。

また、非転換型心因性視覚障害において事象関連電位は異常所見を示すが、視覚誘発電位(visually evoked potentials；VEP)では正常なことから後頭葉視覚中枢までの情報は到達しているが、認識レベルに問題がある可能性が高い。

今後、PETやSPECT、機能的MRIなどによって心因性視覚障害の補助診断や治療効果の評価が可能になるかも知れない。

4 臨床症状と受診の動機

症状の中では視力障害が最も多いが、視野障害、色覚異常、暗順応障害、立体視障害などもともにみられることが多い。

▶眼科受診例　　眼科受診例において受診の理由は学校検診での視力低下の発見や打撲、眼痛などのほかの目的での受診など自覚症状を伴わないものが半数以上である。自覚的な視力低下を理由での受診は重篤な児が受診する三次医療機関眼科で約30%との報告があることから、全体としてはさらに少数であろう。

▶小児科受診例　　小児科受診例では18例中17例が眼科からの紹介であり、8例が眼科以外の身体症状を伴い、7例が不登校状態であったとしているが、17例は視覚障害による生活困難はなかったとした報告がある。

▶精神科受診例　　精神科受診例では1990年の報告ではあるが、17例全例が眼科からの紹介であり、11例が眼科以外の症状を伴っていたとしている。視覚障害による生活困難について頻度の記載はないが、中核群として呈示した症例は視覚障害による生活困難が著明であり、明らかに転換型である。また、視力測定不能の症例も2例あり、転換型の症例が多かったことが推察される。

これらから、眼科症状のみの非転換型視力障害は眼科のみで対応可能な症例が多く、眼科症状以外の身体症状を伴う非転換型視力障害は小児科、転換型視力障害は精神科に症例が集まる傾向が示唆される。

5 検査

視力検査では測定時によって視力が変動しやすく、打ち消し法(凹レンズ凸レンズの組み合わせで0ジオプトリーにする)で測定すると裸眼視力よりも視力が改善することが多くみられる。

視野障害ではらせん状視野、管状視野、求心性視野狭窄などを認めることがある。

らせん状視野が有名であるが、心因性視覚障害23例中5例にしか認められなかったとする報告や、らせん状視野を示した器質的疾患の報告もある。

器質的疾患を否定するために血液検査やVEP、網膜電位図（electroretinogram；ERG）、眼球電位図（electro-oculogram；EOG）、蛍光眼底造影検査、頭部CT、頭部MRIが有用である。

6 診断基準・鑑別診断

DSM-IV精神疾患の分類と診断の手引きでは、転換型心因性視力障害は転換性障害に分類される。また、身体化障害に分類されるものが少数ある。非転換型は一般身体疾患に影響を与えている心理的要因に分類され、DSM-IVでは疾患単位として認められていない。

▶鑑別診断

鑑別診断は器質的疾患と詐盲である。器質的疾患には下垂体腫瘍や副腎白質ジストロフィー、ミトコンドリア異常症、多発性硬化症などの神経疾患や網膜黄斑変性、遺伝性視神経萎縮、若年網膜分離症、不全型先天停止夜盲などの眼科疾患がある。

診断は器質的疾患を除外する方法と、症状と視力検査、視野検査から積極的に診断する方法がある。誤診が少ないのは除外する方であるが、費用や時間的な問題がある。現実的な方法として、視力検査や視野検査に加えて、治療開始時期が予後を決定する神経疾患の否定のために血液検査と頭部MRIは早期に施行した方がよい。しかし、ほかの神経症状を伴う症例や半年以上軽快しない症例には積極的に前述の検査を施行すべきである。

7 初期対応・治療

1・初期の家族への説明

眼科受診例では71例中31例が1カ月以内に、さらに18例が3カ月以内に視力の正常化を得たとした報告や、眼科受診例より重症例が多い精神科受診例でも17例中13例が短期間で完治・軽快したとする報告がある。これらから、非転換型であれば継続的な治療は必要ない症例が多く、逆に典型的な転換型は継続的な治療的対応が必要となる症例もあるが、精神療法や薬物療法が必要な症例は限られる。

初期対応としてまずすべきことは、非転換型、転換型ともに心因性視覚障害という病名を告知して、眼や脳神経に回復不能の問題はないこと、時間の経過で改善することを保証することである。このような対応で371例中135例が1週間以内に改善したとの報告がある。大規模な長期予後についての検討の報告はないが、悪くはないとす

る意見が多い。

　また、このような説明は家族に児が嘘を言っているとの誤解を与える可能性を考慮して、児は決して嘘を言っているのではないこともていねいに説明すべきである。後述する難治例への対応のために経過によっては他施設を紹介する可能性があることをあらかじめ説明する方がよいが、典型的な非転換型であれば省略するのも見識であり、無用な不安を与えないよう疫学データから他施設への紹介は稀であることを強調するよう心がける。

　誘因や要因と原因を混同してしまった原因探しは止めるようにすべきである。自責的な母親は自分の養育態度を必要以上に反省する傾向がある。また、学校に責任を求める家族はさらなるトラブルをつくってしまう可能性がある。

　画像診断やVEP、基本的な血液検査などで器質的疾患を否定することは診断のみでなく、治療的対応としても有用である。

2 • よくある質問に対する答え

　養育に問題があるのかという質問に対しては、しつけや教育は子どもの成長にとって不可欠なものであり、児に求めるものがあまりにも高過ぎる場合や、家庭が崩壊しているような場合以外はあまり気にしない方がよいと答える。道徳論を教え諭すような態度は治療中断につながることが多いため控える。

　愛情が足りないのかという質問に対しては、愛情の問題ではないことを説明する。また、愛情は十分足りていると保証する。

　精神的に弱いのではという質問に対しては、精神的な問題ではないと説明する。心因性視覚障害の児の特性として、繊細で、緊張しやすく、周りの目を気にするタイプは少なくないが、これらの性格傾向は優しく、心配りができるなどのよい面を強調する。

3 • 心身医学的対応

▶環境調整

　心理的対応は眼科受診例では困難なことが多いが、眼科医による心因性視覚障害の研究が進み、眼科医によって環境調整を中心とした対応が行われるようになった。多くの症例はこのような対応で十分である。

▶暗示的な治療

　偽薬やプラノレンズ(度なし)を用いた暗示的な治療の有用性を唱える報告は多い。しかし、病名告知のみで軽快する児の存在を考えると、非転換型で生活に支障をきたさない症例では暗示を用いる治療法はしない方がよいだろう。

　しかし、非転換型でも半年以上改善のない難治例や、不登校やほかの身体症状を伴う症例では家族や児の不安を支えるために精神科や心身症を専門とした小児科、心療内科などで対応した方がよい。背景にある葛藤の顕著なものや遷延例では心因性視覚

障害の治療として遊戯療法や箱庭療法などの精神療法が必要になる。また、家庭が崩壊している症例は専門医であっても心理的な対応が困難である。

転換型であれば、難治であることやほかの症状を伴うことが多いことから、診断が確定してからは、精神科や心身症を専門とした小児科、心療内科などで対応した方がよい。15歳以上の年長児であれば人格障害であることも多く、眼科医のみでの対応は困難である。しかし、治療初期での精神科への依頼は家族の同意を得ない場合もあるため、紹介状を書いて手放すような態度は慎まなければならない。

▶精神科への依頼

4 ■ 薬物療法

心因性視覚障害に特異的な治療効果を認める薬剤はない。治療期間が長くなり二次的な不安が高まったときにはベンゾジアゼピン系の抗不安薬やタンドスピロン(セディール®)、抗うつ薬であるスルピリド(ドグマチール®)や選択的セロトニン阻害剤(SSRI)フルボキサミン(デプロメール®)、クロルプロマジン(コントミン®)などが効果的な場合があるが、精神科や心身症を専門とした小児科、心療内科などが対応しなければならない症例に限定される。

2 心因性聴覚障害

1 疾患概念

▶機能性聴覚障害

聴覚経路に器質的障害がないと考えられるにもかかわらず聴覚障害を示す場合を機能性聴覚障害と称する。機能性聴覚障害は大きく分けて、心因性聴覚障害と詐聴がある。心因性聴覚障害と詐聴の鑑別は背景から推測する以外ないが、小児においては社会補償の問題がないため、機能性聴覚障害全例を心因性聴覚障害とする考えが主流である。逆に、成人では詐聴の方が多く、社会補償の有無が心因性聴覚障害との鑑別のポイントになる。

また、検診で発見されたが自覚症状がなく、明らかな心因も不明であり、聴力検査の方法を変えるだけで正常聴力を示す症例を検診難聴と定義して機能性聴覚障害として扱わないとする意見がある。検診難聴の概念は過剰な対応に対する批判からであり、貴重な視点であるが、定義の混乱を招く恐れがある。

心因性聴覚障害は心因性視覚障害と同様に転換型と非転換型に分類することが可能と考えるが、小児の転換型の報告は少ない。また、成人では転換型の報告が多いことから、小児とは病態が異なることが多い。

2 疫学

1990年代に日本耳鼻咽喉科学会によって行われた大規模な調査によると、学校検診で発見された心因性聴覚障害は小学生では1万人に5人、中学生では1万人に3人であった。さらに、検診以外で発見される症例を4割程度とすると、心因性聴覚障害は小学生の1万人に8人、中学生で1万人に5人程度である。欧米での報告は1960年代に1万人に2.5人だったとする報告がある。

好発年齢は7〜14歳との報告が多く、特に8〜10歳に多いとされている。性差は女児の方が男児より2〜3倍多い。心因性聴覚障害の報告は1980年以降増加しているが、学校検診の普及で聴力異常がスクリーニングされやすくなった背景を考慮すると、心因性聴覚障害が近年増加している証拠はない。

3 病態生理

心因性聴覚障害の古典的な解釈は心因性視覚障害と同様である。

生物学的要因の検討では、心因性視覚障害において事象関連電位は異常所見を示したのに対し、心因性聴覚障害で事象関連電位である contingent negative variation (CNV) は正常なことから認識レベルの問題は否定的とする報告があるが、心因性聴覚障害と比較して神経画像的検討の報告は少ない。PETやSPECT、機能的MRI、MEGなどによる研究が期待される。

4 臨床症状と受診の動機

▶学校検診

心因性聴覚障害の受診の動機は学校検診で発見される児が50〜70%を占める。検診で発見された児の中で、発見される以前に自覚症状があった児は30〜50%である。自覚症状を訴えての受診は30〜50%であり、家族に指摘されての受診と他疾患での通院中に偶然発見される児が少数である。

▶一側性と両側性

一側性と両側性では、両側性が多い。両側性と一側性の比率は一側性が4〜32%と報告によってばらつきがある。両側性に比べて一側性は短い経過で改善する症例が多いことや、突発性難聴と誤診されやすいことから報告によってばらつきがあり、一側性の心因性聴覚障害は少なくないとする意見がある。

難聴のみでなく、耳痛を20%前後に合併する。耳鳴、めまい、耳閉感、聴覚過敏も合併することがある。

耳鼻科的な症状以外では視覚障害を合併する児が10%程度認められるが、視力低下の自覚のない児が多く、予後に関しても差がないとする意見が多い。

5 検査・診断

聴力検査においてレベルが不安定で決定しにくいことが特徴である。また、診察時の会話の態度なども聴力検査と矛盾がないか参考にする。マスクなどを使い通常より小さな声で会話を行うことも必要である。

▶純音聴力検査

純音聴力検査で感音難聴のタイプは80％で伝音難聴と混合性難聴のタイプは少数である。聴力型では水平型が多いとされているが、報告によりばらつきが多い。難聴の程度は中等度難聴(41～70 db)が最も多く、高度難聴(71～100 db)、軽度難聴(30～40 db)、聾(＞101 db)の順とする報告が多い。

▶自記オージオメトリー

自記オージオメトリーにおいて、断続音記録の閾値が持続音記録のものよりも上昇しているJerger V型が70％であるが、持続音記録と断続音記録の閾値レベルがほぼ一致するI型も20％程度存在することが知られている。また、純音聴力検査でも、持続音と断続音の閾値を比較することで簡易にスクリーニングすることができる。

電気生理学検査では、聴性脳幹反応(auditory brainstem evoked response；ABR)は95％が正常であったとする報告がある。また、ABRより簡便な誘発耳音響放射(transient evoked otoacoustic emission；TEOAE)、歪成分耳音響放射(distortion product otoacoustic emission；DPOAE)を有用とする意見もある。

6 鑑別診断

突発性難聴、変動性の感音性難聴、メニエール病、音響外傷、耳部打撲、外傷性内耳障害、遺伝性難聴、詐聴などがある。心因性聴覚障害と比較して神経疾患の誤診例の報告は少ない。

7 初期対応・治療

初期対応と治療は心因性視覚障害に準じる。

耳鼻科医が治療すべき疾患であるが、半年以上改善のない難治例では家族や児の不安を支えるために精神科や心身症を専門とした小児科、心療内科などで対応した方がよい。また、耳鼻科以外の症状を複数伴う症例も早期に精神科や心身症を専門とした小児科、心療内科などと併診した方がよい。

（飯山道郎、齊藤万比古）

【文献】
1) 横山尚洋，高山東洋，長瀬又男：小児の機能性視覚障害；眼科医院における20年間の経験から．

精神医学 39：181-188，1997．
2) 小口芳久：心因性視力障害．日本眼科学会雑誌 104：61-67，2000．
3) 杉山登志郎，來多泰明：児童の心因性視力障害．小児の精神と神経 30：35-43，1990．
4) Motohiro K, Tsutomu K, Takashi T, et al：Abnormal cerebral blood flow activation pattern in functional visual loss. Current progress in functional brain mapping；science and applications, Yuasa T, Prichard JW, Ogawa S(eds), p117-118, Nishimura/Smith-Gordon and Company Limited, 1998.
5) 日本耳鼻咽喉科学会社会医療部学校保健委員会：耳鼻咽喉科学校医のための小児心因性難聴への対応指針．日本耳鼻咽喉科学会会報 103：575-598，2001．

CHAPTER 11

1 不登校

1 疾患概念

　「不登校」は単一の疾患を示す用語ではない。不登校は歴史的にその概念が変遷しているが、現在もその名が規定している概念は曖昧なものにとどまっている。これは、「学校に行かない」という行動が、教育・医療の領域でそれぞれの視点から取り扱われ、かつ互いに異なった概念を取り扱いながら同じ「不登校」という呼び名を用いていることに起因する混乱と考えられる。「長期欠席」の基準は「年間欠席30日以上」と規定されているが、私たちが心身医療の中で取り扱う不登校は、多彩で異なる心理的要因を背景として長期間学校を欠席している状態を指すと考えられる。すなわち、「身体的・経済的・家庭的・社会環境的に登校を阻害する要因がないにもかかわらず、登校していない状態が持続している」ことを不登校と定義することができる。

　不登校はその背景が多彩であるために要因別に類型化、分類する試みがある。欧米では疾患としての概念から「学校恐怖症 school phobia」「登校拒否 school refusal」「怠学 truancy」などとされている。旧文部省は「学校生活に起因するタイプ」「遊び・非行タイプ」「無気力型」「不安など情緒的混乱型」「意図的な拒否型」「複合型」に類型している。これらは情緒的な問題から行為の障害まで含まれており、すべてを医療の対象とすることにはならない。医療の立場からは、不登校との関連が了解できる心理的な要因（心因）がはっきりしている例（心因反応型）、神経症型は心因となるストレッサーの強さより本人の受け止め方の問題が大きい例（神経症型）、統合失調症やうつ病などの精神障害が背景にある例（精神障害型）、社会性の未熟さや精神医学的な病理性に乏しい行動としての例（不適応行動型）などに類型できる。

▶心因反応型
▶神経症型
▶精神障害型
▶不適応行動型

　不登校は、そのものが疾患として治療されるべき病態と考えるより、あらゆる心身医学的な問題の整理と介入を必要とする例のその入り口（入場券としての症状）ととらえることがより臨床的には意義のあることと考えられる。

▶入場券としての症状

2 疫学

　文部科学省の調査によれば、2001年度の不登校の児童生徒数は小学校・中学校合計で約13万0,008人である。全児童生徒の中の割合は、小学校が0.36%（275人に1人）、中学校は2.81%（36人に1人）、合計1.23%（81人に1人）と報告されている。学校嫌いとして年間50日以上の欠席者を調査し始めてから（現在は年間30日が基準）その数は増加し続けていることも知られているところである。

3 病態生理・力動的解釈

　不登校をどのように理解するかは心身医療の専門家でも立場の違いからさまざまな意見がある。それは不登校という現象が単一な要因によるものではなく多面的な理解や介入を必要とするということを意味しているからである。不登校に陥っている子どもやその家族、学校それぞれの要因を理解することがすなわち介入・支援の力点・作用点をみつける手がかりになる。すなわち治療と直結しているということができるだろう。

　不登校の病態は、子ども、親、学校そして社会、さらにそれぞれの関係性の視点から理解することが必要である。堤は親子関係の病理が子どもの自我成長を不十分にし、その結果子どもは不登校という形で自分の受けているストレスや葛藤に対して人からの対応を求めるという解釈をしている。冨田は、不登校は日本の社会が生み出した文化ともいえるものであり、戦後の民主主義の誤った解釈が社会に蔓延していることを指摘している。**表1**に、不登校の病態生理あるいはそのまま介入の諸相と考えることが可能な要因について列挙した。

　子どもの病態として不登校の背景要因になりうることは本人の気質的な傾向と神経学的あるいは発達的な問題、慢性疾患などが挙げられる。気質としては、気難しさ、批判や恥に極端に敏感、消極性などが挙げられている。彼らは強い分離不安、見捨てられ不安を抱えつつ、手のかからないよい子であろうと努力している。これらは自己表現能力を拙劣なままにとどめ、結果として対人関係の未熟さが残り、さらに他人からの評価に対する高い感受性が加わることによって不登校を呈することになると考えられる。

▶対人関係の未熟さ

　神経学的、発達的要因としては、学業成績と密接に関連している知的機能や学習の障害、注意力の障害、言語認知の障害などが考えられる。知的機能については、特に境界知能と呼ばれる子どもたち（標準化された方法で算出されたIQが70〜85程度）は学習に困難をきたしやすく、学校不適応の要因になる。また自閉症などにみられる言語認知の障害、協調運動障害や微細運動障害なども学習困難につながることから不

▶境界知能

表 1. 不登校の病態（あるいは介入の諸相）

1. 子どもの病態
   1）気質あるいは性格傾向：拙劣な自己表現能力、対人関係の未熟さ、高い感受性、手のかからないよい子、分離不安、見捨てられ不安、批判や恥を極端に恐れる、消極的、やる気のなさ、未熟な自我形成
   2）神経学的・発達的な問題：知的障害（軽度〜境界知能）、学習障害、注意力の障害、協調運動障害、微細運動障害、言語認知障害
   3）慢性疾患：気管支喘息、糖尿病、脳性麻痺、視覚障害、聴覚障害
   4）未熟な自我形成：信頼関係を築けない、傷つきやすい、自虐的、他罰的、挑発的、不快感を行動化しやすい、挫折体験を受け止められない、困難な状況への耐性がなく即時解決を求める、など

2. 親の病態
   親自身の精神障害、薬物・アルコール依存、夫婦間の葛藤、許容性がない、社会秩序や規範を提示できない、など

3. 親子の関係性の病態
   虐待（身体的・心理的・性的・ネグレクト）、長期にわたる子どもへの干渉（過干渉）、情緒的かかわりあいの機会がない

4. 学校
   いじめ、風紀の荒廃、画一的教育内容、管理教育、受験勉強、教師の能力低下

5. 地域社会
   教育行政、不登校肯定論、義務教育の在り方、戦後民主主義の意味のはき違い

登校の背景要因になる。

親の病態としては、親自身の精神医学的な問題や薬物・アルコール依存、夫婦間の葛藤状態などが背景要因となる。さらに親のもつ気質あるいは行動特徴として親本人が未熟であるために許容性に乏しかったり社会秩序の規範を家庭の中で示すことができなかったりすることも関係している。

▶親子関係の病態　　親子関係の病態として、虐待や長期にわたる子どもへの干渉、情緒的かかわりの乏しさなどが挙げられる。

▶学校の要因　　学校の要因としては、いじめ、校内風紀の荒廃、画一的教育内容、管理教育、過剰な受験勉強、教師の能力低下などが要因として挙げられている。これらは直接的・間接的に不登校と関係していると考えられる。さらには地域社会の要因や教育行政の在り方も不登校を引き起こす温床となっているという議論があり、医療・教育だけではなく社会学的な考察が今後なされていく必要があるかも知れない。

4 臨床症状

臨床症状は、大きく2つに分けることができる。すなわち「なんらかの身体症状（不定愁訴）」と「学校や登校に関連した心理的苦痛」である。

表 2. 不登校の身体症状の特徴
1. 症状の動揺性
2. 多彩で不定な訴え
3. 不自然な経過
4. 理学所見に乏しい
5. 症状と児の言動の乖離

不登校の子どもが医療機関を受診する際には多彩な主訴をとる。小児科の外来を受診する場合には、小児科という性質上身体症状が主になる。それらはいわゆる不定愁訴ととらえられるものであったり、自律神経失調症状ととらえられるものであったりする。**表2**に不登校の子どもが訴える身体症状の特徴を示す。身体症状は疼痛（頭痛・腹痛）、消化器症状（吐き気・食欲低下・下痢など）あるいは全身症状（気分不快・倦怠感・疲労感・発熱・めまいなど）の形をとるが、多くは動揺性である。朝から午前中にかけては調子が悪いが午後からは軽快する（日内変動）、平日は調子が悪いが休日には軽快するという特徴をもつ。また解剖学的に特定できない多彩な訴え（頭痛・腹痛・気分不快がそろって出現するなど）、症状が軽快も増悪もしないまま長期間持続する、あるいは次々と変動するなど不自然な経過であったり、診察や検査で所見がみられない、非常に強いあるいは重篤な症状があっても子どもに深刻感がなかったり軽微な症状を執拗に過剰に訴える、などの特徴がみられる。

▶学校や登校に関連した心理的苦痛

さらに、不登校に特異的と思われる症状には、「学校や登校に関連した心理的苦痛」が挙げられる。学校の話題で表情が硬くなる、落ち込む、あるいは興奮する、クラスメートや教師との接触を嫌がる、前日は登校する用意をするのに当日になると行けない、登校しようとすると体調や身体症状が増悪する、学校に対する否定的な発言が多い、などが心理的苦痛を示す言動と考えられる。

5 検査

不登校の診療にあたっては、診断あるいは治療のための特異的な検査はない。不登校は身体疾患に併存・合併することもあるので、医学的に治療可能な身体疾患を見落とさないため検査を行うが、あらゆる身体疾患を想定して検査を行うことは非現実的であるため必要最低限なスクリーニング検査にとどめるべきであろう。

▶不必要な検査を行わない

身体疾患で見落とされがちなものは、中枢神経系の悪性腫瘍、甲状腺機能低下などの内分泌疾患、膠原病、起立性低血圧などの自律神経機能異常である。これらを診断評価することを想定して検査計画を立てる必要がある。なお、これらの身体疾患は病歴をていねいに聴取し、ていねいに身体の診察をして所見をとることで診断することも可能な疾患であり、不必要な検査を行わないようにするために必要なことである。さらにていねいな病歴聴取や身体診察はその後の治療関係を形成することにも非常に大きな意味をもつ。不登校の診療にあたる医師は、採血や画像診断をすることよりも子どもの訴えを聴き身体に触れることが大切であると認識する必要がある。言い換えれば、不登校の診察においては子どもの診断学の基本に立ち返ることが私たちに要求されている。

▶知能検査
▶家族関係の評価
▶自我状態をみる検査

診断目的ではなく、現在の状態評価のために心理検査も適宜行う。不登校に関連する要因の1つの知的機能を評価することは必須と思われる。必要に応じて知能検査（WPPSI、WISC-III、田中ビネーなど）の知能検査を行う。また、家族関係の評価（田研式など）や児の自我状態をみる検査（ANエゴグラム、文章完成法、PF-studyなど）も有用である。心理検査も身体的な検査同様、必要最低限にとどめるべきであり、自分がその評価法や使用法を熟知した検査を選択して行い、ほかは専門的な立場の臨床心理士などに依頼することが望ましいと考える。

6 診断基準・鑑別診断

1 ▪ 診断基準

先にも述べたが、不登校そのものは独立した疾患概念ではないので明確な診断基準はない。不登校と判断する基準としては、文部科学省の調査基準も考慮し、表3のように考えることができる。すなわち、学校への登校状況として年間30日以上の持続的または断続的な欠席を認め、登校を阻害する明らかな要因が見当たらないこと、また登校できない状況に対して、本人（または家族）が心理的苦痛を感じていること、が不登校と判断する要件になる。さらに、不登校状態が心身医学的な対応を必要とする状態であるためには、心理社会的要因が不登校の出現と経過に密接に関連していることが付加される。

不登校は診断するだけではなくその子どもや家族にどのような支援が必要なのかというアセスメントを平行して行う必要がある。診断プロセスは既に治療の一部分を含んでいることになる。治療の目標を立てるうえでも、子どもの素質や能力の問題、成長過程に影響を及ぼす環境要因、家庭内での情緒的関係、学校での教師や仲間との関係、学校外活動での生活環境や人間関係などの側面から多面的な情報収集をする必要がある。心理社会的要因と子どもの心理状態や発達がどのように絡み合って不登校につながるのか、その病理ともいえることを把握しながら診断することが大切である。

表3. 不登校の判断基準

1. 持続的あるいは断続的に年間30日以上の欠席
2. 登校を阻害する身体的・経済的問題がない
3. 欠席していることへの心理的苦痛（不安、焦燥、抑うつなど）が存在する

参考：心理的要因が不登校の出現・経過に密接に関与している

表 4. 不登校を示す主な精神疾患(不登校児にしばしば使用される診断名)

1. 適応障害(adjustment disorder)
    抑うつ気分を伴うもの(with depressive mood)
    不安を伴うもの(with anxiety)
    情緒と行為の混合した障害を伴うもの(with mixed anxiety and depressive mood)

2. 不安障害(anxiety disorder)
    社会恐怖(social phobia)
    小児の過剰不安障害(overanxious disorder of childhood)
    分離不安障害(separation anxiety disorder)

3. 気分障害(mood disorder)
    気分変調性障害(dysthymic disorder)

4. 身体表現性障害(somatoform disorder)
    転換性障害(conversion disorder)
    心気症(hypochondriasis)

5. その他の障害
    反抗挑戦性障害(oppositional defiant disorder)
    選択性緘黙(selective mutism)
    妄想性障害(delusional disorder)

2 ▪ 鑑別診断

　不登校はさまざまな疾患、特に精神疾患の症候の一部分である場合や、さまざまな疾患と併存・合併する場合がある。また、不登校とは区別して考慮する必要のある精神疾患との鑑別が重要な場合がある。**表4**に不登校を示す(不登校の子どもたちにしばしば診断される)主な精神疾患を挙げた(表記はDSM-IVに準拠)。

▶適応障害
　適応障害とは、家族の病気や死などなんらかのつらい出来事や、いじめや過重な学校活動、両親の不和など明らかな誘因(ストレッサー)に続いて生じてくるものである。きっかけとなった出来事や状況に対しての反応(心因反応)として理解できる抑うつ症状、不安、行為・行動の問題(自傷行為や非行など)は適応障害という概念に含めて理解することができる。適応障害は不登校の一般的な背景となる精神疾患であるが、その回復には長期間を必要とすることが少なくない。ストレッサー(誘因)の評価だけでなく症状を続けさせている維持要因についても評価していくことが診断のみならず治療的にも大切である。

▶不安障害
　不安障害は持続的な不安やある種の恐怖感を抱き適応できない疾患を総称するが、不安を引き起こす状況が学校と関連している場合に不登校を呈することがある。社会恐怖は人前で活動することで恥ずかしい思いをすることや緊張を強いられることへの著明な恐怖感をもち、社会的な場面を回避する行動をとる場合を指す。社会恐怖の子どもは引っ込み思案であるが、ごく親しい友人関係なら交流が可能である。行動上の

失敗によって恥をかいたり叱られたりすることへの恐怖と、そのようなことが起こるかも知れないという不安感（予期不安）を特徴とする概念が小児の過剰不安障害（全般性不安障害）である。登校する前から非常に緊張して、何度もトイレに入ったり持ち物を確認したりという行動がみられる。分離不安障害は、単に親や養育者、家庭から離れることへの恐怖を指すが、さらに、本来安心感を与えてくれるはずの親や家庭に対して子どもが不信感を抱いているという意味がある。不安障害の延長上に強迫性障害やパニック障害などがある。詳細は本書の別項を参照して頂きたい。

▶抑うつ状態を伴う適応障害

不登校の子どもは抑うつ状態を呈することがあるが、これらの多くは抑うつ状態を伴う適応障害の範囲にとどまっている。気分変調性障害は、慢性的かつ軽度の抑うつ状態を指す概念であり、1年以上続く抑うつ気分がその主症状である。子どもの抑うつ気分は悲しみや落ち込み、希望のなさだけではなく、イライラ感や攻撃的な行動として表現されることもある。子どもを支援する立場にある人は抑うつ気分の存在に気づくことが大切である。

▶身体表現性障害

身体表現性障害は心理的な葛藤が身体症状の形で表れる疾患である。転換性障害は運動や感覚といった本来人間にそなわっている機能が身体疾患の明らかな証拠がないのに喪失してしまう状態であり、それらが意図的につくられている症状ではない場合を指す診断名である。多くは手足の運動障害（歩行障害や麻痺）、感覚障害（感覚脱失や異常感覚）あるいは痙攣様発作などの症状を示す。心気症とは、それほど重要ではない身体症状について、それがなんらかの重大な身体疾患の症状であるという誤った信念とも呼べる考えに固執する病態を指す。

その他の概念としては反抗挑戦性障害、選択性緘黙、妄想性障害と考えられる例もある。反抗挑戦性障害は、臨床的に問題となるほどの反抗的・挑戦的な行動パターンや対人関係をとる症例であるが、教師や親への反抗の一貫として不登校（ここでは登校拒否といった方が適切かも知れない）を呈することがある。選択性緘黙は場面緘目ともいわれる病態であるが、集団での緊張状態が極度に達して登校できなくなる場合がある。妄想性障害はパラノイアとも呼ばれる疾患で、他者の視線や行動に対して過敏で被害的な解釈を確信する（敏感関係妄想）、自分の体臭や視線が他人を不快にさせているという不合理な確信をもつ（自己臭恐怖・自己視線恐怖）などの病態を指している。不合理な確信に基いて登校できない、という事態が生じ得る。

表5には、不登校と区別すべき疾患の一群を示す。これらの疾患でも学校不適応や集団からの孤立、仲間集団の回避という行動や症状を呈することがあるが、これらの疾患を不登校というひとくくりでとらえてしまうことは、有効な支援につながるチャンスを逸してしまうことにもつながりかねない。むしろこれらの疾患を積極的に鑑別（否定）していくことが大切であり、疑われる場合は積極的に治療的なアプローチや疾患特異的に有効と考えられる支援を考慮すべきである。

表 5. 不登校と区別すべき疾患(不登校よりも優先すべき診断)

1. 気分障害(mood disorder)
   大うつ病性障害(major depressive disorder)
   双極性障害(bipolar disorder)

2. 統合失調症(schizophrenia)

3. 発達障害(developmental disorder)
   自閉性障害(autistic disorder)
   アスペルガー障害(Asperger disorder)
   特定不能の広汎性発達障害(pervasive developmental disorder NOS)
   境界知能(borderline intelligence)

4. 崩壊性行動障害(disruptive behavioral disorder)
   注意欠陥/多動性障害(attention deficit/hyperactivity disorder)
   行為障害(conduct disorder)

5. その他
   起立性調節障害・起立性低血圧
   中枢神経系の悪性腫瘍
   内分泌疾患(甲状腺疾患、糖尿病など)
   膠原病(SLE、若年性関節リウマチなど)

▶大うつ病性障害　　大うつ病性障害は、先の抑うつ気分を伴う適応障害や気分変調性障害と似ているが、重い抑うつ状態を呈する気分の障害がほかの時期と明確に区切られた期間生じる病態である。双極性障害は抑うつ状態(大うつ病エピソード)と躁状態(躁病エピソード)を交互に繰り返す病態で、同様に気分障害に分類されている。大うつ病性障害や大うつ病エピソードは安易な励ましやかかわりが突発的な自殺行動の引き金になることもあり注意が必要である。これらは早急に適切な精神医学的な治療を考慮すべき状態である。休息と抗うつ薬を中心とした薬物療法の効果も期待できる疾患であるので精神科医の協力が必要である。

▶統合失調症　　同様に精神科医のかかわりが必須な病態に統合失調症がある。これはかつて精神分裂病と呼ばれていた疾患で、幻覚・妄想を中心とした多彩な精神症状が認められる。子どもでも成人と基本的に同じ病状をとるが、その初期の病像では、集団不適応・対人行動の問題などを示すことがある。早期に十分な量の向精神病薬による薬物療法を開始する必要があるので診断・治療には精神科医の関与が必須である。小児科医はこれらの疾患の治療に習熟する必要はないが、鑑別診断を怠らないことが大切である。

▶自閉性障害(自閉症)　　発達障害児も不登校を呈することがある。自閉性障害(自閉症)の中でも知的に遅れのない症例やアスペルガー障害、自閉症の症状の一部分だけがみられる特定不能の広汎性発達障害の例は、不登校を主訴に相談機関で相談を受けていることがある。広汎性発達障害は、社会性や対人関係、コミュニケーションの未熟性を主な症状とする症候群である。通常は学齢に到達する以前に乳幼児健診でことばの遅れなどでスクリー

▶アスペルガー障害

ニングされることで診断されなんらかの療育を経験していることが多いが、知的に遅れの軽度な例(高機能自閉症)やアスペルガー障害は、集団不適応すなわち社会性の遅れに伴う不適応行動としての不登校が主訴となり、学齢に到達してから気づかれ診断されることがある。アスペルガー障害の例は風変わりな思考や行動パターンをとることから周囲から忌避されたり、いじめのターゲットになるなどの体験から不登校になることがある。特に不登校を呈したアスペルガー障害症例のほとんどは過去になんらかのいじめ被害にあっているようである。発達障害の存在には家族も本人も気づいていないことが多く、支援するうえでもさまざまな問題や困難な点を抱えている。発達障害の診断の決め手は詳細な発達の経過を聴取することに尽きる。したがって、ほかの精神疾患同様、発達障害も不登校と区別すべき鑑別診断として記憶しておき、必ず発達歴をていねいに記載することが不登校の診療上重要な意味をもつ。

　また、厳密な診断カテゴリーとして発達障害に含まれる概念ではないが、知的発達が境界領域から軽度の知的障害を有する児も不登校を呈することがある。境界知能とは、標準化された知能検査で算出された知能指数IQが概ね70〜85にある場合を指す。これらの子どもは不登校そのものに対する援助よりも、彼らの学習についての直接的な支援が必要になる。学習は子どもたちの学校生活のほとんどを占めていることから、学業でのつまずきは容易に学校不適応の引き金になり得る。この部分において不登校の支援は医療的な立場からだけでは不十分であることも事実である。

▶注意欠陥/多動性障害(AD/HD)

　注意欠陥/多動性障害(AD/HD)は、不注意・衝動性・多動性を主な症状とする症候群です。特に多動性、衝動性に伴い教室に適応できなかったり、他児とのトラブルから孤立してしまったりして登校できなくなることがある。本来ADHD児には学校嫌いは少なく本稿で解説している不登校とは一線を画するものであるが、適切な薬物療法で症状が軽快して適応レベルを向上させることが可能な場合があるので鑑別する疾患として重要であると思われる。

▶行為障害

　行為障害は非行とほぼ同義で医学的な疾患カテゴリーではない。個人的あるいは集団的な反社会的行動パターンの一環として長期欠席(怠学)する場合が、現象として不登校ととらえられることがある。行為障害の場合、不登校状態が治療の直接的な支援の対象となることは少なく、また医療的な介入には限界がある。教育や児童福祉の視点からの支援と連携を重視すべき状態として考慮する必要がある。

　そのほか、医療的な支援が必要な状態として身体疾患が不登校の背景になっている場合が挙げられる。特に身体疾患の中でもその発症や経過に心理社会的な要因が関与する場合(いわゆる心身症)は不登校を併存・合併することが多くみられるが、身体疾患の治療やコントロールをしっかり行うことが第一義的に必要である。例えば、気管支喘息の子どもにはおよそ20%程度の割合で不登校が出現することが報告されている。また、厳密には身体疾患ではないが摂食障害(神経性無食欲症など)の半数にも不

登校が認められるとされている。これらの症例は不登校への対応よりも身体状況への治療が優先される。支援のポイントをどこにおくかという点でこれらの心身症の鑑別を考慮する必要がある。さらに、中枢神経系の悪性腫瘍（脳腫瘍など）や、内分泌疾患（甲状腺機能低下症、糖尿病など）、膠原病（SLE、若年性関節リウマチなど）も発症初期や経過中に不登校を呈することがある。これらの疾患は身体的治療やコントロールが優先されるべきであるし診断見落としは生命の危険につながるので注意が必要である。

▶起立性調節障害　起立性調節障害や起立性低血圧などの自律神経失調症候群も不登校から区別されるべき疾患として挙げられる。不定愁訴を呈する疾患群と認識されその治療や支援方法もまだ確立していないが、積極的診断や下位分類を試みることで適切な治療につながることもあり、薬物による治療が有効な症例を的確に診断することが大切になる。

7 初期対応・治療

不登校の治療を考えるにあたり、注意すべきことがある。それは、「何を治療するか」ということである。不登校の治療は通常の医学モデル（感染症モデル）すなわち疾患の原因を明らかにしてそれを取り除くことで治癒させるという治療モデルに当てはまらないことがほとんどである。むしろ、不登校の時期を身体的・精神的に支えながら子どもが自立していくプロセスに伴走するというような考え方（教育・発達モデル）に基づく治療モデルを考える必要がある。表面的、短期的には学校への最適応、再登校が目標になることはもちろんいうまでもないが、さらに長期的に社会適応や子どものQOLを視野に入れた支援が必要になると考えられる。

1 ▪ 初期対応

ここでいう初期対応は、子どもや家族が、自らが抱えている問題に対して専門的なサポートを得ながら対処していこうという動機づけをしっかりもつようになること、平易な表現をすれば治療者と子どもとその家族が「つながった」感じをもてるようになるまでが初期対応と考えることができる。

▶受容・共感　初期対応は、不登校に至った子どもと家族のこれまでの経過や気持ちの動きが治療者によって受容・共感されることで共有されたストーリーとして取り扱いを可能とすることから始められる。学校へ行けないことのつらさを受容し、子どもや家族の語りにしっかりと耳を傾けることで治療関係を形成することをまず目指す。大切なことは、治療者側のいっさいの価値判断を棚上げにしても、まず子どもの話を傾聴することである。そして、本人が最も困っていること、心配していることを本人のことばで明らかにしようと試みることも必要だろう。家族に対しては、本人の言葉を用いて本人の

気持ちを代弁しながら治療者と協力体制をつくっていくことが先決である。家族は、医療機関で子どもの不登校を治してもらう、という認識から離れ、自ずからが子どものプライマリサポートシステムとして機能できるよう、さらに子どもや家族を支えるシステムとして医療機関やほかの相談機関を利用できるようにし向けていくこと、そのための治療協力体制（治療同盟）といえる関係を築くことが初期対応である。

2 ▪ 治療的アプローチ

表6に、不登校の治療的アプローチの構造について整理した。治療は、子ども本人、家族、さらに学校に対するアプローチに分けて考える。不登校に対する治療的な働きかけは医療だけでは完結しないことがほとんどである。教育や福祉との連携をとりながらそれぞれがしっかりと自分の役割分担で対応していくことが大切である。

a．子どもへの対応

▶対症療法

▶症状を受容

▶心理面について強調し過ぎない

子ども本人への対応は、身体面と心理面とに分けて考える。先に述べたとおり小児科外来に訪れる不登校の子どもたちはさまざまな身体的訴えをもっている。それらに対し、身体症状への対症療法をしっかり行う。症状に対する生活指導や対症的に薬物を使用することも適宜行う。不定愁訴など身体症状に直接対応できない場合は、少なくともその症状を受容することで子どもの立場を尊重し、深刻な身体疾患がないことを説明することで身体症状への不安をとることを考える。また、心身相関について子どもが理解できる言葉で説明することも大切である。ここで注意することは心理面について強調し過ぎないこと、症状について「気のせい」「我慢が足りない」などの表現をしないことである。初期の治療関係形成の時期にこのような言葉かけはマイナスに作用してしまう。また、身体症状に対して抗不安薬をその説明なしに使用することも控えるべきである。

子どもの心理面への対応は既に身体的なアプローチを開始することで始まっている。治療関係ができ、目標を定めることができた場合にはカウンセリングや遊戯療法などの非言語的なアプローチを考慮していく。心理面への対応で大切なことは子どもが気持ちのうえで負担に思っていることをできるだけ軽減してやることである。受容的・共感的

表 6．不登校への治療的アプローチ

1．子どもへのアプローチ
　1）身体面について
　　　① 身体症状の軽減
　　　② 身体疾患や身体症状への不安の軽減
　2）心理面に対して
　　　① カウンセリング
　　　② 非言語的なアプローチ

2．親・家族へのアプローチ
　1）親の不安の軽減
　2）親ガイダンス

3．教育との連携・学校へのアプローチ
　1）事例検討会
　2）教師へのガイダンス

態度で子どもの訴えを聴き、「それはつらいね」「無理しなくてもいいよ」と言葉をかけることだけでも十分である。

b．親・家族への対応

▶不安を軽減

親・家族へのアプローチも、基本的には子どもへの対応と同じである。親が抱える不安を軽減することが第一で、そのためには不登校という病態の十分な説明と治療の方向性についてしっかり話し合いをもつことが大切である。親の感じている罪責感を軽減すること、これまでの親の努力を認め心労に共感を表すことにより、親が治療意欲を維持できるような支援を行う。また、具体的な親の子どもに対する対応法についてのガイダンスとして、子どものつらさに共感を示すこと、必要以上に頑張らせ過ぎないこと、子どもの自尊心に配慮すること、両親の話し合いを密にしていくこと、「現状維持」を目標にすることなどを伝える。また、医療機関以外の相談窓口（教育センターや児童相談所、フリースクールなど）も確保することを勧め情報提供を行う。不登校の治療や支援は多様な視点をもつことが大切であることを理解していくことである。

c．学校への対応

▶タイミング

学校への対応、特に担任教師に関与してもらうことが必要な場合がある。学校が不登校の子どもにかかわる場合、そのタイミングが大切になる。不登校の子どもはある程度同じような経過をとることが知られており、現在の子どもの状態像に応じて学校・教師がどのような働きかけをすべきかが異なる。今、その子や家族に、何をすべきかあるいはすべきでないかを確認しながら支援を継続することになる。そのためには現在の状況についての情報交換や対応についての意見交換をする場が必要になる。教育センターなどで事例検討会を日常的に行えるような体制をとることが有効である。医療機関が学校での事例検討会に参加することはプライバシーにもかかわるが、親にも同席してもらうこと、親へのフィードバックを行うことなどでそれぞれの役割分担を決定する意味でも意義がある。担任教師による登校刺激の是非が問題とされることがあるが、適切な時期に適切な登校刺激を行うことは必要である。子どもが登校の意欲を出し始めたときに担任が学校内での居場所の確保や子どものペースを守ることを保証すること、養護教諭と協力しながら学校内での活動範囲を徐々に広げていくこと、さらにいじめなどの問題にはしっかりとした態度で臨む姿勢を示すことなどをガイダンスしていく。

3 ▪ よくある質問と回答例

a．不登校は病気？　もしかして精神病？

これは、不登校という病態や概念に関する質問である。不登校は現象または症候名であって、診断名ではない。不登校のひとことでさまざまな病態がひとくくりにされていて、個々人でその背景や問題が異なっているために病気かそうでないかという考

え方はできない。少なくとも登校していない状況があってその状態に本人や家族が苦痛を感じている場合は、治療的な支援が必要であるし、その入り口として不登校という呼び方を便宜的にするという考え方が妥当であろう。場合によっては重大な精神疾患の症状の一部分である可能性もあるので注意深い経過観察とかかわりが必要である。

●b．育て方が悪かったのか？ 原因は何か？

不登校の原因や背景因子はさまざまである。原因を明らかにしようとする努力は必要であるが、直接本人の支援につながらないことは深く追求してもあまり意義はない。これまでの不登校の研究でもご両親の育て方の誤りで子どもが不登校になったという証拠はない。むしろこれまでのかかわり方についてより、今後どのような対応をするかを考える方がよいであろう。家族のかかわり方は不登校の原因にはならないが、不登校の今後の経過には重要な意味をもつ。頻度は少ないが、原因として身体疾患や精神疾患が背景にある場合があるので医療機関での経過観察や相談を継続することが大切である。

●c．厳しく接するのがいいのか？ やさしく接するのがいいのか？

不登校の子どもに対してどのように接することがいいのか、という質問に万能鍵はない。時にやさしく時に厳しく、タイミングをはかることが大切である。通常不登校の初期には十分な休息が必要な場合が多いが、この時期に強引に登校させようと努力してしまうなど、反対の対応がとられてしまいがちである。今、どのような対応が望ましいか、相談機関の意見を参考にしながら試行錯誤することが必要である。基本的な対応は、子どもの訴えに対して自分の価値判断を交えずに「わかるよ（受容）」「それは大変だね（共感）」「それでいいよ（支持）」という働きかけをしてみる。これまでの努力を認めこれ以上頑張らなくてもいいことを伝え、子どもに自尊心を回復させることをまず心がけてみることである。

4 ▪ 薬物療法

不登校の治療においては、薬物療法は中心的な役割にならない。不登校の治療を支えていく方法論の1つと考えるべきである。もちろん身体疾患が背景にある場合や、薬物療法が有効な精神疾患が存在する場合はその治療を優先することであるが、不登校状態を直接改善する薬物は存在しない。薬物の選択や使用方法はここでは詳述しないが、薬を処方する場合はターゲットとする症状、いつ始めていつ止めるのか、メリットとデメリット、などをしっかりと認識することが大切である。漫然と、説明もなしに、抗不安薬などを投与し続けることは厳に慎むべきである。"Do no harm."の原則を忘れてはいけない。

▶ Do no harm.

8 経過・予後

　不登校の経過についてはいろいろな分類が試みられているが、大きく便宜的に前期・中期・後期の3つに分けて考えることができる。前期は、登校しぶりがみられ、身体症状の訴えが強い時期である。遅刻や早退が徐々に増えてくることから登校にまつわる葛藤状況が明らかになり、欠席が連続しはっきり登校を嫌がるようになってくる時期である。この時期に親は、少しずつ子どもの変化に気づき始め不登校を心配し強制的な登校の試みをすることが多く、その結果さらに子どもの不登校の状況を顕在化させ混乱したり家庭内暴力につながったりすることもみられる。中期は子どもも親も不登校の状況に適応し、自宅でのんびり過ごしたりすることで身体症状は軽快していく。昼夜逆転がみられることもある。この時期に十分なエネルギーを補給すると次第に自宅での生活に退屈し始め家の外にその発散を求めるようになってくる。次いで後期には、外出する時間が徐々に増え友人に連絡をとるようになり、学校の行事にも関心をもち始める。それに伴って不安や緊張が強くなることもあり、この時期には家族と学校がしっかり連携して居場所を確保ししっかりかかわることで再登校を試し、定着していくような援助が必要になる。このような経過を経て、最終的には75%の子どもが再登校するといわれており、社会的な予後も決して悪いわけではない。しかし、この数字の意味することは、不登校の子どもの4人に1人は再登校が困難であるということも示している。予後が悪い例がどのような要因によるのかは明らかになっておらず今後の検討課題である。

9 症例

　参考として、不登校を主訴に外来受診し治療を行った例を提示する。
【症例】　初診時12歳、女児
【主訴】　不安な気持ちになるので登校できない。
【家族】　母方祖母と両親、本児、妹の5人。母親は3人姉妹の末子だが、母の姉2人が嫁いでしまったために農家の実家に残り、会社員の父を婿にして家督を相続していた。これは祖父が残した遺言どおりであるが、姉2人（ともに教員）は納得しておらず家督の分割について交渉中という背景があった。姉2人は近所に住んでおり、ちょくちょく家に押しかけてきては楽しくない会話をしていく、というあまり平和でない環境であったことと、母親は姉たちに付け入られる弱みを出したくない、という考えが気持ちの中にあった。
【既往歴・発達歴】　特に問題なし。おとなしく手のかからない子で、1人で読書することが好きであった。友達づきあいもまずまずで社会的にも特に問題がない子であった。

【現病歴】

　小学校低学年までは順調であったが、小学校4年生のときにクラスメートが話すテレビの芸能人の話題についていけないことから「障害者」などと呼ばれるいじめにあった。このときは一時的な登校しぶりがあったが担任教師の積極的なかかわりですぐに改善している。小学校5年のときには大きな問題はなかった。しかし6年生になってから4年生のときと同じメンバーから再びいじめにあい、5月の連休後から登校時に腹痛や頭痛を訴えることが目立つようになった。1学期は両親の強い叱責もありしぶしぶ登校していた。夏休みは元気に過ごしたが、2学期の始業式前夜に、「不安」だと訴え涙ぐんでいる様子がみられた。翌日も頭痛や腹痛を訴えていたが、母親が無理やり登校させたところ顔面蒼白で冷や汗をかいて教室にいることができなかった。そのため2学期の始業式の翌日に初診した。

【治療経過】

　母親は前述のような家庭の状況を訴えなんとか登校させたいと訴え、児も頑張って登校したいという意思表示があり、治療的働きかけとして主に環境調節を積極的に行った。学校へ働きかけ、いじめについてしっかり対応するようにお願いし、また保健室登校を認めてもらうことにした。その後短期間は保健室登校で過ごすことができたが、やがて登校できなくなり、保健室から図書室、相談室と場所を変えてみたが、児は学校そのものに拒否反応を示すようになった。そのため、町の図書館に行った日を登校にカウントしてもらう、教育委員会主催のフリースペースの利用、最終的には児童相談所で開催されている不登校児のグループに参加するなど、さまざまな方法を駆使してなんとか「学校とつながっている」ようなつもりで卒業を迎えた。「学校はまるではやりの新興宗教みたいだ、抜けようと思っても抜けられない。だれもがその教義内容を信じ切っている」と児は述べていた。卒業を迎えて一段落と思っていたが、児はその前日に学校の屋上をふらふらしているところを校長に発見され保護された。このとき児は「死のうと思っていた」とはっきりと死について語った。両親と主治医はここで、登校を強いることが死を覚悟するほど子どもを追い詰めていたことに初めて気づいたが、児は「却ってふっ切れた」と述べ卒業式はしっかりと参加した。

　中学校は入学式の途中、過呼吸で倒れ、その後はほとんど登校できなかった。もはや小学校のときのような小手先の対応にはのってこなかった。児が選んだのは児童相談所のグループ療法と小児科外来であった。この頃からほとんど家にこもる状態だったが、月に1回の児童相談所と毎週の小児科心理外来には姿をみせていた。

　中学2年のときにいとこが音楽関係の学校に留学することが決まり、親族をあげた壮行会が自宅で行われた。母親は立場上断れず、児も気丈に愛想をふりまいていたが、伯母たちの「あんたもしっかりしなきゃあね」という言葉には苦笑いしていた。その後、児は手首を自傷するようになる。外来には手袋をして現れ「親には内緒。先生に

だけみせてあげる」「死にたいっていうわけじゃなくて、こうやっていると血がでてきて、そのときだけ、あ、生きてるんだなと思える」などと語った。その後傷が化膿してしまい、外科処置が必要になって両親の知るところとなり「知られたくなかったのに」と児は述べ、その後は手首ではなく前腕、上腕、下腿、大腿と細い傷を無数につけるようになった。「昨日はここ」と外来で大腿部の傷をスカートをめくってみせたりすることもあった。中学3年からは黒い服をきて魔女のような帽子を深くかぶり、視線をさけるようにして外来受診するようになった。ひたすら支持的に接する小児科での治療的構造が限界と考え、この時期に精神科への受診を指示した。しかし「精神科の先生と合わない」といい中断してしまった。その後言動はさらにエスカレートし、カニバリズムについてしつこく尋ねたり殺人に関する法律について話したりということがしばらく続いた。どうして帽子をそんなふうにかぶるのか尋ねると、「人の目が入ってくる感じが怖いから」と答えた。黒い服については「まわりがざわざわうるさいから」と了解しにくい言動もみられていた。手首自傷も続いており、この頃は少量の向精神病薬と感情調節薬が処方されていたが、ほとんど効果はなかった。

　中学校をやっとの思いで卒業したので、これから少しはのんびり過ごしながら行き先を考えてみたらと指示したが、児は自分で通信制高校の入学を決め、時間があまり過ぎるという理由からコンビニエンスストアでのアルバイトをも自分で決めてくるという行動をとった。「結構楽しいし、自分ってこんなこともできるんだっていう発見」という言葉も聞かれ、まずまずの経過と思っていたところ、5月の連休中にため込んでいた向精神病薬を大量に内服するという行動。幸いすぐに嘔吐してしまい救急処置が取られたが、このとき「コンビニなんかでニタニタ接客している自分が汚らしく感じた。生きていてはいけない、という考えが頭に浮かんだ。その瞬間は異常だったと思う。けど、いつだってできるような気もする」「本当の自分がわからないのは、自分がいないから。ここにあるのは自分のようなもの、物体」「自分のからだは自分で勝手に使える唯一のものだと思う」などの言葉が聞かれた。小児科外来でのカウンセリングを児は「自分を物体として扱ってくれないことがつらい、でも外来に来ると自分を大切にしなくてはと思う」と述べていたが同じ年の秋に2度目の大量服薬をする。このとき再度精神科の受診を指示ししばらくの間併診の形をとった。冬に3度目の大量服薬して精神科に入院し、主治医を交代した。本児は統合失調症を発症していた。

【考察およびおわりにかえて】
　本児の経過は、不登校という病態のとらえ方と対応の困難さを問題提起している。登校に過剰にこだわる対応が子どもを追い詰めていき、精神的な負荷を加えることに医療も加担してしまい、さらに統合失調症を示唆する症候や訴えに十分配慮できなかったことが本児の経過に影響を及ぼしてしまったと考えることができる。不登校の治療は、子ども・家族・学校さらに専門的立場の支援者がともに協力しながら創作し

ていくものといってもいいであろう.それぞれがよりよいストーリーを生き抜くことができることが最終的な目標ということになるのかも知れない.

(塩川宏郷)

【参考文献】
1) 堤 啓:不登校.臨床精神医学講座 11,花田雅憲,山崎晃資(編),p 353-365,中山書店,東京,1998.
2) 宮本信也:不登校;心因を主とする不登校.子どもの心の健康問題ハンドブック,厚生科学研究小児心身症対策の推進に関する研究班(編),p 115-119,大阪,2002.
3) Mark Ruggerio:Maladaptation to school. Developmental-Behavioral Pediatrics, Levine, Carey, Crocker (eds), p 542-550, Saunders, 1999.
4) 後藤晶子:不登校(小学校低学年を中心に).学校における子どものメンタルヘルス対策マニュアル,JSPP 編集委員会(編),p 69-80,ひとなる書房,東京,2001.

1 慢性疾患・悪性疾患児の心理社会的問題と包括的ケア

　　近年の医療の進歩により、一般小児科領域においても完全寛解にある血液・悪性腫瘍、先天性・後天性心臓疾患、腎臓疾患、てんかん、糖尿病、肥満などの慢性疾患児とかかわることは飛躍的に増加している。長期に及ぶ治療を必要とする慢性疾患を有する子どもたちは、入院治療のために家庭からの分離、特に母子分離から始まって・長期の通院治療、苦味などの苦痛を伴う服薬、採血・点滴静注射などの痛みや恐怖を伴う注射行為などさまざまな肉体的苦痛、精神的不安に対し、なぜ自分はこのような苦しみを味わわなくてはいけないのか、病態を理解できない年少の子どもであるほど、恐れ、苦しんでいることは容易に想像される。一方、子どもたちは成長に伴って環境の変化などストレスに適応する能力を次第に身につけていき、能力の向上がみられていく。しかし慢性疾患で長期に入院している子どもたちにおいて、甘えや反抗的態度で保護者やスタッフを悩ませることがしばしば認められるのは、まさにストレスが能力を大きく上回ると不適応状態となり、心理的な退行を示していることにほかならない。また子どもにこのような問題が発生すると、医療者は保護者の育て方、病気に対する過保護的態度に原因を求めがちであるが、親も「親」としてさまざまな場面を通して学び、成長していく途上であることを理解し、退行の意味を考え、子どもと親を支え適切な介入を行い健全なる親子(家族)関係が形成されていくよう対応を心がけることは重要であり、このことは慢性疾患の治療において不可欠と考えられる。清水ら[1]は慢性疾患児の心の不安調査を行い、「学習不安」がてんかん児と白血病児、「孤独不安」が低身長児、「恐怖不安」は圧倒的に腎臓疾患児に認められるが、完全寛解にある白血病児には不安が少ない、などの結果を報告している。このことは慢性疾患児の臨床に際して、治療法や予後を含めた正しい社会認識を一般化するための広報を行い、児や保護者に十分な説明をすることの重要性を示している。

　　われわれ小児科医は日々の診療で慢性疾患の子どもたちの心の語りかけをどのようにとらえ、診療に反映していけばよいのだろうか。常に自問する姿勢が問われているといえる。

▶慢性疾患
▶母子分離

▶不適応状態
▶心理的な退行

▶学習不安
▶孤独不安
▶恐怖不安

■1 血液・悪性腫瘍(白血病)の心理社会的問題と包括的ケア

1・疾病概念

　白血病は血液の「がん」であり、遺伝子に異常が生じて無制限の増殖をきたす細胞が限りない分裂、増殖をはじめ、骨髄を占拠し、正常な血液細胞を駆逐し、貧血、血小板減少を呈し、そのほか肝臓や腎臓などさまざまな重要臓器に浸潤していく。その結果、初期症状として発熱、倦怠感、不機嫌などから始まり、次第に顔色不良、疼痛、出血傾向、リンパ節腫脹、肝脾腫、腹部膨満などがみられるようになる。疾患分類として急性と慢性に分類されるが、急性リンパ性白血病(ALL)が約70〜80%、急性非リンパ性白血病(AML)が20〜30%、慢性骨髄性白血病が数%である。近年、小児白血病の治療法の開発により、その予後は飛躍的に改善され、5年無再発生存率はALLで約70%、AMLで約60%であり、多くの患児が治癒することが可能となっている。しかし完全寛解に至るまでの治療の経過は決して平易なものではないこともまた周知である。真の意味で完治するためには、身体のみならず精神的にも健康であることが不可欠である。そのためにも厳しい治療中から、心のケアを念頭に細心の注意が払われる必要がある。一方、先述の清水らの調査で完全寛解に至った白血病児には有意な不安が認められないという結果は、現在の日本における白血病治療を担う、小児血液専門医の包括的医療が十分行われている結果と考えることができる。

▶心のケア

▶包括的医療

2・生活上の注意と包括的医療

●a．入院と通院

　通常の寛解導入の治療期間は順調な経過であっても4週〜数カ月ほどを要し、感染防御など種々合併症の予防・対策の観点からも入院治療という、今まで経験したことのない環境下での長期の家庭・学校からの分離であることを、まず第一に考える必要がある。さらに確定診断のため必須の骨髄穿刺、腰椎穿刺、頻回にならざるを得ない採血・点滴など、当然日常では馴染みのない検査・手技を受けることに対する不安、恐怖。そして吐き気、嘔吐、食欲低下、倦怠感などさまざまな副作用が発来する化学療法を受けなくてはならない。治療中の一時的な症状であるものの、その苦痛は厳しいものであり、児にとっては恐怖以外の何者でもない。さらには脱毛・満月様顔貌や体型の変化による不安、苛立ち、骨髄抑制に伴う出血傾向、易感染性など生命にかかわる不安など、その受け止め方は年齢はもちろんのこと、知的理解力、生活環境などさまざまな要因で異なるものの、基本的には患児全員が、感じ、体現するのは当然である。

初期導入療法が順調で退院しても、その後、外来通院で経口薬を含めすべての化学療法が完了するのは約1～3年くらいである。その間、再発の不安を抱えながら、定期的に通院し、採血・骨髄穿刺など入院中と同様の検査を受けていく。慢性疾患児すべてに共通であるが、服薬の厳守とともに、通院のために学校を休み、あるいは早退、遅刻なども定期的に守らなくてはならない。

▶インフォームド・コンセント

●b．インフォームド・コンセント(IC)の重要性

　患者が小児であっても患者(児)自身の健康、身体は患者(児)自身に帰属するという前提は不変である。一方、白血病の治癒率が向上したとはいえ、命のかかわる重大な病気であり、その治療は前述のように苦痛を伴うことも事実である。重篤な疾患であればあるほど、患者(児)自身の同意は不可欠であり、詳しい説明があってこそ、つらい治療を長期にわたって受けなければいけない目的が明確となる。従来の本邦の医療状況は、この点が曖昧であったことは否めないが、近年ICの重要性が認知されるようになってきた。表1はICを得る前に患者側に与えるべき情報である。患者(児)自身が正しい判断を下すことができるためには、正確な情報があって初めてなし得ることであり、その結果、心理的要因に伴う不定愁訴、苦痛は軽減されることが期待される。対象者が小児であっても平易な理解しやすい言葉を用いて、伝える努力を医療者は怠ってはならない。また患児のみならず家族を含めた心のケアを担当する心理士、ケースワーカーなどコ・メディカルスタッフの充実も不可欠である。

【白血病(悪性腫瘍)の子どもたちから発せられる疑問、問いかけ】
1．「なぜ治療しなくてはいけないの」
2．「なぜ病院へ通わなくてはいけないの(学校を休んでまで)」
3．「なぜ薬を飲まなくてはいけないの。こんなに苦いのに。粉は嫌だ」
4．「痛い注射(採血)をなぜしなくてはいけないの」
5．「検査はなぜ受けなくてはいけないの」
6．「遊びたいのに(走り回りたいのに)」
7．「僕(私)には本当のことを話してくれない」
8．「先生の言うことを守っているのに、どうしてまた悪くなったの」
9．「いつ治るの」

　病名、検査、治療についての説明は親にのみ話すのではなく、患児の年齢、理解力を考慮したうえで、うそをつくことは決してしない。採血や処置で痛みを伴う場合「痛くないよ」とうそをつくのではなく、「ちょっと痛いよ。泣いてもいいけど、動かないでね」など痛いときには痛いと前もって説明することは、どんなに年少の子どもであっても重要である。また入院して親から離されるのは自分が何か悪いことをしたのが原

表 1. インフォームド・コンセントを得る前に与えるべき情報

1．口述ならびに筆記または印刷物
　　a．その治療の持つ臨床研究的性格
　　b．この治療研究の目的
　　c．継続期間
　　d．使用される手技
　　e．手技のうち治験的なもの

2．筆記または印刷物
　　a．予測しうるリスク
　　b．副反応その他

3．筆記または印刷物
　　a．患児本人が得るもの
　　b．ほかの人が得てくれるもの

4．筆記または印刷物
　　a．代替の治療法

5．筆記または印刷物
　　a．個人は秘密厳守

6．もし危険が相当のものの場合、以下を説明
　　a．研究のために損害を受けた場合の賠償の方法
　　b．その際の治療法の有無
　　c．情報の供給源

7．説明
　　a．誰にいろいろなことを尋ねたらよいのか

8．口述
　　a．参加は任意であること
　　b．途中で止めてもかまわないこと
　　c．途中で止めても、こちらの態度に変化が生じることはなくなんら不利益は生じないこと

(文献3)より引用)

因と年少の子どもの場合考えてしまうこともある。病気になったことや入院治療は、それに対する罰ではないことをわかりやすく説明することも忘れてはならない。入院や検査のスケジュールを含め、わかりやすく説明するにはアニメを用いた図示など理解可能な言葉や方法を用い、具体的に説明することも重要である。うそをつかない医療者であると患児に信頼されることが、後に心理的問題が発生した場合でも解決するうえで重要となる。

2 慢性特発性血小板減少症（慢性ITP）

1 ▪ 疾病概念

　血小板は、打撲や切り傷などで生じた血管損傷部位に集合して損傷部位を塞ぐ働きをする。したがって血小板が減少すると出血が止まりにくく、わずかな損傷であっても大出血になることがある。特発性血小板減少症は自分で産生した血小板を自身の免疫機序の異常が関与し抗血小板抗体が産生され、排除しようとして血小板を破壊してしまうために減少する。一般に血小板減少の場合、皮下出血、歯肉出血、鼻血など身体表面の出血が多いが、稀に頭蓋内出血や内臓出血をきたすこともある。止血に最低限必要な血小板数は3万以上が目安となる。3万以下で出血症状が強い場合は副腎皮質ステロイドを投与する。さらに出血傾向が著しく頭蓋内出血などの危険性が高い場合は免疫グロブリン大量療法を行う。6カ月以上血小板が持続し、治療に抵抗する場合は脾臓摘出術の適応となる。約半数は自然治癒する。

2 ▪ 患児、家族への説明の要点

▶ QOL向上

　慢性ITPを説明するうえで、血小板減少の機序と治療法、予後は不可欠であるが、生活上の注意点をよく理解できるよう話をすることが重要である。患児に対する家庭における対応が、児のQOL向上、ひいては不定愁訴など心理社会的問題の減少に貢献する。血小板減少に伴う出血傾向の危険性を強調すればするほど、保護者は児の出血に過敏となり、児の活動を制限することが無意識に行われる危険性がある。一律に厳しい生活制限をするのではなく、家族の心理状態も加味した細やかな配慮が必要とされる。

●a．日常生活の指導の目安

1．血小板数が5万以上ある場合は、原則として制限は不要。
2．5万以下となった場合は、剣道、サッカーなど直接からだがぶつかり合う危険性の高いスポーツは禁止。
3．2万以下となった場合は出血症状に注意。
4．出血時の家庭での対処。鼻出血は鼻腔内に綿球をきっちりと詰め、両鼻腔を外側から指で挟んで圧迫する。30分以上鼻出血が止まらなければ救急受診する。外傷時には頭部・胸部など受傷した部位、状況、さらにはその後の症状によって対応は異なる。外傷後に腹痛、嘔吐、頭痛など訴えたら速やかに受診するよう指導する。

●症例　幼児期から発症し、7歳になり脾臓摘出した慢性ITP男児

　脾臓摘出前は血小板は1万以下が頻回にみられ、皮下出血斑は反復し、特に感冒様

症状に随伴して低下することが多く、家族は常におびえていたが、スポーツなどに細心の注意を払い危険を避けていたこともあり頭蓋内出血など重篤な出血の既往はない。小学生となった昨年、某病院にて脾臓摘出術を勧められ施行。術後しばらくは10数万の値を維持していたが、数カ月後から3万前後に低下することが多くなり、術前の期待が大きかったためもあり、家族は落胆してセカンドオピニオン目的で当科を来院した。

▶セカンドオピニオン

【ポイント】

1．術前に十分ICは行われたか。

　患児家族からの話では、小児の慢性ITPの半数は自然寛解すること、摘脾による寛解例を含め約3/4は治癒すること、など統計的に期待される治療効果と併せ、効果の出ない例もあることも術前に十分説明されていた。

　家族としては数値を頭では理解していたつもりが、手術の負担をわが子に与えたのに効果の出なかった結果を受け止めにくかった。

2．医師と患者（保護者）の間で理解の点で相違は

　術前は1万を切ることが多く、そのたびにガンマグロブリン大量療法やステロイド療法を行ってきた児に対し、一時的には正常、その後も3万前後は維持できていると考える医療者。一方、小学校に入り活発な男の子としてスポーツを心おきなく参加したい児、および保護者にとって危険域の境界値である3万前後では不安が募る。結果、手術を受けない方がよかったのでは、術前の判断が親として不十分であったのでは、と自責の念がみられた。

▶自責の念

3．セカンドオピニオンとしての対応

　主治医からの術前ICの内容を再度検討し、術前悩んでいた種々の症状、不安に対して、術後「正常値」としての値には到達していなくても、児にとって少なくとも危険領域からは回避できたこと。摘脾術後は皮下出血を含め出血傾向に至っていない現実。結果として振り返ってみても主治医との術前の話し合いは満足いく内容であったかどうか見直すことを提案。

　術前後の主治医の治療態度が終始一貫して真摯な態度であったこともあり、ご両親は主治医とともに児の個性として慢性ITPに向かっていくことを改めて決意されて面談を終了した。

3 てんかん

1・疾病概念

てんかんは「種々の病因によってもたらされる慢性の脳疾患であって、大脳の神経細胞の過剰な発射から由来する反復性の発作(てんかん発作)を主徴とし、それに変異に富んだ臨床ならびに検査所見の表出が伴う」とWHOで定義されている。すなわち種々の原因により大脳神経細胞が異常に興奮して、痙攣などの運動性の症状、しびれ、頭痛や既視感など感覚性、異常な行動などの精神性などさまざまな症状を、発作性に同じ形で反復するのを特徴とし、大脳のどの部位に異常を起こしているか判定するうえで、脳波や画像所見は極めて重要な情報が得られる。

2・てんかんの生活指導

一般にはてんかんは治らない、遺伝する、知能や精神の異常をきたす疾患、忌み嫌われる疾患の代表的存在として誤った概念でとらえられることが多く、実際の診療場面で「てんかん」の病名を伝えると、ご家族が感情失禁される場面に遭遇することは少なくない。このような誤った概念が一般の方々にはまだまだ多いことを念頭において疾病の告知を行わないと、誤った観念のまま親は子どもをみてしまい、この結果、親は周囲の人に「変な目」でみられないようにするために、過保護・過剰防衛になる。一方、患児は自分の病気を理解しないままでいることにより、特に前思春期から思春期のいわゆる反抗期に相当する時期になると服薬拒否や心因反応を呈することも少なからず認められる。また学校でも教師が適切な対応ができず、水泳をはじめとして運動や行事への参加拒否、同級生への不必要で誤った指導・伝達などの問題が発生する。

▶過剰防衛

▶心因反応

近年の医療の進歩により、てんかん発作の消失率は高まり、難治性てんかん例に対しても心理社会的側面も踏まえた包括的医療の必要性が浸透しつつあり、生活の質(QOL)は明らかに高まっている。しかし、まだまだ改善すべき課題は多く、特に成長途上にある小児てんかん患児の治療にあたっては、健やかな生活が行われるように配慮した生活指導が必要である。

前述したようにてんかん患児の保護者は「学習不安」が高いという。これは病気自体が中枢神経疾患との当然の認識とともに、長期にわたる薬剤服用が中枢神経に作用する心配などが関与していると考えられる。小児てんかんは慢性疾患であっても治療により約70～80%は治癒することから、治療者はてんかん発作のみを治療することに全力を向けやすい。しかし成長期にあり、感受性を育むうえで重要な時期である少年期において、長期にわたる薬物療法を行う場合、治療者は児本来の成長を育み、幼稚園や学校など集団の場でも健やかな環境が形成されるよう配慮する必要がある。てんか

んの生活指導においては「寝不足にならないように」「睡眠時間を十分に」「規則的な生活習慣」などはキーワードとして多かれ少なかれ,すべてのてんかん患者指導において交わされる言葉であり,筆者も毎日の診療で必ずといってよいほど用いている。しかしここで注意しなくてはならないのは,家族にとっては忌み嫌う疾患であり,二度と発作はみたくないと考え,過剰反応的・強迫的に行動制限する家族が存在することを理解しておかなくてはならない。さらに学校現場では「てんかん」の診断がついただけで,ほかの児と区別して特別な保護下においてしまう学校がいまだ少なからず存在することも,このような過剰反応してしまう要因の1つと考えられる。学校にどのように話を打ち明けたらよいか,相談を受けることは少なくない。基本的には大事な子どもを長い時間見守ってもらう学校の先生には,てんかんをよく理解して頂き,よき相談相手の立場に立って頂くことは,よりよき環境整備をするうえで不可欠のことである。しかし筆者自身の約20年前の経験で,小学校1年生の患児の保護者が担任に診断名を告げたところ,生徒の前で「この子はてんかんだからみんなで注意してあげよう」との内容の話を即座にしてしまった。病名だけが1人歩きしてしまうことのあり得ること,さらには病名を本人に告知することさえ難しい小学校低学年の児童に対し,なんの配慮もないまま伝聞されてしまったこの事例の場合,結果としててんかん発作を学校で再発することなく予後は良好であったが,成人となられた現在も保護者の胸の中には思い出したくない傷跡として残っている。学校に保護者が連絡する場合,誤った対応を受けることのないように,医療者として学校側と連携をとらねばならないことを痛感し,その後の病名告知する場合の戒めとして,心に留めている。

▶連携

4 慢性疲労症候群

1・疾病概要

1988年に米国防疫センター(CDC)から「比較的急性に発症し,著しい疲労感と多彩な不定愁訴が長期間続く症候群」としてその概念と診断基準が発表された。しかし病因,病態生理はいまだ未解明である。微熱,咽頭痛などの感冒様症状を伴い,リンパ節腫脹や集団発生もみられることから,ウイルス説が有力視されているが,そのほかにも免疫異常説,内分泌異常説,代謝異常説など諸説が挙げられ確定していない。小児においても強い疲労あるいは易疲労性および勉強がほとんど頭に入らない学習・記憶機能障害を伴い,重症例では日常生活が50％以上も障害される病態を「小児型慢性疲労症候群(Childhood Chronic Fatigue Syndrome；CCFS)」として提唱され,発生頻度として米国では人口10万人あたり4.6～11.1人と報告され,学校を長期欠席している児童の原因の第1位にあげられているが,本邦の報告は少ない。これは本

邦で本疾患概念が浸透していないためと考えられ、不登校児などに隠されているとの意見もある。

　病態として、①疲労・易疲労性を中心として精神症状を伴わない型、②易疲労性に精神が症状を加わった型、③精神症状が早期に現れ主体となる型、の3型に大きく分類される。小児科を受診する際は、微熱(発熱)・筋肉痛・関節痛・腹痛・頭痛・気分不良・手掌発汗・立ちくらみ・意識消失発作・朝起きられない・だるい・学校に行きたがらない、などを訴え来院する。

　治療、予後については病因・病態生理が未解明なこともあり、確立していない。本邦では漢方薬、Vit.C大量療法などが試みられている。また対症療法として抗うつ薬、抗不安薬など、睡眠障害にメラトニンなどが用いられている。

　生命的予後は問題とされていないが、症状改善は1年以内に消失することもあるが、年余に続くことがほとんどであるといわれている。

　予防的対策として発症前に相当する幼少期から睡眠リズムに注意し、夜更かし型の生活に陥らないように配慮する。発症早期に就寝時間を30〜60分早め、10〜14日程度休養をとらせ、その後の学業に不安のないように学力補填の体制を整えることが効果的との報告もある。

(宮島　祐)

【参考文献】
1) 清水凡生：慢性疾患児と心の問題．平成13年度厚生科学研究(子ども家庭総合研究事業)報告書，p184-185, 2002.
2) 小児心身症対策の推進に関する研究班(編)：「子どもの心の健康問題」平成14年度厚生科学研究(子ども家庭総合研究事業), 2002.
3) 細谷亮太：今日の治療におけるICの重要性．小児疾患のインフォームドコンセント，阿部敏明，新保敏和，細谷亮太(編), p7-10, 診断と治療社，東京, 1996.
4) 西村昂三：小児疾患とIC．小児疾患のインフォームドコンセント，阿部敏明，新保敏和，細谷亮太(編), p11-13, 診断と治療社，東京, 1996.
5) 清野昌一，八木和一(監修)：てんかんテキスト；理解と対処のための100問100答．南江堂，東京, 1991.

IV 発達行動小児科学

1 総論

■1 発達障害と心身症との関連性について

小児心身症と発達障害の関係では、出発点がどこなのかによって異なる2つの視点がある。1つは出発点が発達上の問題であり、二次的な不適応として心身症が出現しやすいという視点である。もう1つは逆方向の視点、つまり最初は心身症などの不適応としてわれわれの眼に止まるが、実は背景に発達障害が隠れているという視点である。表1に示したように、一般に前者の場合には、発達障害の程度は重いことが多く、後者では軽いことが多い。

▶出発点が発達上の問題
▶逆方向の視点

発達障害の程度が重いほど、保護者は早い段階で子どもの問題点に気づきやすい。また、乳幼児健診などでも、容易に子どもの発達上の問題点を指摘することが可能である。その結果、医療機関を受診して診断を受ける機会が多いことになる。発達障害の診断が先に行われると、将来的に現れてくるであろう不適応行動の予測と予防を念頭におきながら指導や治療にあたることができる。

▶幼児期に発達の遅れがまったくみられないタイプ

一方、幼児期に発達の遅れがまったくみられないタイプの発達障害や、発達の遅れが軽度な場合には、保護者や保育者に子どもが発達障害であるという認識がないままに小学校へ入学し、ある時期になっていきなり心身症などの不適応行動が出現するという形をとることが少なくない。この場合、眼の前にある不適応行動の解決のみに意識が集中して、背景に存在する発達障害が根本的な原因であるということに気づかれないことが多く、ただ時間だけが経過するということになってしまう。

したがって、より重要なのは、幼児期に発達遅滞がないか、もしくは軽度なために

表 1. 心身症と発達障害の関連性

出発点	発達障害の特徴	心身症との関連
発達上の問題	知的障害のある自閉症、中等度～重度精神遅滞、脳性麻痺など	二次的に派生する心身症を予見することが可能
適応上の問題	知的障害のない自閉症、軽度精神遅滞、AD/HD、LDなど	心身症という診断が先行し、背景にある発達障害に気づかれにくい

診断が遅れるものということになる。これには学習障害(Learning Disabilities；LD)、注意欠陥/多動性障害(Attention Deficit/Hyperactivity Disorder；AD/HD)、高機能広汎性発達障害(High Functioning Pervasive Developmental Disorder；HFPDD)、軽度精神遅滞(Mental Retardation；MR)や境界域の知的能力である児を挙げることができる。それぞれについては各論で詳述する。

2 発生頻度

ここでいう頻度とは各発達障害の発生頻度ではなく、心身の不適応行動の背景にどのくらいの頻度で発達障害が存在しているかである。経験的には初診患者の約2〜3割である。経過の長い症例ほど、背景に発達障害が存在していたりするので、心身症の経過が思わしくなく、治療抵抗性の強い症例では、背景に発達障害が潜んでいないかという視点をもつことが肝要である。発達障害の診断は、この視点をもつかもたないかが重要な鍵だからである。初診時診断が心身症で、しかし背景に発達障害が存在しているという頻度については、残念ながら正確な頻度を調査した研究報告は知られていない。今後の大きな課題の1つであろう。

▶背景に発達障害が潜んでいないか

1・発達障害児が心身症を合併する頻度：病院調査

発達障害にどのくらいの頻度で、二次的な不適応行動が出現するかについては、全国調査結果が報告されている[1]。小児科学会研修指定病院の小児科外来を対象としたこの調査では、5歳以上の受診者数8,917名のうち、AD/HD児は52名(男児43名)であり、小児科医が心身症を合併していると診断したのは30名(57.7％)であったと報告されている。また、52名のうちで35名(67.3％)が家族・友人・教師となんらかの対人関係上の問題を有しており、30名(57.7％)が朝起きが悪い、昼夜逆転しているなどの睡眠上の問題を訴えていた。不登校あるいは保健室登校、または適応指導教室(情緒障害学級などを含む)に通っている児は、14名(26.9％)であったとされている(図1)。LDに関しては、小学生から高校生までの受診者数8,394名うち、LD児は19名(男児9名)であった。心身症の合併は13名(68.4％)に認められており、14名(73.7％)が家族・友人・教師との対人関係上に問題を有していた。睡眠上の問題も13名(68.4％)に認められており、不登校あるいは保健室登校、または適応指導教室(情緒障害学級などを含む)に通っている児は11名(57.9％)であった(図1)。

▶睡眠上の問題

▶家族・友人・教師との対人関係上に問題

▶心身症や学校不適応を合併

上述したように、発達障害では高率に心身症や学校不適応を合併することがわかっている。そして基底病態である発達障害そのものよりも、二次的な不適応の方が大きくなってしまい、その対処に追われている現状がうかがわれる。この調査は病院の小児科外来を受診したAD/HD、LD児に限定したという条件下で得られた結果なので、

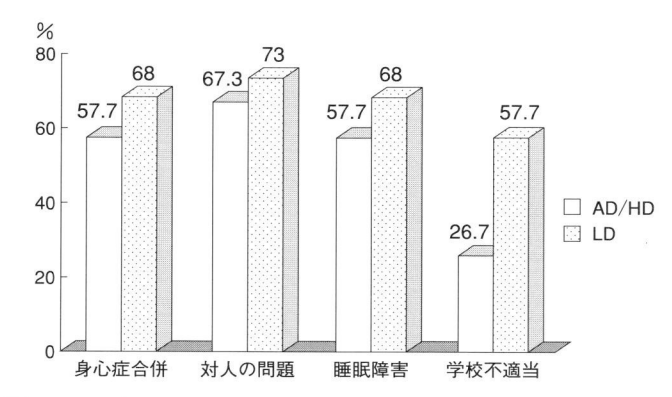

図1. AD/HDとLDにみられる不適応の頻度（病院調査結果）
(文献1)より引用

病院を定期的に受診していないAD/HD、LD児にまで一般化して当てはめることはできない。しかし、小児科外来担当医師にとっては留意すべき頻度と思われる。

2・発達障害児が心身症を合併する頻度：学校調査

　発達障害と心身症との関係を知るには、学校をベースとした調査が最も適している。平成14年には文部科学省の調査研究会が「通常の学級に在籍する特別な教育的支援を必要とする児童生徒に関する全国実態調査」を実施している（関連Web site 1参照）。この調査では、「担任教師が回答したので、AD/HDやLD、高機能自閉症の頻度を示しているのではない」という但しがきがついているものの、内容は濃厚にこれらの発達障害を意識したものになっている。詳細は各論の項に記す。

　上述した調査は、学校をベースにした調査であり、しかも全国規模で行われ、その回収率の高さからも信頼性は良好であると思われるが、各々の発達障害と思われる児童生徒の頻度を調査したものであり、心身症との関連性については触れられていない。したがって、現時点では、学校をベースとし、全国規模で発達障害と心身症との関連性を証拠立てる研究結果は提出されていない。

　そこで、不登校（保健室登校、適応指導教室を含む）に限定されるが、鳥取県においてAD/HDやLDとの関連を学校をベースとした調査結果を紹介する。この調査は前述の全国病院調査の予備調査として、平成10年12月から平成11年1月に実施したものである。調査項目は全国病院調査と同じである。鳥取県のすべての小中学校（養護学校は除く）に、郵送法によるアンケート調査を行った。対象とした学校数は小学校180校（4万0,960人）、中学校62校（2万3,910人）であり、有効なアンケートが、人数比率で小学校63.0％（2万5,821人）、中学校64.5％（1万5,635人）から返送された。不登校児の頻度は小学校で151名（0.58％）、中学校で340名（2.18％）であった。小学校ではLD児29名（0.11％）、AD/HD児43名（0.17％）であり、中学校ではLD

児42名(0.27%)、AD/HD児33名(0.21%)という結果であった。不登校との関連では、小学校でLD児29名中10名(34.5%)が不登校の状態であり、低学年から高学年に上がるに連れてその頻度が増加していた。そして中学校ではLD児42名のうち25名(59.5%)が不登校の状態であった。小学校のAD/HD児では43名中1名(2.3%)と不登校は少なかったが、中学校になると33名中13名(39.4%)と急に増加していた。この結果は、同じ発達障害であっても不登校という状態になる時期が異なっていることを示している。

3 心身症外来を受診してくる発達障害児の特徴

上述した発達障害と心身症などの不適応との関連から、心身症外来を受診してくる発達障害児の特徴を表2にまとめた。また、いわゆる問題行動と呼ばれるものの特徴については表3にまとめた。以下に概説する。対応については文献2に詳しい。

▶発達障害児の特徴
▶問題行動

1・LD

LD児では、上述したように小学校の低学年から不適応を起こしやすい。努力しても読み書きの獲得が思うように進まなかったり、数量の概念がわからず授業についていけないといった状態は、学童期の小児にとって非常に大きなストレスになるのであろ

表2. 心身症の背景にある発達障害の特徴

発達障害	心身症等の好発時期	特徴
LD	小学校低学年から発症	自信・意欲喪失が多い 不定愁訴が多い
AD/HD	小学校高学年以降で増加 入学直後にも要注意	睡眠障害や不安神経症を伴うことがある
HFPDD	小学校中学年以降で増加	孤立・孤独感が強い 隠れたいじめにも注意
軽度MR	小学校中学年以降で増加	自信・意欲喪失が多い 不定愁訴が多い

表3. 問題行動の背景にある発達障害の特徴

発達障害	問題行動の好発する時期	特徴
LD	概して多くはない	ADHD合併例ではADHDに類似
AD/HD	幼児期からみられる	担任教師との相性に左右されやすい 思春期以降で行為障害もある
HFPDD	小学校高学年以降で増加	低学年ではADHDに類似 勝負へのこだわり　強迫神経症 空想と現実の混同一部に暴力的行動あり
軽度MR	小学校中学年以降で増加	意欲喪失や反抗が多い

1・発達障害および関連障害

う。小学校の低学年から自己有能感をもつことができず、「何をやってもだめ」と思い込みがちである。自信がなくなり、そして意欲もなくしてくる。こうした子どもの気持ちを熟慮し、小学校入学早期から二次的な不適応を意識して、家庭や学校でのかかわり方を教師や保護者とともに模索する必要がある。自己尊厳感(Self esteem)をうまく育てることができると、小学校で不適応を起こしても、中学校から学業以外に打ち込むものをみつけて生き生きと過ごすようになる児も少なくない。中には高校進学のためによい内申書を得ようとして、みんなが嫌がる仕事を積極的に引き受けたり、進んで学級委員をやって点数を稼ぐという知恵を働かせる子もいたりする。もちろん、これは過剰適応なので長続きしにくく、腹痛、頭痛などの不定愁訴を再び引き起こすことになる。問題行動に関していえば、LD児のリスクは高くない。特に、AD/HDを合併していないLD児では、教室で騒ぐ、授業中に勝手に立ち歩くなどの問題行動を起こすことはほとんどない。AD/HDを合併しているLD児ではAD/HD児に準じた特徴を示す。

▶自己尊厳感(Self esteem)をうまく育てる

2・AD/HD

AD/HD児では前項でも述べたように、小学校の間は不登校になる心配はあまり大きくない。これは臨床経験上も大いに頷けることである。基本的にAD/HD学童は学校が大好きである。しかし、小学校高学年から周囲の状況がみえるようになり、「わかっているのにできない」自分に対して苛立ちや焦燥感が出現してくる。あるいは教師、友人、保護者から非難されたくないが故に、自己の正当性を主張したり、防衛的な行動を取ったりするようになる。そして、中学生になると高率に学校不適応が出現する。苛立ちや焦燥感からくる睡眠障害や不安神経症などが比較的多くみられる。

▶AD/HD学童は学校が大好き

指示に従わない、勝手な行動を取る、暴力をふるうなどの問題行動は、幼児期から認められるものである。軽度発達障害の中で、最も担任教師との相性に左右されやすいのもAD/HDである。学校、家庭での指導に加えて、薬物療法などにより、ようやく落ち着いてきたかと思っていると、年度替わりで担任が替わった途端に、行動が逆戻りということがよくみられる。これも大きな特徴の1つであろう。

▶睡眠障害
▶不安神経症

3・HFPDD

HFPDDの場合、頭痛や腹痛、倦怠感といった不定愁訴を訴えて来院することは少ないようである。それよりも小学校3年生頃より、不潔恐怖や手洗い強迫の出現で来院することが多い。「教室で床に落ちた鉛筆が不潔で拾えない。先生がハンカチで拭いてやるとようやく持てる」といった状態や「手洗いを繰り返して、手が赤く荒れてしまう」といった主訴で来院する。不安を盛んに訴えるという特徴があり、時事的なニュースに敏感で、病原性大腸菌O-157が流行したときには、母親に「まな板を熱湯

▶不潔恐怖
▶手洗い強迫

消毒したか？」と繰り返し尋ねたり、感染を心配して食事量が極端に少なくなったという児などが来院した。今なら、重症急性呼吸器症候群（SARS）であろうか。不潔恐怖や手洗い強迫は、学校内で適度な人間関係を形成することに失敗したり、ストレッサーとなる人物が身近にいて、しかも避けられないときに生じやすい。ストレッサーとなる人物とは、自分の考えを押しつけたり、恐怖を抱かせるほどの圧迫感をもって指導する教師であったり、お節介過ぎる、あるいは意地悪をしてくるクラスメートであったりする。周囲からみると大したことに思えなくとも、HFPDD児にとっては著しい苦痛なのである。不潔恐怖、手洗い強迫が出現したら、必ず身近なところで何かが起きていると思って間違いない。

▶ストレッサー

▶キャラクターの世界に没頭

　テレビのアニメーションや自分で創作したキャラクターの世界に没頭するのも、小学校3年生以降に多くみられる。「独り言が多い」や「ニヤッと1人で笑う」ことを心配する保護者もあるが、これはこうした空想の世界に入っているためにみられる行動である。自分にとって最も居心地のいい世界で楽しんでいるのであって、HFPDD児にとっては必要な時間であるという認識が求められる。5、6年生になるとこうしたファンタジーの世界に没頭している自分に気づくようになり、周囲から変に思われないよう、目立たない工夫を凝らしたりする。ファンタジーの世界に入り込むのは、現実の世界で適度な人間関係を形成できないために起きる一種の代償行為と解釈することができる。一部ではあるが、暴力や破壊行為のファンタジーに入り込んでしまい、現実に暴力をふるってしまうというHFPDDも存在する。映像からの影響を受けやすいので、暴力シーンの多いテレビや映画、テレビゲームは好ましくない。

▶暴力や破壊行為

4 ▪ 軽度MR

▶不適応

　軽度MR児では、小学校の中学年以降に不適応を起こしてくることが多い。LD児と同じく、学業についていけないために、次第にやる気を失ってしまうことが主たる原因である。小学校2年生で単位の変換（1メートルは何センチメートルか、など）を習い始める頃から、理解力がついていけなくなる。しばらくは頑張っているが、3年生になると頑張りの限界を越えてしまい、不適応を起こすという経過をとる。また、この頃より自分とクラスメートとの違いに気づく年齢になるのも加味されるのであろう。LD児と同じく、自信や意欲の喪失が多くみられる。心身症としては頭痛、腹痛、倦怠感といったいわゆる不定愁訴が多い。問題行動には一定の傾向はなく、何事にも意欲をなくしてしまっている子もいれば、いたずらや反抗という形で自己主張する子もいる。

▶不定愁訴

2　各論

❶ 学習障害（LD）

1・疾患概念

　学習障害（LD）とは、ある特定の認知能力の歪みを主体とする発達障害で、脳の機能障害が基底病態にあると推定されている。LDは、Learning Disordersの略である場合とLearning Disabilitiesの略である場合とがある。前者は文字の読みに障害のある読字障害（dyslexia）と文字を書くことに障害のある書字障害（dysgraphia）、そして計算に障害のある算数計算障害（dyscalculia）を中心とした、より特異性のある疾患概念を意味する場合に使われることが多い。後者は学校教育の場で使われることが多く、前述の読み書き、計算に加えて「聞く」や「話す」ことにも困難があるものと定義されており、疾患概念のLDよりも広い意味で用いられている。

▶読字障害
▶書字障害
▶算数計算障害

2・疫学

　平成14年2月に学校をベースとした全国調査が文部科学省によって行われた（関連Web site 1参照）。その調査では知的な遅れはないが「聞く、話す、読む、書く、計算する、推論する」に困難のある児童生徒数として、その頻度を4.5％と報告している。そのうち「聞く」もしくは「話す」ことに困難のある児童生徒数は1.1％、「読む」あるいは「書く」ことに困難のある児童生徒数は2.5％、「計算する」あるいは「推論する」ことに困難のある児童生徒数は2.8％となっている。調査の規模と回収率の高さ、精度から考えて、十分に信頼に足る疫学調査であろう。「読む、書く、計算する、推論する」に限定した場合、Learning DisordersとしてのLDの頻度に近いかも知れない。しかし、報告書にも記されているように「担任教師が質問紙に回答したものであり、診断ではない」ため、慎重な取り扱いが求められる。

　疫学で強調したいのは、LDの1タイプであるdyslexiaの頻度には、言語による大きな差異が存在することである。アルファベット語圏では3〜10％と推定されている[3]が、その中でも音とアルファベットとの対応関係が1対1に近い言語圏（スペイン、ドイツ、イタリアなど）では、英語圏に比べて少ない。中国語では重度のdyslexiaが2％、軽度まで入れると12％という報告がある。本邦では、Makitaが1％と報告しているが、最近の報告はない。このようにdyslexiaは、国の言語によって頻度に大きな差があり、音と文字（仮名）との対応がほぼ1対1対応となっている日本語では、欧米や中国に比べて明らかに少ない。

3 ▪ 病態

　LDの中で最も病態の解明が進んでいるのは、読字障害である。これはdyslexiaと称されるもので、1896年、英国のMorganによって初めて報告された。呼び名はdyslexiaであるが、同時に書字障害（dysgraphia）も呈する。読めなければ書けないからである。このdyslexiaにも、視空間認知障害が関与していると考えられるサブタイプや音韻の操作性に障害があると考えられるサブタイプなどがあり、均一ではない。したがって異なる病因によって生じている可能性は大きく、神経病理像もさまざまであると思われる。これまでの剖検例では、シルビウス裂周囲にmicrodysgenesisが認められたとする報告、外側膝状体のサイズに左右差があるとする報告などがある。

　dyslexiaは、発現率の低い常染色体優性遺伝と考えられている。dyslexiaに関するgene（DYX）としてDYX 1；15 q 21、DYX 2；6 p 21.3、DYX 3；2 p 16-p 15、DYX 4；6 q 11.2-q 12、DYX 5；18 p 11.2の5つが記載されている（関連Web site 2）。しかし、本邦ではそれを示唆する家系報告例もまだ見当たらない。

　書字障害（dysgraphia）は、dyslexiaに伴うものが多い。しかし、dysgraphia単独でも存在することが知られている。背景に視空間認知障害によるもの、言語発達障害によるもの、書字動作機能の障害によるもの、構成能力障害によるものなどが想定されている[3]。

　算数計算障害では、発達性Gerstmann症候群の部分症状として認められる[3]ほか、脆弱X染色体症候群の保因者女児、あるいはTurner症候群に認められるものなどが知られている。また、計算障害に加えて空間認知障害を合併したり、AD/HDとの合併も多くみられることから、右大脳半球の機能不全を想定する考え方もある。

4 ▪ 臨床症状

　LDには、読字障害と書字障害、算数計算障害およびこれらの混合性障害という4つのタイプがある。症状は文字の読み書きと計算あるいは数量概念に特異的な能力低下を示すことである。

　読字障害では、一字一字を拾って読む「拾い読み」や「特殊音節の読み誤り」などが特徴的である。形の類似するひら仮名の読み誤りなど、形の認知に問題があると思われる症例もある。

　書字障害でも特殊音節の誤りが目立つことが多い。中には漢字書字が特異的にできないといった症状を示す症例がある。

　算数計算障害では、基本的な10までの数の概念が定着しにくい、桁の概念がわからない、四則の方略がわからない、文章から立式ができないなどが多い。立体的な図形の把握や構成の困難さを合併している場合には、発達性Gerstmann症候群を念頭に

▶視空間認知障害が関与

▶音韻の操作性に障害

▶常染色体優性遺伝

▶拾い読み
▶特殊音節の読み誤り
▶特殊音節の誤り
▶漢字書字が特異的にできない

おき、左右の認知障害や手指の認知障害、書字障害などほかの症状についても把握する必要がある。

5 ▪ 検査

精神遅滞との鑑別のために一般的な知能検査は必須である。最も頻繁に使用されているのはWISC-IIIである。そのほか、K-ABC教育心理アセスメントバッテリー、ITPA言語学習能力検査などの心理検査が用いられているほか、習得度の検査として読字能力検査、書字能力検査など各種の学力検査が用いられている。

6 ▪ 診断基準・鑑別診断

DSM-IV-TRやICD-10では、全般的な知能が標準化された知能検査にて、平均より二標準偏差を下回らないこと、そして標準化された読字能力検査や書字能力検査、算数能力検査などで平均より二標準偏差を下回っていることが条件となっている。知能が平均より二標準偏差下回らないこととは、具体的にはIQ≧70になる。

▶ WISC-III

しかし、一方でIQが70〜84は境界域であるから、IQ85以上を正常域とするという考え方や、代表的な知能検査であるWISC-IIIにて言語性IQもしくは動作性IQが90以上とする基準もある。一般診療の中で、IQの基準をどこに設定するかについて一定の見解は出ていない。

そのほか、問診にて十分かつ適切な教育環境が与えられていること、診察によって明かな神経学的異常所見がないことを確認する。これは先天性の代謝疾患や変性疾患などを鑑別するうえで必要不可欠であり、何もLDに限ったことではない。間違われやすいものとして、Adrenoluekodystrohy、Wilson病、Niemann-Pick病typeCなどがある。

7 ▪ 初期対応

●a．初期の家族への説明

まず、本人の努力不足で学業不振に陥っているわけではないことを説明する。次に苦手な部分を伸ばそうとして、例えばやたらと本読みばかりをさせるような負荷をかけないように念を押す。しかしあきらめることなく、励ましながらコツコツと学習を継続させることが大切であることも伝える。また、学校教育においてLDは特別支援教育の対象となっているため、どのような教育サービスを受けることができるか、担任教師や教育委員会へ相談すべきであることも家族への説明として重要である。

●b．家族からの質問に対する回答

表4によく経験する質問とその回答例を挙げてみた。治療法や学習法に関する質問が多い。例えばdyslexiaであれば、コツコツと本読み練習を続けていると、日本語の

表 4. LDに関して保護者から受ける質問とその回答例

よくある質問	回答例
治るのか？	改善していくが、苦手さとしては残る。
治療法は？	薬物療法はない。二次障害の予防が重要である。
学校にお願いすべきことは？	特別支援教育の対象となっている。LDでも内容はさまざまなので、本児にあったやり方を工夫してもらうように。

場合、小学校の高学年くらいでは、さほど読みが下手という印象はなくなる。その程度には読めるようになるが、国語の試験ではやはり同学年児に比べると著しく劣ってしまう。また、中学生になって英語が始まると、英語に関する読字障害、書字障害が再び顕著となって現れる。

●C．心身医療の対象になる場合

LDは小学校の低学年より頭痛、腹痛、倦怠感などの不定愁訴を訴えることが少なくない。特に学業に対する意欲を失っていること、さらには学校へ行くこと自体に嫌気がさしている場合もしばしばみられる。このような場合には、まず心身医療の対象と考えて対処すると同時に、学業不振が根底にあることを忘れず、本人の学業習得を援助する方策も講じる必要がある。

▶学業習得を援助

❷ 注意欠陥/多動性障害（AD/HD）

1 ■ 疾患概念

AD/HDは、落ち着きのなさや集中不良、衝動的な行動を主症状とする発達障害であり、DSM-IVでは、注意欠陥および破壊的行動障害の中に分類されているものである。7歳以前より、ほとんどは幼児期より前述の行動が顕著であり、本人の学校生活や家庭生活、就業などで明らかな困難を生じている程度のものをいう。

2 ■ 疫学

LDの項で触れた文部科学省の調査では、知的発達に遅れはないものの「不注意や多動—衝動性の問題を著しく呈するもの」の頻度を2.5%と報告している。諸外国の報告では5〜10%としているものが多い[4]。幼児期では多動を主とするタイプが多く、成人では不注意を主とするタイプが多いとされている。

3 ■ 病態

▶中枢神経刺激の投与

PETによる研究では、前頭葉での糖の代謝が低下していること、そして中枢神経刺激剤の投与によってその代謝が改善したと報告されている。さらに、ドパミンを指標

として行った PET 検査の結果でも、前頭前野の血流量が低下しており、特に男性で顕著であったことが報告されている。こうした一連の研究からは、AD/HD では前頭葉、特に前頭前野と呼ばれている部位および線状体に機能障害が存在することが強く示唆されている。そのほか、機能的 MRI 検査を用いた研究では、大脳半球の内側に存在する帯状回の前方において、AD/HD では活性化が正常群に比べて低いとする報告がある。課題の負荷の仕方によっては、線状体も活性化が不十分であるとの結果が得られている。

▶ドパミントランスポーターの過剰仮説

ここではドパミントランスポーターの過剰仮説を紹介する。これはドパミン系ニューロンのレセプター側に存在するドパミントランスポーターが、AD/HD では過剰に存在するという仮説である。トランスポーターは、レセプターニューロンの感受性を保つためにドパミンの回収役として機能している。AD/HD ではこのドパミントランスポーターが過剰なために、ドパミンによる興奮の伝達が不十分で、多動や集中不良が生じるという説明である。中枢神経刺激剤であるメチルフェニデートは、ドパミントランスポーターにリガンドとして作用し、ドパミンの作用を促進するのである。その結果、多動が軽減し、集中力もアップするという仕組みである。

4 ▪ 診断・鑑別診断

AD/HD の診断は、DSM-IV-TR に準拠して行う。不注意に関する 9 項目、多動─衝動性に関する 9 項目をチェックして、それぞれ 6 つ以上の項目が該当することが求められる。付帯事項として、①6 カ月以上続いていること、②発達の水準にふさわしくない程度であること、③7 歳以前から始まっていること、④2 つ以上の場面で認められること、⑤学校や家庭生活あるいは就業上で明らかな障害となる程度であること、⑥広汎性発達障害や統合失調症でないこと、などが挙げられている。

▶広汎性発達障害

小児の AD/HD の鑑別診断で最も苦慮するのが、知的な遅れのない広汎性発達障害である[2]。特に固執が目立たない広汎性発達障害の幼児では、AD/HD という診断を受けていることが少なくない。緊密な人間関係が要求されるようになる小学校中学年以降になり、不適応を起こしてその様子から、初めて広汎性発達障害であると気づかれるというコースを取ることもある。

5 ▪ 症状

▶過活動、不注意、衝動性の3つに分類

AD/HD の症状は、過活動、不注意、衝動性の 3 つに分類される。過活動とは、いわゆる「落ち着きのないこと」で、おとなしくしておくべき場所でも、ウロウロと動き回ったり、多弁であったりすることを指す。たとえ座っていてもよく手足を動かしているなども過活動に該当する。不注意とはいわゆる「ケアレスな状態のこと」で、日々の活動で注意力が足りなかったり、話を聞いていなかったり、必要な物をよくな

くす、あるいは宿題など集中力を必要とする活動を嫌うなどが挙げられる。衝動性とはいわゆる「予期せぬ行動をとること」で、順番が待てなかったり、人を遮って話しかけてきたり、他人の活動を邪魔したりすることを指す。

6 ■ 検査

▶ CBCL
▶ ADHD-RS

行動の評価法として、本邦でも標準化されたCBCLやADHD-RSが使われている。これらはあくまで行動の評価であるから、診断の参考にとどめておく。

7 ■ 初期対応

●a．初期の家族への説明

まず、「子育てが悪かったからかも知れない」と思っている保護者に対して、本人の素因があって発生している状態であることを説明し、保護者、特に母親の罪悪感を取り除くことが重要である。また、同時に治療すべき状態であること、治療によって改善が十分に期待できることも知らせる。比較的多いのは、AD/HDであるとの告知に対して、母親は納得するが、父親は「男の子はこんなものだ」と相手にしないというパターンである。これでは治療がうまくいかない。家族内で意見の一致ができるよう働きかけることも重要である。

●b．家族からの質問に対する回答

▶ 一個の人格として尊重する姿勢

どのように対応すれば子どもがいうことを聞くようになるかという質問が最も多い。「言うことを聞かせる」という発想自体に問題があること、たとえわが子であっても一個の人格として尊重する姿勢が大切であることなど、保護者自身にも子育てを見直してもらうように努める。表5にまとめたので参照して頂きたい。

●c．心身医療の対象になる場合

児の多動や衝動的な行動を押さえつけたり、児の存在を排除するような言動が指導者側にみられると、幼児期あるいは小学校入学当初から不適応を起こす。不定愁訴を訴えるよりも乱暴な行動が一層目立つようになったり、幼稚園や学校へ行きたくないという直接的な表現をする。小学校高学年以降で、抑うつ的な状態あるいは強迫的な

表5．AD/HDに関して保護者から受ける質問とその回答例

よくある質問	回答例
治療法は？	薬物療法によって症状は緩和される。同時に、学校環境や家庭環境、子どもへのかかわり方を見直すことが必要である。
家庭で注意することは？	怒鳴る、叩くなどがあれば止める。ほめ上手、聞き上手になることが大切。基本的生活習慣を守る、約束ごとを守るなどに家族全員が取り組むように。
学校で気をつけてもらうことは？	席は先生の近くが望ましい。似たタイプの子とは離してもらう。特別支援教育の対象となっているので、担任1人で抱え込もうとせず、学校全体で取り組んでもらうように。

行動を取ったりすることが多くなる。一部ではあるが、反抗が目立ったり、反社会的な行動が顕著になるのも小学校高学年以降である。こうした場合は、心身症ではないが、適応障害として、心身医療の対象となろう。

❸ 高機能広汎性発達障害（高機能自閉症とアスペルガー症候群）

1・疾患概念

▶言語能力が良好
▶自閉症と同じ状態

高機能自閉症とは知的能力が正常範囲内（IQ が 70 以上）の自閉症をいう。アスペルガー症候群とは言語能力が良好で、幼児期の言語発達にほとんど遅れを認めないが、それ以外の社会性の障害や想像力の障害は、自閉症と同じ状態であるものをいう。ともに社会性やコミュニケーションの障害を基盤とする広汎性発達障害に分類されている。

2・疫学

自閉症の罹患率はこれまで 4〜5/10,000 人とされてきた[5]が、言語発達や知的発達が正常な子どもたちの中にも存在することが広く知られるようになり、もっと高頻度であるといわれるようになってきた。現在、疫学的なデータが次々と更新されている状態である。そうした中でも 1/200〜300 人とする報告が多い[5]。

▶対人関係やこだわりなどの問題を著しく示す

前述した文部科学省の調査では、知的発達に遅れはないものの「対人関係やこだわりなどの問題を著しく示す」児童生徒の割合を 0.8% と報告している。

3・病態

▶心の理論に障害がある

生物学的な背景については確かな知見に乏しい。心理学的な背景として、心の理論に障害があるとする考え方がある。心の理論とは、「相手の考えを読みとる」ことであり、自閉症には「相手の考えに対する誤った信念：いわゆる Mind Blindness」が存在し、これが社会性の障害やコミュニケーション障害などに関連しているとする説である。高機能広汎性発達障害では、言語性の知能が良好であるにもかかわらず、暗黙の了解が分からなかったり、文脈の中における語用に問題があり、言葉どおりに受け取ってしまうために、周囲とのすれ違いや一方的な勘違いなどの原因となることが多い。

4・診断・鑑別診断

診断は DSM-IV-TR や ICD-10 に準拠して行う。言語能力の良好な児ほど、一見す

るとまったくの健常児にみえてしまうので詳細な問診が必要となる。

　幼児期にこだわりが強くなかったか、嗜好と嫌悪の感覚や笑うタイミングに保護者が違和感を感じたことはなかったか、些細なことに異常なほど恐怖や不安を訴えたことはなかったか、1人遊びを特に強く好んだり、集団行動が取りにくくなかったか、言葉の使い方におかしな点はなかったか（イントネーションが変だったり、方言を使うことが少なく、大人びたあるいはていねいな言葉遣いをするなど）などを意識して問診しないと診断の手がかりとなる情報が得られない。

5 ▪ 症状

　症状は自閉症の根本的な障害と考えられている、①社会性の障害、②コミュニケーションの障害、③想像力の障害、の3つにカテゴリー化できる行動である。このうちアスペルガー症候群ではコミュニケーションの障害が認められないか、ごく軽度である点に留意する。

　初診時の主訴として多いのは、学校での問題行動に関するものである。「授業中に声を出す、勝手に離席する、友だちとトラブルになることが多い、ちょっとしたことでいじめだと騒ぐ、同じ質問をしつこく繰り返す」などである。この主訴だけを聞くとまるでAD/HDのように思えてしまうが、実は高機能広汎性発達障害児が二次的に不適応を起こしているということが少なくない。さらに深刻な合併症として強迫神経症や不安神経症、不潔恐怖などがみられる。

▶強迫神経症
▶不安神経症
▶不潔恐怖

6 ▪ 検査

　一般的な知能検査のほか、心の理論課題が参考となる。但し、10歳前後より心の理論課題が通過するようになってくるので、あくまで参考にとどめる。文脈の中における語用を詳しく調べると、高機能広汎性発達障害児の状況理解力を知ることができ、指導の参考となる。筆者らは比喩文と皮肉文をベースにした独自のテストを開発し、臨床応用している。平成16年度中には公開できる見通しである。

7 ▪ 初期対応

●a．初期の家族への説明

　AD/HDかも知れないと思って来院した保護者が多いので、まったく別の軸で解釈すべき発達障害であることを説明する。さらにAD/HDのようにみえる不適切な行動は、実は二次障害として反応性に生じている場合が多いこと、そしてほとんどの場合にはストレッサーとなる人物が身近にいることを説明する。保護者にも患児と同じように言葉の裏側にある意味理解が苦手な方がおられるので、「なんとなく察してほしい」という説明の仕方では、まったくの勘違いをして診察室を出ていかれることにな

▶二次障害として反応性に生じている場合が多い

表 6．HFPDD に関して保護者から受ける質問とその回答例

よくある質問	回答例
本当に自閉症なのか？	自閉症の概念が、発展的に整理されてきており、自閉性自体が連続したものであるという考え方が登場している。
治るのか？	自閉性自体は、特性として残っていく。しかし、社会と適度な距離を取りながら暮らすことはできるようになる。
治療法は？	薬物療法で効果的なものがある。最も改善を必要とする行動を標的症状として限定的に行う。
家庭で注意することは？	1人遊びの時間を保証してやるとよい。正しい行動のモデルをていねいに教えてやる。
学校での留意点は？	恐怖や不安を抱かせるような強い指導は止めてもらう。いじめやからかいがあれば、必ず対応してもらうように。

る。明瞭な説明を心がけることが肝要である。

b．家族からの質問に対する回答

自閉症あるいはそれに類似する病態であるという診断に対する質問が多い。知的障害のある自閉症に関する知識をもっている保護者ほど、わが子との相違に戸惑うようである。広汎性発達障害という発達障害を理解してもらうよう努める必要がある。**表6**にまとめてあるので参照して頂きたい。

c．心身医療の対象になる場合

学校での不適切な行動がみられた場合には、心身医療の対象となる。一見すると言語発達は良好であるが、意味理解に障害があるため、勘違いをしたり、意味がつかめないことへの不安と混乱があり、前述したように強迫神経症や不安神経症、不潔恐怖などを呈する。これらに対する医療が優先事項である。

▶強迫神経症
▶不安神経症
▶不潔恐怖

4 軽度 MR

1・疾患概念

精神遅滞とは、知的発達全般に遅れがあり、かつ社会生活を行ううえで必要な適応能力にも遅れがあるものをいう。軽度とは、知的能力を知能指数で表わしたとき、IQが70未満で50以上の範囲内にある場合を指す。福祉関係では2001年の国際障害分類の改定以降、知的能力よりも適応能力をより重視する方向性が打ち出されている。

▶知的能力よりも適応能力をより重視する

2・疫学

▶軽度の精神遅滞

精神遅滞の頻度は、1%前後であるとする報告が多い。その半数以上は軽度の精神遅滞である。

3 ▪ 病態

精神遅滞の病態はさまざまである。染色体異常、周産期障害、脳形成障害、奇形症候群など原因が特定できる場合と現時点では原因が特定できない場合とがある。一般的に前者の方が知的障害の程度は重度である。原因が特定できた場合には、その原因に基づく病名で表記される。軽度MRの場合、原因を特定できないことも多いが、家族性に発生している症例も少なくない。

▶知的障害の程度は重度

▶家族性に発生

4 ▪ 診断・鑑別診断

標準化された知能検査を実施し、社会生活上での適応状況を聴取して総合的に診断する。本稿で取りあげている発達障害の中では、自閉症やAD/HDとの合併はあり得るので、病名を併記することになる。但し、AD/HDでは発達の状況に照らし合わせても、多動などの行動特性が顕著である場合にAD/HDと診断されることに留意すべきである。LDと精神遅滞の合併は、診断基準上では許容されていない。

5 ▪ 症状

▶言葉の遅れを指摘

軽度MRの場合、幼児期には3歳児健診などで言葉の遅れを指摘されることが多い。次第に発話が増えて、会話もできるようになるが、集団生活を経験する年齢になると遊びのルール理解や保育士などの指示理解が困難で、集団行動が取りにくいなどが目立つようになる。言語理解が正確でないが故に生じる勘違いや混乱から、多動、集中不良などAD/HDに類似した行動を取ることも多い。

周囲からいわれるネガティブな言葉は理解できるため、自信や意欲の喪失に陥りやすい。学童では抽象的な概念の操作が困難であるために、小学校2年生の後半以降で学業不振に陥ってしまう。その後、頭痛、腹痛、倦怠感などの不定愁訴を訴えるようになる。教育環境とのミスマッチがあるほど、この傾向は顕著となる。

6 ▪ 検査

▶ WISC-III

一般的な知能検査を実施する。代表的な知能検査であるWISC-IIIでは言語性知能と動作性知能を知ることができる。動作性知能が70以上であっても、言語性知能が70未満であると学業不振が現れやすい。そのほか、社会性能力検査などにより適応能力を指標化しておく必要もある。

7 ▪ 初期対応

a. 初期の家族への説明

知的発達が良好ではないことについて、家族はうすうす気づいていることが多い。

表 7. 軽度 MR に関して保護者から受ける質問とその回答例

よくある質問	回答例
IQ をよくする方法はあるのか？	ある程度は伸ばすことは可能だが、限界がある。生活に必要な力を学んでいくことの方が大切である。
特殊学級に入らなければならないのか？	どのような学校教育を受けさせるのか、最終的には保護者の意向が反映される。どのような教育サービスを受けることができるか、学校と話し合うべきである。
家庭でできることは？	基本的な読み書き、計算をコツコツと家庭でもみてあげるとよい。そのほか、生活するための力も育てるべきである。

それを改めて IQ という数値で知らされても、受け入れることに対する抵抗感は強いことが多い。事実をみたくないという気持ちと頑張ってなんとかしてみせるという反発心とが入り混じるようである。児の実態が保護者に受け入れられないと、頑張らせ過ぎたり、逆に見放されたりということが生じる。どちらの対応でも、軽度 MR 児は二次的な不適応を起こしやすくなる。予防すべきは二次障害であることを保護者に伝えておく必要がある。

b．家族からの質問に対する回答

▶知的能力を伸ばす方法に関する質問

表 7 にまとめたように、知的能力を伸ばす方法に関する質問が最も多い。一般的には知的能力を伸ばすための確実な方法は開発されてはいないと筆者は考えている。知能指数に保護者がこだわらないよう、むしろ実際に生活するための能力獲得が何よりも大切であることを説明する必要がある。

c．心身医療の対象になる場合

▶不定愁訴を主とする心身症

▶反抗や乱暴などの問題行動

二次障害を呈したときが心身医療の対象となる。二次障害は、不定愁訴を主とする心身症であったり、逆に自己防衛としての反抗や乱暴などの問題行動であったりする。いずれにしても学業不振だけでなく、集団における立場の弱さ、さらにはからかいやいじめの対象にもなりやすいことなどが関連している。学校の中に、少数でも味方が存在すればいいが、味方がいないとすぐに不登校という形を取りやすい。

おわりに

▶通常の学級において支援策を講ずる体制

▶医療機関への協力要請

上述してきたように発達障害と心身症や学校不適応とは、緊密な関係にある。心身症一般に対する知識と診療技術に加えて、小児の発達全般に関する知識およびその障害に対する診療技術を身につけることが、小児科医に広く求められている。学校教育では本稿で記述した発達障害児を、特別支援教育の対象として、通常の学級において支援策を講ずる体制が整いつつある。当然、医療機関への協力要請も高まってくる。小児科医はこうした動きに呼応すべきであろう。

（小枝達也）

【文献】

1) 小枝達也:発達面からみた心身症および学校不適応の病態. 日児誌 105:1332-1335, 2001.
2) 小枝達也, 加我牧子, 杉山登志郎, ほか:著:ADHD, LD, HFPDD, 軽度 MR 児 保健指導マニュアル ちょっと気になる子どもたちへの贈りもの. 小枝達也(編), 診断と治療社, 東京, 2002.
3) Whitmore K, Hart H, Willems G (eds):A neurodevelopmental approach to specific learning disorders. Mac Keith Press, London, 1999.
4) Sandberg S,(ed.):Hyperactivity and attention disorders of childhood. 2 nd ed. Cambridge University Press, London, 2002.
5) Volkmar FR(ed.):Autism and pervasive developmental disorders. Cambridge University Press, London, 1998.

関連 Web site

1) http://www.mext.go.jp/b_menu/shingi/chousa/shotou/018/toushin/030301.htm
2) http://www.childdevelopmentinfo.com/learning/brain/shtml

●●● はじめに

　心身症とは、「身体疾患のうち、その発症と経過に心理社会的因子が密接に関与し、器質的ないしは機能的障害の認められる病態を呈するもの。但し神経症やうつ病などの精神障害に伴う身体症状は除く」と1991年の日本心身医学会で規定されている。厳密にこの定義でいえば、この章で扱われる疾患は基本的には心身症から除外されることになるが、身体症状に「心理社会的因子が密接に関与」しているという点を考えたときには、一部の精神障害も心身症として扱った方がよいことが臨床の場では数多くある。また、身体症状に基づいて心身症を考えるときに、これらの精神障害との鑑別や、合併の有無の判定をしなければならないことなどを考慮すると、日頃子どもの心身症に携わっていく医療者としては、心身症近縁の精神と行動の障害についての知識は必要であろう。

▶精神障害

　ここでは、このような心身症に関連する精神と行動の障害について、診断と対応・治療のポイントを簡単に述べてから、主な疾患について概説する。

1　総論―注意すべきポイント

　小児精神医学領域では、その症状の背景に、①子ども自身の問題、②養育者（多くは親）や学校などの周囲の環境の問題、③子どもと周囲の環境との関係の問題、をポイントとして診断と治療を進めていく必要がある。

■1 診断のポイント

1・子ども自身の問題

　各論で紹介していく疾患のほかに、注意欠陥/多動性障害を含めた発達障害や、本来の気質や性格の特徴のために、対人関係がうまく取れないなどの問題を認めることがある。

2・周囲の環境の問題

▶養育者

　養育者の問題としては、しつけが厳し過ぎたり、過干渉や共生的であったりするこ

と、性格に偏りがあること、さらには精神障害があることなどが挙げられる。

▶学校

学校の問題としては、いじめ、過度な学力競争や部活動などが挙げられ、近年の子どもを取り巻く社会の変化に学校が十分に対応できていないとの指摘もある。

子どもの場合には本人から十分な情報が得られないなどのために、養育者や学校などの情報を活用することが多い。子どもの行動が生活の場面や対応する人によって変わるだけでなく、養育者や学校などの認識や意見の偏りのために報告がずれてしまうこともある。このことも念頭において、診察室での所見と養育者や学校などからの情報を総合することが望まれる。

3・子どもと周囲の環境との関係の問題

子ども、親、学校などを個々に考えたときには著しい問題が見い出せなくても、相互の関係において問題を生じることがある。そして、悪循環を形成することもしばしばある。実際には複数の要因が絡み合っていることが稀でなく、多方面からのアプローチと、多職種の連携が望ましいことも多い。

2 対応・治療のポイント

最近は情報流通の進歩により、精神障害についてもだいぶ理解されるようになってきた。しかし依然として一部では、精神障害に対する偏見の眼差しが根強く存在することも事実である。これらの精神障害を示唆する症状をもつ子どもの親が、自分たちの養育が悪いせいだと責められるのを怖れたり、患児自身が、こんなことをいっては叱られるのではないかと考えて症状を隠し、受診が遅れることがある。患児や家族には、精神障害の原因が必ずしも養育や環境だけにあるとはいえず、種々の要因が関係している可能性をよく説明して、精神療法や薬物療法によって症状が軽減される可能性が大きいことを伝える。本人や周囲の人々の思いを受け止めつつ精神、行動上の問題を理解するように促すこと、背景にあるさまざまな要因に対して家族、学校、医療機関などが連携して対処していくことが、これらの障害にかかわるときのポイントとなるだろう。

▶精神療法
▶薬物療法

精神科領域での治療の基本は、精神療法と薬物療法である。環境調整もしばしば重要であり、遊戯療法、行動療法、家族療法などが加わることもある。

薬物療法は、近年の薬理学の発達などにより、治療の中で重要な役割を果たすようになってきている。小児精神医学領域では、有効性、安全性が確立されている薬物は成人よりは少ないが、アメリカを中心に二重盲検法で効果が確認されたものが増えてきており、わが国でも臨床経験が蓄積されてきている。しかし、わが国では、保険適応を得ている薬物はほとんどない。薬物の安易な乱用は当然避けるべきであり、この

ような状況も踏まえてインフォームド・コンセントを得る必要がある。

▶精神科医

　これらの治療は比較的簡便なものから特殊な技法を要するものまでさまざまである。その中でも薬物療法を含めて精神科医の意見を求めたり精神科医に紹介した方が適当な場合が少なくないだろう。受診当初から精神障害も可能性の1つとして頭の片隅におき患児や家族の気持ちを受け止めつつ検索を進めることに加えて、精神的な問題と安易に決めつけたり逆に否定したりしない姿勢も大切だろう。そうすることで精神科医に紹介する必要が生じた場合に対応しやすくなるし、患者側も見捨てられ感をもちにくくなるだろう。このように考えると小児心身症の診療では精神科医との連携が不可欠であり、日頃から相談しやすい精神科医をみつけておくのがよいと思われる。
　なお、対応・治療の概要を理解しておくことが大切と考えて、各論では精神科医が行うであろう部分も含めて述べてある。精神科医への相談や紹介のタイミングについてできる範囲で触れるようにした。また、わが国では児童精神科医の数が少ないことなどから、児童精神科医と精神科医を分けずにまとめて精神科医としてある。

2　各論

1 不安障害

1・概念・疫学

▶全般性不安障害

　旧来「不安神経症」などの「神経症圏」として扱われてきた領域である。DSM-IVでは、この不安障害の下位分類には、全般性不安障害、パニック障害、恐怖症、強迫性障害、外傷後ストレス障害などが含まれているが、ここでは全般性不安障害について述べる。
　全般性不安障害は、過剰で制御し難い不安や心配が持続する疾患である。小児精神医学領域としては、DSM-IVで「小児の過度不安障害を含む」と規定されている点が特徴的であり、小児の不安障害では、学校などでの小児の日常生活に直接にかかわる過度の不安を中心とすることが多い。
　生涯有病率は、不安の捉え方によってさまざまだが、5％前後という報告があり、比較的多い疾患である。

2・病態

　全般性不安障害における生物学的な研究は多くはないが、画像診断、薬物療法の進歩により、大脳基底核の関与、GABAやセロトニンなどいくつかの神経伝達物質の関与が示唆されている。

表 1. 不安に伴う身体症状

1．心血管系：	動悸、頻脈、心悸亢進、胸部痛、絞扼感、紅潮
2．呼吸器系：	ため息、息苦しさ、あくび、呼吸困難、窒息感
3．消化器系：	口渇、喉のつまった感じ、嚥下困難、食欲不振、悪心、腹痛、下痢
4．泌尿器系：	頻尿、排尿困難、性機能障害
5．神 経 系：	頭痛、めまい感、耳鳴り、動揺感、発汗、冷感、熱感、振戦、瞳孔散大
6．筋骨格系：	疼痛、歯ぎしり、筋の緊張

性格的な特徴としては、過度に従順で完全主義、自分自身に確信がもてない、完璧ではない行為について過度の不満を感じる、などの傾向があるとされ、これらは障害の重症度や予後に少なからず関連する。

3 ▪ 臨床症状

▶過度の不安

成人の全般性不安障害では不安は主として対象のない漠然としたものだが、小児では日常生活に直接にかかわる過度の不安であり他人が気にかけないであろうことにまでも不安を感じる。不安や心配を感じると、小児の場合、情緒の発達と言語表現が未熟なために、多彩な身体症状、自律神経系の変調として現れる(表1)。発汗、動悸、胸部絞扼感、下痢、めまい、四肢冷感、しびれ、手指のふるえ、などで受診に至ることが多く、患者は何か恐ろしい病気になったのではないかと心配する。

4 ▪ 診断・鑑別診断

全般性不安障害の診断は、ほかの精神障害から独立した不安が、少なくとも6カ月間続き、その不安は制御し難く、落ち着きのなさ、疲労しやすさ、集中困難、「こころが空白になる」というような訴え、過敏で反応しやすいこと(易刺激性)、筋肉の緊張、睡眠障害のいずれかが認められ、その不安により社会生活上で支障をきたしている場合にされる。

鑑別診断としては、まず身体疾患の除外がある。全般性不安を呈する一般身体疾患としては甲状腺機能亢進症や褐色細胞腫などの内分泌性疾患や、物質誘発性(アルコール、覚醒剤など)の不安障害があり、これらとの鑑別を要する。また精神疾患との鑑別としては、ほかの不安障害や、気分障害、統合失調症(精神分裂病)など、多くの精神障害にも全般性不安を認めるため、これらの障害との鑑別も必要である。

5 ▪ 対応・治療

▶精神療法アプローチ
▶薬物療法

精神療法的アプローチと薬物療法が対応・治療の基本となる。精神療法的アプローチとしては、どんなときにどんなふうに不安になるかに加えて家庭や学校での様子を患児から聞いていく。この話し合いの中で、まず、患児の不安な気持ちをしっかり受け止めて、不安と関連する可能性の高い事柄を明らかにしていく。不安のきっかけと

なったり増強したりしている環境がわかればできる範囲で調整する。そして、不安への対処法の相談を進めながら、患児に少しずつ心配なことに接してもらって安心感を高める。

薬物療法としては不安の軽減を目的として、ベンゾジアゼピン系の抗不安薬が使われているが、薬物依存の問題があり、代替的に抗うつ薬や β 遮断薬が用いられる場合もある。

治療の基本は精神療法的アプローチと薬物療法の組み合わせではあるが、この障害の予後には患者の性格などとともに環境の影響も大きいとされており、家庭や学校と連携を取り、疾患について理解してもらうことが重要である。

2 社会恐怖

1 ▪ 概念・疫学

▶社会恐怖
▶対人恐怖

社会恐怖は、わが国では「対人恐怖」と呼ばれてきた病態像である。この対人恐怖は日本の社会文化に特有のものと思われてきたが、国際的診断基準の整備により、諸外国にも類似の病態があることがわかりそれが社会恐怖としてまとめられた。

社会恐怖は、よく知られていない他人の中という社会的状況下で、注目を浴びることや、何か行為を行うこと、恥をかくことなどを過剰なまでに恐れ、不安を抱き、それにより著しい苦痛や社会的障害をきたすものである。視線恐怖、赤面恐怖、表情恐怖などがある。

2 ▪ 病態

▶恐怖

病態の主体は、場面選択的な過剰な不安と恐怖であるが、この病的な不安、恐怖の心理発生機序は不明である。1つにまとめられているが、一部は妄想様と捉えられたり、また一部は強迫観念に類似したりするものと考えられている。

3 ▪ 臨床症状

人に接したり人前で行動することへの緊張感が強くて恥をかくことを恐れると同時に、この恐怖は過剰であるとの自覚があり、不安、恐怖を他人に知られたくないと思う。このように不安、恐怖を隠そうとすることが多いので、不自然な社会参加の形を取るようになる。例えば、赤面恐怖や表情恐怖の患児が、顔が隠れるように、場にそぐわない帽子を深くかぶったりマスクをしたり、視線恐怖の患児が、ほかからの視線を避けて、または逆に自分の視線で他人に迷惑をかけることを恐れて、人前ではうつむいて、長くした頭髪で視線を覆うような格好をする、などである。また、不安、恐

▶不登校　　　　　　怖を引き起こす場面を避けて、不登校、ひきこもりという行動症状として現れることもある。

4 ▪ 診断・鑑別診断

　　診断基準を表に示す(**表2**)。「臨床症状」の項でも触れたように、不安や恐怖は隠れていることも多いため、詳細な問診が必要である。パニック症状が出現したときは、実際にはパニック障害との鑑別が困難なことがあるが、社会的状況に限定されるか否かがパニック障害との相違点である。

　　鑑別診断としては、上記のパニック障害のほか、強迫性障害や妄想性障害、統合失調症などの精神疾患が挙げられる。

5 ▪ 対応・治療

▶薬物療法　　　　　社会恐怖の治療は、薬物療法と精神療法的アプローチとの組み合わせが主体となる。
▶精神療法的アプ
　ローチ

表2．社会恐怖の診断基準(DSM-Ⅳ)

A．よく知らない人たちの前で他人の注視を浴びるかも知れない社会的状況または行為をするという状況の1つまたはそれ以上に対する顕著で持続的な恐怖。その人は、自分が恥をかいたり、恥ずかしい思いをしたりするような形で行動(または不安症状を呈したり)することを恐れる。
　注：子どもの場合は、よく知っている人とは、年齢相応の社会関係をもつ能力があるという証拠が存在し、その不安が、大人との交流だけでなく、同年代の子どもとの間ででも起こるものでなければならない。

B．恐怖している社会的状況への曝露によって、ほとんど必ず不安反応が誘発され、それは、状況依存性、または状況誘発性のパニック発作の形を取ることがある。
　注：子どもの場合は、大声で泣く、かんしゃくを起こす、動作が止まってしまう、またはよく知らない人と交流する状況から遠ざかるという形で、恐怖が表現されることがある。

C．その人は、恐怖が過剰であること、または不合理であることを認識している。
　注：子どもの場合、こうした特徴のないものもある。

D．恐怖している社会的状況または行為をする状況は回避されているか、またはそうでなければ、強い不安または苦痛を伴い耐え忍ばれている。

E．恐怖している社会的状況または行為をする状況の回避、不安を伴う予期、または苦痛のために、その人の正常な毎日の生活習慣、職業上の(学業上の)機能、または社会活動または他者との関係が障害されており、またはその恐怖症があるために著しい苦痛を感じている。

F．18歳未満の人の場合、持続期間は少なくとも6カ月である。

G．その恐怖または回避は、物質(例：乱用薬物、投薬)または一般身体疾患の直接的な生理学的作用によるものではなく、ほかの精神疾患(例：広場恐怖を伴う、または伴わないパニック障害、分離不安障害、身体醜形恐怖、広汎性発達障害、または統合失調症質人格障害)ではうまく説明されない。

H．一般身体疾患またはほかの精神疾患が併存している場合、基準Aの恐怖はそれに関連がない、例えば、恐怖は吃音症、パーキンソン病の振戦、または神経性無食欲症または、神経性大食症の異常な食行動を示すことへの恐怖でもない。

▶社会恐怖

　まず、患児の訴えによく耳を傾けてその苦しみ、問題解決のための努力に共感して受容する。社会恐怖では、不安、恐怖は、自分の性格的欠点に由来すると考えてその欠点を克服するべく数々の努力をしてきたうえで、遂に医療機関に相談に訪れるというケースが多い。このように考えている患児に対して、初診時に「これは精神的な問題だ」とか、「その努力は間違いである」などの対応をすべきではない。患児の気持ちを受け止めたうえで、今後の治療の概略を話していく。話をしていく内容としては、治療は患者と医療者が協力して行うものであるということ、症状はすぐには消えるものではなく少しずつ軽減していくこと、薬によって障害そのものが治るわけではないが、症状を軽減する可能性があるので、薬を補助として使いながら現実と向き合っていくこと、などである。性格を無理に変えようとせずに受け入れていくように促す。

　精神療法的アプローチに組み合わせる薬物としてはベンゾジアゼピン系の抗不安薬が選択されるが、薬ばかりに頼って内服量が増えていかないような調整が必要である。また、うつ状態を併発している場合は、抗うつ薬の併用も検討しなければならない。この際は精神科医のアドバイスを要すると思われる。

　いずれにしても治療継続に際しては、精神科医への紹介、併診が望ましい形となろう。

3 パニック障害

1・概念・疫学

▶パニック障害
▶パニック発作
▶広場恐怖

　パニック障害は、強い恐怖感または不安感が突然に出現するというパニック発作を主症状とする疾患である。広場恐怖を伴うものと伴わないものに分けられ、広場恐怖の対象には、パニック発作やパニック様症状が起きたときに逃げられない場所や助けが得られない場所などが広く含まれている。例えば、人混みの中にいるときや電車やバス、飛行機などの乗り物で移動しているときなどがこれに当たる。

　生涯有病率は1〜数%といわれている。青年期以降に発症するケースが多く10歳以下の発症は稀という。従来はパニック障害は子どもにはみられないとされてきたが、概念の変遷や調査研究法の進歩により、思春期の発症ととらえた方がよいケースも少なくないとの考え方も出てきている。また、家族内発症率が比較的高いとされている。

2・病態

　従来より乳酸負荷による不安の誘発試験が有名であり、パニック障害の患者では乳酸による不安発作誘発率が高いことから、生物学的要因の関与が想定されている。神経生物学的には、ノルアドレナリン・ニューロンが密集する青斑核が過活動になって

表 3．パニック発作に伴う身体症状

1．心血管系：動悸、頻脈、心悸亢進、胸部痛、絞扼感、紅潮感
2．呼吸器系：息苦しさ、呼吸困難、
3．消化器系：口渇、喉のつまった感じ、嚥下困難、食欲不振、悪心、腹痛、下痢
4．神 経 系：頭痛、めまい感、耳鳴り、動揺感、発汗、冷感、熱感、振戦、瞳孔散大

いるとの仮説などがある。

　また、子どもでは成人に比べて日常の些細なことで過度に不安になり、身体症状やほかの行動異常で現れるために、周囲が十分に理解できずに不適切な対応をしがちである。

3・臨床症状

▶パニック発作
▶恐怖

▶動悸
▶呼吸困難
▶めまい感

　症状の中心はパニック発作である。パニック発作の特徴は、強い不安、恐怖、不快感が突然に始まることであり、それに伴いさまざまな身体症状や認知障害を呈する(**表3**)。動悸、心悸亢進、心拍数の増加、呼吸困難や息苦しい感じ、めまい感、頭が軽くなる感じ、ふらつき感などが多いとされている。臨床的には、例えば「学校の授業中」や「電車に乗っていたら」、「急に気が狂いそうになるくらいの不安、恐怖が襲ってきて」、「息苦しくなった」または「心臓がバクバクしてきた」、「強いめまいに襲われた」などと訴えてくる。パニック発作が頻回に出現すると、「また発作が起きるのではないか」

▶予期不安

と過剰に不安を呈するようになる(予期不安)。

　発作のきっかけ(誘発因子)は、はじめは明確ではなく、予期しない突発的な出現が特徴である。きっかけとして多い状況は「概念」の項に挙げたように、発作が起きたときに逃げられない場所や助けが得られない場所が多い。小児領域では学校の授業中や、通学中の電車、バスの乗車中、1人で家にいるときなどがこれに該当すると考えられる。

4・診断・鑑別診断

　パニック障害の診断には、突発的な反復するパニック発作の存在が必須である。パニック発作の特徴は前述のとおり、強い不安、恐怖、不快感が突然に始まることであり、その前後の時期とはっきり区別できる発作の期間をもち、この期間に前述の身体症状あるいは認知障害を呈し、10分以内にその症状が頂点に達するものである。DSM-IVでは、パニック発作がいろいろな不安障害の経過中でみられることから、不安障害の章の最初に発作の診断基準が記載されている(**表4**)。パニック障害は、パニック発作の存在に加えて、もっと発作が起きるのではないかという心配が継続したり、発作が身体、精神に多大な影響を及ぼすことを心配したりする場合に診断される。

　鑑別すべき疾患としては、この障害自体がさまざまな身体症状を呈するため、当然

表 4. パニック発作の診断基準（DSM-IV）

強い恐怖または不快を感じるはっきりほかと区別できる期間で、そのとき、以下の症状のうち4つ（またはそれ以上）が突然に発現し、10分以内にその頂点に達する。

1. 動悸、心悸亢進、または心拍数の増加
2. 発汗
3. 身震いまたは震え
4. 息切れ感または息苦しさ
5. 窒息感
6. 胸痛または胸部不快感
7. 嘔気または腹部の不快感
8. めまい感、ふらつく感じ、頭が軽くなる感じ、または気が遠くなる感じ
9. 現実感消失（現実でない感じ）または離人症状（自分自身から離れている）
10. コントロールを失うことに対する、または気が狂うことに対する恐怖
11. 死ぬことに対する恐怖
12. 異常感覚（感覚麻痺またはうずき感）
13. 冷感または熱感

それらの身体症状を示す疾患が挙げられる。また精神障害としては強迫性障害、恐怖症、外傷後ストレス障害が鑑別対象に挙げられる。

5・対応・治療

基本的には、まずパニック発作の抑制が必要である。それによって不安を軽減しつつ、患児が障害を理解してパニック発作に適切に対処できるように導き、社会生活への適応を促していくことが重要である。方法としては、薬物療法と精神療法的アプローチの併用を行う。学校でパニック発作が起こる場合には教師の理解も重要であり、保健室などに避難できるという保証が有用なこともある。

▶薬物療法

薬物療法は、パニック発作の抑制はもちろん、全般的な不安の軽減に有効で、その後の治療を進めるためにも役立つ。三環系抗うつ薬のイミプラミンや、抗不安薬のアルプラゾラムなどが使われる。

▶精神療法的アプローチ

精神療法的アプローチとしては、障害の概念や特徴を説明し、患児自身や家族が悪いのではないことなどをよく知ってもらうことから始まる。そして薬物療法などにより発作が軽減されてきたら、患児が不安、恐怖を引き起こすような状態に少しずつ触れて、それでもパニック発作は起きないという体験を積み重ねるという、段階的脱感作療法を含む認知行動療法を取り入れていく。

▶認知行動療法

4 強迫性障害

1 ▪ 概念・疫学

▶強迫性障害

　強迫性障害は、考えたくないのに繰り返し考えずにいられない(強迫観念)、または、やりたくないのに行動を繰り返さずにはいられなくて(強迫行為)を主体とする精神障害である。強迫観念と強迫行為を合わせて強迫症状と呼ぶこともある。

▶強迫観念
▶強迫行為
▶強迫症状

　生涯有病率はおよそ2〜3%であり、性差はほとんどない。主として青年期から成人期早期に発症するとされるが、以前考えられていたよりも小児・思春期に発症していることが多いようである。男性(男児)の方が早期に発症する傾向にあり、10歳代では男児が女児の3倍程度多くみられるという報告がある。

2 ▪ 病態

　強迫性障害の原因としては、かつてはその人の生育環境や親との関係が関与するとの説が有力であった。近年、画像診断の進歩などにより生物学的要因の関与が指摘され、背景に脳の器質的あるいは機能的障害があると考えられるようになってきた。関与する脳部位がはっきり確定されているわけではないが、皮質—線条体—視床—皮質回路の異常が想定されており、神経伝達物質としてはドパミンやセロトニンがなんらかの形で関与していると考えられている。

3 ▪ 臨床症状

▶強迫観念

　強迫観念とは、考えようとしているわけではないにもかかわらず、あることを繰り返し考えてしまうことである。考えなくてもいいことを考えてしまうことは苦痛を引き起こし、不安感や不快感を伴うことが多い。強迫観念で多いのは、汚染に関するもので、全体の半数近くを占めるとされる。「自分の手や身体が、排泄物(尿、便など)やバイ菌などに汚染されているのではないか」、「汚染によって病気になってしまうのではないか」という訴えがみられる。そのほかに、「何か恐ろしいことが起こるのではないか」、「自分あるいは他人を傷つけてしまうのではないか」、「ものの位置をきちんとしなければ落ち着かない」、「不吉な数が浮かんでくる」などがあり、内容は多彩である。

▶強迫行為

　強迫行為とは、自分では意味がないとわかっているにもかかわらず、ある行動を繰り返してしまうことである。強迫観念に伴う苦痛を軽減するために行われることが多い。例えば、汚染に関する強迫観念に対して、汚染部分を洗うという強迫行為を行う場合がある。ある場所を離れるとき、自分の不注意でその場に何か問題が起きるのではないかと考えれば、それが戸締まり、ガスの元栓、電気のスイッチの頻回な確認行為になる。他人を傷つけてしまうのではないかと心配すれば、「傷つけてませんよね」

と相手にしつこく確認することになる。

強迫症状は、意味がないとわかっているのに行ってしまうのが特徴とされるが、子どもではこの不合理性の認識が希薄なことがある。また、子どもでは強迫観念に先行して強迫行為のみ認めることもあり、奇異な行動と周囲に受け取られてしまうこともある。上記の確認の例のように、周囲を強迫症状に巻き込むことも子どもではしばしばある。

これらの症状は、自然に消失する場合もあるが、軽くなりながらもなんらかの形で残る場合が多い。社会適応も可能なことが多いが、なんらかの生活の制約を生じたり、具合のよいときと悪いときが周期的にみられることもある。

4 ▪ 診断・鑑別診断

強迫観念や強迫行為は、軽度なものであれば健康な人にもみられるが、それらによって著しい苦悩にさいなまれ、時間を浪費させられ、毎日の生活習慣、社会的活動、他者との人間関係が障害される場合、強迫性障害と診断される。

▶統合失調症

中学生程度になると、強迫性障害の鑑別診断として、常に統合失調症(精神分裂病)の可能性を念頭におくべきである。強迫行為は周囲からみても目立つため、家族はその治療を求めて受診させたが、精神科医が診察すると既に幻聴や妄想という統合失調症様の症状を認めることも少なくない。また家庭内暴力やひきこもり、自傷行為などを伴う場合も、ほかの精神疾患や性格面の問題を検討すべき場合が多い。そのほかに鑑別、合併を検討すべき疾患としては、気分障害、ほかの不安障害、トウレット症候群などがある。

5 ▪ 対応・治療

強迫観念や強迫行為を認めても、低年齢であるほど成長に伴って症状が消えていくことは少なくない。ほかの精神症状や発達および行動面の問題を伴っていなければ、周囲があまり神経質になる必要はない。しかし、症状が長期間持続している例、思春期後期の発症例、ほかの身体、精神障害が合併する例などでは、積極的な治療的介入が必要だろう。

▶薬物療法
▶精神療法的アプローチ
▶セロトニン再取り込み阻害作用

強迫性障害の治療では、薬物療法と精神療法的アプローチの両方を考えておく必要がある。

薬物療法では、クロミプラミンを含めた、セロトニン再取り込み阻害作用の高い抗うつ薬が有効とされ、最近では、選択的セロトニン再取り込み阻害薬(SSRI)に分類される薬剤が注目されている。しかし、強迫症状の特徴に合わせて神経遮断薬を含めて薬物の選択を要することがある。積極的な治療を要するほどの強迫症状を認める場合には、薬物療法について十分な知識を有する精神科医の診察を受けるべきであろう。

強迫症状にとらわれて不安や苦痛を取り除こうと懸命な患児の訴えに耳を傾けて共感することはもちろん大切である。不安とうまくつきあいながら少しずつ適切な行動がとれるように援助する。患児のできることが広がり自分をコントロールできると実感して自信を取り戻すように支えていく。

▶認知行動療法

▶曝露反応妨害法

最近では、認知行動療法が注目されている。強迫症状が起こるような状況においてその症状を起こさせないようにすることを繰り返してそれでも不安が増大しないようにしていく曝露反応妨害法が知られている。厳密に行うことは一般診療では難しいかも知れないが、強迫症状をどれくらいまで制限するか、ほかのどういう活動で置き換えるかなどの具体的な相談も含め認知行動療法的なアプローチが行われる。

先述したように小児では家族が強迫症状に巻き込まれていることが多く、家族へのアプローチも必要になる。家族の不安を和らげながら、患児と適切な距離を取れるようにどれくらいの強迫症状なら許容するかなど具体的な相談にのる。

日常生活に著しい支障がある場合や、強迫症状に家族が巻き込まれてしまっている場合には入院治療を考慮しなければならないこともある。

5 外傷後ストレス障害 (posttraumatic stress disorder；PTSD)

1 ▪ 概念

▶外傷後ストレス障害

外傷後ストレス障害は、自分が実際に死にそうになるまたは死にそうと感じる体験を後で、または他人がそのような事象を体験するのを目撃した後に起こる、一連の精神症状群をいう。わが国の小児では、大震災や火災などの自然災害のほか、交通事故、学校内でのいじめ、児童虐待、児童関連の殺傷事件などの社会的災害まで、その考慮すべき範囲が広がってきている。

2 ▪ 病態

▶外傷的体験

通常体験することのない外部環境の変化が関与しているのは確かである。その症状の重篤さは、死にそうになる恐ろしい体験(外傷的体験)の客観的重篤さではなく、体験する個人の主観的なもので決まる。したがって、同じ外傷の体験をしても、症状の出現率、重篤さなども個人差がある。特に小児の場合は、その表現力が未熟なことや、個々の感受性の違いもあり、症状は多彩で発生機序もまちまちである。

生物学的には、視床下部―下垂体―副腎皮質系の機能の異常が指摘されている。神経伝達物資としては、ノルアドレナリン、セロトニン、内因性オピオイドなどの関与が推測されている。海馬容積の減少や大脳扁桃体の機能亢進などの報告があるが、こ

れらの所見が外傷的体験の結果なのか、外傷後ストレス障害を起こしやすい素因なのかはまだ明らかではない。

3・臨床症状

　低年齢の小児では、精神機能が未熟なため状況を適切に認知できず、情動が変化しやすく、成人の推測の及ばないほどの些細なことで著しい不安を呈することがある。やや年長で、比較的処理能力が備わってきた小児は、このような心理的負担や、困難な状況を自分で解決しようとすることもあり、エピソードがあった時点からしばらくして症状が出てきたり、急激に重篤な症状になったりすることもある。

▶外傷的体験の再体験
▶回避
▶反応性の麻痺
▶覚醒亢進

　一般的には、①恐ろしい体験をありありと思い出すこと(外傷的体験の再体験)、②外傷的体験に関連することを避けて、情緒の反応が乏しくなること(回避と反応性の麻痺)、③いつもピリピリしていること(覚醒亢進)、の3つの症状群を示すという。外傷的体験の再体験に相当する症状としては、外傷的体験に関連すると推測される遊びや話題を繰り返す、恐ろしい夢をみる、体験に類似した刺激を過度に怖がる、行動がまとまらない、過度な興奮を示すなどが挙げられる。また、回避と反応性の麻痺に相当する症状は、体験の話題を避けたり体験した場所を避けたりする、ひきこもる、不登校などがある。覚醒亢進としては、夜間1人で眠れない、入眠困難、中途覚醒、夜尿、易刺激性亢進、集中困難、落ち着きがない、イライラ、乱暴な態度、などがある。過剰な不安を示して、依存的となることが多い。しかし、小児の場合には症状は多彩であり、これらに一見当てはまらないような症状を呈することもしばしばみられる。

4・診断・鑑別診断

　外傷的体験の後で、①外傷的体験の再体験、②回避と反応性の麻痺、③覚醒亢進の症状、が1カ月以上続くと診断される(表5)。小児の場合、特に再体験の症状は、はっきりとしないものもあり、成人の基準では対応できないため、診断基準に注釈がつけられている。

　外傷的体験の直後にこれらの症状がいくらか認められるのは異常ではない。明確な症状が1カ月以上持続した場合に外傷性ストレス障害と診断されるのであり、外傷的体験から1カ月以内に同様な症状が発現して1カ月以内に消失した場合には急性ストレス障害として区別される。

▶急性ストレス障害

　問診時にどのできごとが外傷的体験であるかはっきりしていることと、外傷的体験の再体験がみられることがあれば診断はそう難しくないが、ほかの不安障害、解離性障害、気分障害などとの鑑別が必要なことがある。

表 5. 外傷後ストレス障害の診断基準（DSM-IV）

A．以下の2つをともに満たすような外傷的出来事にさらされたことがある。
　(1) 実際にまたは危うく死にそうな、または重傷を負うような出来事を一度、あるいは数度体験、目撃、あるいは直面したことがある。
　(2) その人の反応は強い恐怖、無力感、または戦慄に関するものである。

B．外傷的な出来事が、以下の1つ、またはそれ以上の形で再体験され続けている。
　(1) 出来事の反復的、侵入的で苦痛を与える想起で、それは心像、思考、知覚を含む（年少の子どもの場合、外傷を表現する遊びを繰り返すことがある）。
　(2) 出来事についての反復的で苦痛な夢（子どもの場合、はっきりとした内容のない恐ろしい夢であることがある）。
　(3) 外傷的な出来事が再び起こっているかのように行動したり、感じたりする（その体験を再体験する感覚、錯覚、幻覚、および解離性フラッシュバックのエピソードを含む）（年少の子どもの場合、外傷特異的な再演が行われることがある）。
　(4) 外傷的出来事を象徴するか、またはそれに類似するものに触れたときに生じる強い心理的苦痛。
　(5) (4)と同様の場面で生じる強い生理学的反応。

C．以下の3つ、またはそれ以上によって示される、外傷に関連した刺激の持続的回避と全般的反応性の麻痺。
　(1) 外傷と関連した思考、感情、または会話を回避しようとする努力。
　(2) 外傷を想起させる活動、場所または人物を避けようとする努力。
　(3) 外傷の重要な側面の想起不能。
　(4) 重要な活動への関心または参加の著しい減退。
　(5) 他の人から孤立している、または疎遠になっているという感覚。
　(6) 感情の範囲の縮小（例：愛の感情をもつことができない）。
　(7) 未来が短縮した感覚（例：仕事、結婚、子ども、または、正常な一生を期待しない）。

D．（外傷以前には存在していなかった）持続的な覚醒亢進状態で、以下の2つ（またはそれ以上）によって示される。
　(1) 入眠、または睡眠維持の困難。
　(2) 易刺激性または怒りの爆発。
　(3) 集中困難。
　(4) 過度の警戒心。
　(5) 過剰な驚愕反応。

E．障害（基準B、C、およびDの症状）の持続期間が1カ月以上。

F．障害は、臨床上著しい苦痛または、社会的、職業的またはほかの重要な領域における機能の障害を引き起こしている。

5・対応・治療

　心理的な外傷を負ったと思われる子どもを診たときは、外傷性ストレス障害の診断基準を満たしていようがいまいが、症状の進展を防ぐためにも適切な介入を要する。
　まず、患児の言葉によく耳を傾け、共感的、支持的に接する。患児にとって治療者が安心できる人であるとわかってもらうと同時に、患児に感情の表出を促すという治療的効果もある。患児のもつ不安、不信、恐怖、怒りが治療者に対して向けられることがしばしばであり、それを受け止めつつ患児の感情の整理につきあっていくことが

大切である。

　平行して詳しい病歴、生活歴などの情報を得ていく。患児との治療的かかわりの中で得られた情報で十分な場合もあるが、多くは外傷的体験からの回避傾向を示すため、情報は不十分である。患児の周囲(養育者や、外傷体験の関連当事者)からも情報を得て、外傷的体験となった出来事を同定することが望ましい。それによって、不必要な再体験を防止するだけでなく、持続して受けている外傷的体験を止めることができるからである。そして、患児が安心感を得られるようにできるだけの環境調整を行う。

　患児と疎通がよくとれるようになってきたら、精神療法的アプローチを進めて、不安、不全感、孤独感の軽減を図る。遊戯療法、認知行動療法、家族療法などを適宜取り入れる。

　薬物療法としては、不安、不眠、抑うつに対して、対症的にベンゾジアゼピン系薬物や三環系抗うつ薬を使用することがある。

6 気分障害

1 ▪ 概念・疫学

▶気分障害
▶うつ
▶躁
▶双極性障害

　気分障害は、気分が沈んだり(うつ)高揚したり(躁)という変調をきたすものであり、うつ病相のみを呈するうつ病性障害と、少なくとも1回以上の躁病エピソードを認める双極性障害とに大きく分けられる。

　うつ病は子どもには生じないと思われていたが、操作的診断基準が導入されて抑うつ状態を中心とした症候群とみなすようになり、子どもでもうつ病と考えられる場合が少なくないとわかってきた。また、小児期の躁病の頻度は極めて稀とされてきたが、注意欠陥/多動性障害、反抗挑戦性障害、行為障害などとの鑑別が難しく、隠れてしまっているケースが存在するという。

　うつ病性障害の有病率は、12～14歳の前後でかなりの差があり、12歳以下では1％以下であるのに対し14歳以上では3～5％程度といわれている。

2 ▪ 病態

　うつ病の原因として、成人の症例でもいろいろな説があり、確定していない。小児ではなおのこと一貫した結果が得られていないのが現状である。一般的には、セロトニンやノルアドレナリンなどのモノアミンが欠乏しているとされる説(モノアミン欠乏仮説)や、視床下部─下垂体─副腎皮質系の障害などがいわれている。しかし、小児のうつ病では、薬物療法が有効な症例が成人ほど多くないことから、これらの仮説が必ずしも当てはまらないかも知れない。むしろ心理社会的な要因の比重が大きいと考

えられる。

3 ▪ 臨床症状

▶不定愁訴

子どものうつでは、悲しい、心細いといった抑うつ気分を訴えずに多彩な不定愁訴であらわれることがしばしばある。それらには、不眠または睡眠過多という睡眠障害や食欲不振、頭痛、腹痛、めまいなどが含まれる。年齢が低いほど、特に10〜12歳以下では、不定愁訴、気力が減退して考えが進まず、てきぱきと行動できないことなどが前景に出る。精神症状としては焦燥感が目立ち、また、集中力低下や多動、学業不振や、不登校という行動の障害を主訴とすることも多い。年齢が高くなるにつれて、絶望感や不快感が表現されてくる。さらに、死にたいという気持ち（希死念慮）や自殺企図のある場合があり、治療上極めて重要な症状である。

▶焦燥感

▶希死念慮

躁状態としては、落ち着きのなさ、異常な活気、注意集中困難、誇大的、反抗的、攻撃的、苛立ち、かんしゃくなどがみられる。双極性障害の病相の変化は、成人に比べると比較的早いのが特徴で、数日単位での変化がみられたり、こく短時間で状態が変化することもある。

4 ▪ 診断・鑑別診断

身体所見や医学的検査では特に異常を認めず、抑うつ気分や、興味、喜びの減退という気分の障害に加えて、自分には取りえがない（無価値観）、自分は人に迷惑をかけている（罪責感）などと思い込む思考の障害、易疲労感、気力減退などの意欲の障害、食欲障害や睡眠障害などの不定愁訴を認めて、強い苦悩や日常生活の障害を生じ、これらが一定期間持続している場合にうつ病性障害と診断される。

さまざまな身体疾患に伴ってうつを生じ得るため、それらとの鑑別が重要である。また、うつは不安障害のように、不安感やそれに伴う身体症状を中心とする障害を併発する場合もあれば、反抗挑戦性障害や行為障害のように、攻撃的な行動の目立つ障害を併発する場合もある。

双極性障害の躁病相は、前述のとおり、注意欠陥/多動性障害、反抗挑戦性障害、行為障害などとの鑑別を要するが、非常に困難である。

5 ▪ 対応・治療

小児のうつ病に対する薬物療法は、成人ほど効果が期待できないとされている。うつ病の可能性がある場合にはまず十分に休養を取ることを勧め、併せて身体疾患の鑑別を行う。子どもにとって負担となっている家庭や学校の状況の改善を図ることも大切であると伝え、精神科医に紹介する。特に、希死念慮がある場合、とりわけ自殺の方法を具体的に考えている場合や、自殺企図の既往がある場合には注意を要し、早急

▶自殺企図

に、できれば入院施設のある精神科医に紹介するべきである。

躁病相を呈する場合は行動上の問題が多いため、早期に精神科医による治療が必要となる。薬物療法としては、炭酸リチウムやカルバマゼピン、バルプロ酸ナトリウム、さらには神経遮断薬などが使われるが、これらの調整は難しいので、早めに精神科医への受診を勧めるのがよいだろう。

7 身体表現性障害

1 ▪ 概念

▶身体表現性障害
▶身体症状

　身体表現性障害とは、一般身体疾患を示唆する身体症状が存在しているが、一般身体疾患、物質の直接的な作用、またはほかの精神疾患によって完全には説明されず、心理的要因によって引き起こされていると推測され、その症状が著しい苦痛や障害をきたしている場合に診断される。DSM-IVにおける身体表現性障害の下位分類には、身体化障害、心気症、転換性障害、疼痛障害、身体醜形障害などが含まれる。

▶ヒステリー

　心理的要因が身体症状を誘発する病態があることは古くから知られており、特に心理的要因が強いものは「ヒステリー」や「転換ヒステリー」と呼ばれていた。19世紀にフランスのシャルコーが、その成因に心理的要因が関与すると指摘して心身医学的な関わりが始まった。その後フロイトが、心理的葛藤が身体症状に置き換えられるとして「転換」と呼んだ。現代の精神医学では「ヒステリー」という用語は使われなくなり、DSM-IVではかつての「転換ヒステリー」は転換性障害や身体化障害、解離性障害などに分散され扱われるようになった。

　身体表現性障害という用語は、1980年に出版されたDSM-IIIによって初めて使用され、DSM-IVにおいてさらに整備された。なおICD-10では、転換性障害は解離性障害に含まれており、DSM-IVとは異なっている。このようにかつての「転換ヒステリー」は、これからの研究発展を待って再編成されるであろう疾患群概念であると思われる。本稿ではDSM-IVに準じた概念形態で論を進める。

▶身体化障害

　ⅰ）**身体化障害**：身体的要因が発見できない、多彩で変動しやすい身体的愁訴を呈するものである。DSM-IVの診断基準では条件項目が多く、厳密にこの障害と診断されることはそう多くはない。症状は呈するが基準を満たさないものは、鑑別不能型身体表現性障害というカテゴリーに分類される。女児に多い。

▶心気症

　ⅱ）**心気症**：重篤な病気にかかることを恐れ、病気にかかっているという考えにとらわれることが特徴である。医師が身体的疾患を認めないことを保証しても、それを受け入れることが難しく、恐怖やとらわれが持続する。思春期以降の発症が多く、性差はない。

▶転換性障害

　　iii）**転換性障害**：既知の神経学的疾患や一般身体疾患では説明のできない、随意運動または感覚機能の障害である。フロイトのいう「転換」が、心理的葛藤の身体症状全般への置き換えを指すのに対し、DSM-IVにおける転換性障害は、神経症状に限定した置き換えと規定されている。思春期以降の女性に多いとされる。

▶疼痛性障害

　　iv）**疼痛性障害**：1つ以上の身体部位における疼痛の存在と、それによる情緒、機能障害が特徴である。子どもにおいては、例えば不登校でしばしば腹痛をきたすというように、疼痛を認めるが、単独では稀（例えば下痢やしびれなどを併発するなどしている）である。このように複合する場合は身体化障害、または転換性障害と分類する方が適当であろう。従来30歳代〜40歳代に多いとされ、小児科領域で扱うことは稀であろう。

▶身体醜形障害
▶醜形恐怖症

　　v）**身体醜形障害**：自分の身体の外見におかしいところがあると思い込んで苦悩するものである。わが国では醜形恐怖症と呼ばれ、重症の対人恐怖に位置づけられてきた。

2 ▪ 病態

　身体表現性障害の病態には、心理社会的要因が大きく関与していると指摘されている。

　心理的要因としては、古典的には、本人の内的葛藤が抑圧され、それが身体症状に転換されたものと理解されてきた。その症状は無意識内の葛藤を象徴していることが多いが、小児の場合は象徴性がはっきりしないことが多いとされている。

　また、社会的要因としては、患児が身体症状を呈することで、家族や社会における関係を調整していると考えられることがある。身体症状によってなんらかの利益（疾病利得）があると思われる場合もある。フロイトは、身体症状によって、心理的苦痛を意識しないですむことを、一次疾病利得、責任を逃れられるとか欲しいものが手に入るなどの現実的な利益を得ることを、二次疾病利得と呼んだ。

▶一次疾病利得
▶二次疾病利得

3 ▪ 臨床症状

　身体表現性障害の症状は、身体的疾患を示唆するが、身体的疾患が認められない、あるいは認めてもその疾患では説明がつかないものであり、多彩で変動するという特徴がある。

　身体化障害や転換性障害では、頭部、腹部、背部、四肢、胸部などの疼痛；嘔気、嘔吐、下痢、鼓腸などの胃腸症状；勃起、射精機能不全、月経不順などの性機能不全；脱力、麻痺、協調運動障害、平衡障害、失声、視覚や聴覚の機能不全などの偽神経学的症状などを呈する。

　一方、心気症や疼痛障害、身体醜形障害では、妄想性障害との関連も示唆されてい

るように、症状や形態への誤った解釈が主体である。

4 ▪ 診断・鑑別診断

それぞれ関連する身体的疾患やほかの精神疾患、物質の直接的作用を除外したうえで診断される。

症状出現の経過中、その間の記憶が空白となるなどの解離性障害を伴うことがある。また、嫌なことから逃れようと症状を意図的につくり出す詐病、そういうきっかけなしに症状を意図的につくり出す虚偽性障害などが鑑別の対象となるが、実際に子どもの場合、詐病と鑑別するのは難しいことが多い。

▶詐病
▶虚偽性障害

　　ⅰ）**身体化障害**：「臨床症状」の項目で示した症状のうち、4つの疼痛症状、2つの胃腸症状、1つの性機能症状、1つの偽神経学的症状を呈する場合に診断される。実際にはこれだけの症状がそろう場合はそう多くなく、いくつかの症状を呈するが診断基準を満たさないものは、鑑別不能型身体表現性障害と診断される。

　　ⅱ）**心気症**：診断基準を表に示す(**表6**)。患者は、病気を恐れるにもかかわらず、病気であることを証明するべく、数々の検査を要求してきたりする。しばしば実際に器質的疾患が隠れていることもあり、注意を要する。

　　ⅲ）**転換性障害**：DSM-Ⅳの診断基準では、身体的疾患の除外、心理的要因が症状に関与するとの推定、という身体表現性障害に共通の基準に加えて、失立、失歩、失声などの運動機能の異常と視力障害、聴覚障害などの感覚機能の異常の2系統に限定した症状を特徴とする。ほかの身体表現性障害と同様、身体疾患の存在が隠れている可能性があることに注意が必要である。

　　ⅳ）**疼痛性障害**：「概念」で示したとおり、1つ以上の身体部位における疼痛の存在と、それによる情緒、機能障害が診断基準となる。疼痛以外の症状が前景に存在した

表6. 心気症の診断基準(DSM-Ⅳ)

A．	身体症状に対する患者の誤った解釈に基づき、自分が重篤な病気にかかる恐怖、または病気にかかっているという観念へのとらわれ。
B．	そのとらわれは、適切な医学的評価または保証にもかかわらず持続する。
C．	基準Aの確信は(妄想性障害、身体型のような)妄想性強固さがなく、(身体醜形障害のような)外見についての限られた心配に限定されていない。
D．	そのとらわれは臨床的に著しい苦痛または社会的、職業的またはほかに重要な領域の機能における障害を引き起こしている。
E．	障害の持続期間は少なくとも6カ月である。
F．	そのとらわれは、全般性不安障害、強迫性障害、パニック障害、大うつ病エピソード、分離不安、またはほかの身体表現性障害ではうまく説明されない。

場合は、身体化障害や転換性障害の診断となる。また不安障害や気分障害などのほかの精神障害によっても疼痛が増強することが多く、これらの障害との鑑別や合併の検討が必要となる。

　ⅴ）**身体醜形障害**：実際には外見に欠陥はないあるいはあっても問題にならないほどであるにもかかわらず、そのことにこだわり、そのために著しい社会生活の障害をもたらす、いわゆる醜形恐怖症状を認めることで診断される。この症状は、気分障害、不安障害、強迫性障害、妄想性障害、統合失調症（精神分裂病）などにも認められるため、これらの障害を鑑別、除外しなければならない。このこだわりのため、登校はおろか、人混みへの外出もできず、社会適応性は著しく悪い。外科的治療でしか、この外見（あるいは外見へのこだわり）は治せないと思いこみ、精神科的治療は拒否的であるという特徴がある。

5 ▪ 対応・治療

　対応としてはまず、症状から考えられる身体疾患の検索、鑑別、除外から始めていくのであるが、ここで注意する点が2つある。

　第一に、この障害を疑ったときに、初期の段階で「精神的なもの」「こころの病気」といった言い回しや扱いは避けるべきである。そういった医療者の態度に、この障害をもつ子どもは敏感に反応し、症状を悪化させるばかりでなく、その後の治療の進行にも多大な影響をもたらす。心理的要因の関与を患児に伝えることは、いずれは必要なことではあるが、それは本人の信頼を得たうえで行われるべきである。

　第二は、検査の導入についてである。身体に関する検査は身体的疾患の除外には必要ではあるが、過剰な検査の施行は、患児の症状を固定させたり、悪化させる可能性があるため、検査は必要最低限とすることが重要である。

　これらのことを注意しつつ、身体症状を出さずにいられない子どもの状況を受け止め、子どもが気持を言葉で表現しやすいように促すとともに、家族に対して子どもの気持ちを理解するように説明していく。そして、身体症状が減少したら、ほめるなど肯定的な表明をする。

　精神科医へ紹介する際にも、必要な身体的ケアは引き続き行うことを保障し、さらなる身体的ケアを期待して身体症状を増やさないように留意する。

　薬物療法は、不安焦燥や抑うつに対し対処的に抗不安薬やSSRIなどの抗うつ薬を用いることはある。しかし、その有用性は確立されたものではなく、使用の際は、精神科医のアドバイスを受けるなど慎重を期すべきである。

8 解離性障害

1・概念・疫学

▶解離
▶ヒステリー

「解離」という概念は、19世紀にフランスのジャネにより提唱された。「転換」とともに「ヒステリー」の概念から派生したもので、感情、感覚、運動、思考の統合が障害された状態を指すという。自分で考えて、感じて、行動しているというこころのまとまりや連続性が損なわれるのである。DSM-IVでは、下位分類に、記憶の障害を主徴とする解離性健忘、自分ではわからないままに別の場所に行っているという解離性遁走、同一個人の中に別個の人格を認めて多重人格障害ともいわれる解離性同一性障害、現実感の喪失などのいわゆる離人症を主徴とする離人症性障害などを含める。

2・病態

▶解離性障害

▶被虐待体験

解離は、痛ましい記憶、恐怖、願望、さらには心的外傷という強い心理的な刺激に対して自我を守る防衛機制と考えられている。解離自体は健常者の生活の中にも認められるが、コントロールを失って重症化したものが解離性障害といえる。コントロールを失う原因としては個人の資質が考えられており、自我発達との関連や、神経生物学的要因の存在が推測されてきたが、確定されたものはない。近年、心的外傷、特に被虐待体験との関連などが注目されている。

3・臨床症状

周囲からは普通に行動しているようにみえても、その間のことを覚えておらず、その行動をしたのが自分であると感じられないことが特徴である。

解離により一定期間の記憶が失われた場合には、社会的事実についての知識はよく保たれていながら、自分の名前、住所、親、友人のことなどの自分の生活史に関する物事の記憶を想起できないことが多い。このような解離状態の中で、病的な放浪、徘徊を認めることがある。異なる人格に移り変わっていくがお互いのことを覚えていない多重人格障害も解離性障害の症状の1つである。

▶多重人格障害

これらの基準を十分には満たしていなくても、小児・思春期の患児では、ぼんやりしたり、手首を切るとか物を壊すとかしても覚えていなかったり、激しく怒ったり泣いたり怯えたり、幼児的行動をしたりということがある。

自分の身体から遊離して自分を傍観している感覚をもったり、自己や外界に現実感がなくなり「すべてがピンとこない」などと感じたりすること(離人症)もDSM-IVでは解離性障害に含まれているが、すっかり記憶が抜けているわけではない点がほかとは異なる。

4 ▪ 診断・鑑別診断

解離症状を思わせる現象をみたとき、まず意識障害をきたす身体的疾患、特に脳損傷、脳炎、脳腫瘍、脳梗塞などの脳器質性疾患を検索、除外する。子どもの場合、自我発達が未成熟なため、成人よりも解離症状を起こしやすいことを考慮して診断を行うべきである。また前述のとおり、解離症状は正常でも起こりうる防衛機制であるため、厳密にこの障害を診断するには、この症状のために患児が著しい苦痛を呈し、社会的な障害を引き起こしていることが必要である。身体表現性障害の診断と同様、子どもの詐病や虚偽性障害との鑑別は、難しいとされている。鑑別すべき精神障害としては、このほかに統合失調症や気分障害などが挙げられる。

▶防衛機制

5 ▪ 対応・治療

解離症状の重症度によって、この障害に対する対応・治療はさまざまであろうが、ポイントはこの症状が、正常でも起こりうる防衛機制であることと、個人の資質として障害になりやすさがあることを治療者が理解することと思われる。症状が軽度で、解離を起こす頻度が少なく、明らかに症状を引き起こす原因があるならば、患児の話をよく聞き、気持ちの表現を促し、家族の理解を求め、できる範囲内で環境を調整し、解離を起こさなかったときに肯定的な表明をすることで、症状の悪化は防げる。しかし、個人の資質によっては症状が悪化してしまうこともある。その場合は、長期にわたり継続的に専門的な対応が必要になってくるため、精神科医へ紹介するべきである。

薬物療法は対症的に行われることもあるが、有効性は確立されてない。それどころか使い方によっては、脱抑制や退行を引き起こすこともあり得るため、使用に際しても精神科医と相談して慎重に行うべきである。

9 統合失調症（精神分裂病）

1 ▪ 概念・疫学

▶統合失調症

統合失調症は、1899年にクレペリンが、縦断的な経過を踏まえて「早発性痴呆」の概念を提唱したことに始まる。これに対してブロイラーは横断的な症状を重視して、その姿勢は現在の操作的診断基準にも引き継がれている。精神科領域の中で極めて重要な疾患の1つである。

生涯有病率は1%前後といわれているが12歳以下の発症は稀で、15歳頃から徐々に増加し始め、18歳頃から急増する。14歳以下の発症は、疾患全体の1〜4%前後とみられている。

なお、統合失調症は、精神分裂病という言葉に伴う偏見を避けようと、schizophrenia を近年訳し直して用いられるようになった。

2・病態

精神生理や脳画像などの神経生物学的研究によっても、疾患の主座はいまだ明確にされていない。

以前からドパミン系の過活動が想定されていたが、その仮説だけでは説明のつかないことも多く、近年ではドパミンのほか、セロトニンやノルアドレナリン、GABA などの多種類の神経伝達物質の関与が推測されている。

3・臨床症状

一般的には、意欲障害、思考障害、感情障害、自我障害など広汎な症状を示し得る。

▶幻覚
▶妄想

小児の統合失調症は、幻覚や妄想などのような典型的な陽性症状よりは、行動上の問題で現れることが多い。いわゆる前駆症状として、不機嫌、易刺激性、攻撃的態度、自傷行為や自殺企図などの外向性の問題と、長期にわたる無気力、抑うつ気分、ひきこもり、活力低下、不登校、強迫症状、心気症状などの内向性の問題のどちらも認められることがあり、これらの症状を主訴に受診に至るケースも多い。

▶情動の不安定

幻覚や妄想は、年齢によって異なるが、12歳以下では、怪物などの空想のものが自己の中に存在していて、命令したり、話しかけてきたり、見えたりするという形を取りやすい。また幻覚や妄想が感情と結びついて状況反応的に出現して、不安や情動の不安定が前景に出ることがある。

4・診断・鑑別診断

▶陰性症状

①妄想、②幻覚、③まったくまとまりを欠いた会話、④まったくまとまりを欠いた行動、⑤陰性症状(感情の平板化、思考の貧困、意欲の欠如)、のうちで2つ以上を認め、社会生活の機能が低下し、この状態が6カ月間持続する場合に診断される。

前駆症状を呈している間は、鑑別はやや困難であるが、ひきこもりや不登校を呈する疾患の1つとして統合失調症は念頭においておくべきである。陽性症状を示す可能性があるものとしては、精神病症状を呈する気分障害(特に双極性障害)、解離性障害(児童虐待に伴うものなど)、脳炎などの器質性精神病、SLEなどの身体疾患に伴う症状性精神病、中毒性精神病、てんかん発作に伴う朦朧状態などが鑑別対象となる。アスペルガー症候群を含めた知的遅れのない自閉症やその近縁疾患で反応性に精神病症状を示して鑑別を要することもある。

5 ▪ 対応・治療

　幻覚や妄想を呈する時に、統合失調症と決めつけず、特に身体疾患に伴うものとの鑑別を確実に行う。前駆症状や陰性症状が疑われる場合には、子どもと家族の不安を受け止め、子どもに対する負荷を減らすように働きかけるとともに、統合失調症の可能性を考慮して情報を集める。慎重に経過を追って可能性が高まれば、神経遮断薬を中心とした薬物療法や精神療法、デイケアなどの社会復帰活動という専門的治療が必要と考えられるので、陽性症状が明確でなくとも精神科医に紹介するべきである。

●● おわりに

▶連携

　身体愁訴を伴って小児科を受診する子どもの中には精神障害を伴っている者も少なからずあり、小児科と精神科との連携は重要である。

　連携を実りあるものにするには、お互いが専門性について理解を深めることが欠かせない。例えば、同じ診断名のつく患者であってもどの科を受診したかによって症状の広がりや重症度が異なっていることを認識したうえで、患者へのアプローチの相違を検討しあったり役割の分担を相談したりすることが有用と思われる。

　連携は、小児科と精神科に限ったことではなく、さまざまなコメディカルはもちろんのこと、心理、教育、福祉などの幅広い関連職種が相互の理解のもとに心身の問題に悩む子どもたちのために協力していくことが望まれる。

（金生由紀子、宮地英雄）

【参考文献】

1) American Psychiatric Association：Diagnostic and Statistical Manual of Mental Disorder (4 th ed) Washington DC, 1994 [高橋三郎，大野　裕，染谷俊幸 (訳)：DSM-IV精神疾患の分類と診断の手引き．第1版，医学書院，東京，1995].
2) World Health Organization：The ICD-10 classification of mental and behavioural disorders Clinical descriptions and diagnostic guidelines. World Health Organization, Geneva, 1992 [融　道男，中根允文，小宮山実 (訳)，ICD-10 精神および行動の障害　臨床記述と診断ガイドライン．第1版，医学書院，東京，1993].
3) 平成14年度厚生科学研究費補助金 (子ども家庭総合研究事業)「小児心身症対策の推進に関する研究」班 (班長：小林陽之助) (編)：子どものこころの健康問題ハンドブック．2002.
4) 山崎晃資，牛島定信，栗田　広，ほか (編)：現代児童青年精神医学．永井書店，大阪，2002.
5) 花田雅憲，山崎晃資 (編)：臨床精神医学講座11．児童青年期精神障害，第1版，中山書店，東京，1998.
6) 「精神科治療学」編集委員会：小児・思春期の精神障害治療ガイドライン．精神科治療学16 (増刊号)，2001.
7) 宍倉久里江，宮岡　等：強迫神経症 (強迫性障害)．不安症の時代，不安抑うつ臨床研究会 (編)，91-108，日本評論社，東京，1997.
8) 大井正己：児童期・青年期の感情 (気分) 障害．精神医学 43，352-366，2001.

CHAPTER 3

●●● はじめに

　人間の子どもはほかの動物に比べても生まれてから自立までに時間がかかる。さらに、現代の先進国では、社会の中で1人立ちしていくまでにはかなりの長い時間を必要とする。つまり、1人では生きていけない期間が非常に長く、環境への依存性が大きいのである。したがって、子どもを取り巻く環境が、子どもにとって適切ではないときに、子どもの心身の発達に影響が出てくるのは当然のことである。自然環境の問題ももちろん重要ではあるが、ここでは、子どもの発達に影響する社会環境の問題について考えてみよう。

1　子どもと社会

　社会的動物であるヒトにとって、子どもの頃から社会との関係は重要である。昔は、子どもは小さな大人として、大人の人間関係の中に放り出されていたが、子どもが「子ども」として認識され、社会が子どもを守る構造ができてきたのは17世紀頃であったという(Aries P, 1960)[1]。その後、子どもを守る構造は社会の流れの中で長期化してきた。Erickson EH はその著書、Childhood and Society (1950)[2]の中で、子どもが社会の中で生きていくためのそれぞれの発達段階での課題と危険について論じている。社会の中で守られながら、子どもはその時期の発達課題を達成し、大人になり、そして一生を全うしていくのである。

▶発達課題

　子どもの発達年齢に応じて、子どもにとって中心となる「社会」は徐々に広がっていく。最初は家庭内、もしくはそれを補完する場で守られて育った子どもは、少しずつ親から分離して自律する力が高くなり、子ども集団が重要な役割をもってくる。しかし、幼児期には大人の監督が必要であり、遊びを中心とした集団行動が主体であるが、やがて、学校という学習を中心とした集団に中心は移っていく。この頃になると、子どもは"学校"という構造に自己を適応させ、強い監督がなくても子ども同士のルールの設定なども可能になってくる。現代では、家庭と学校という守られた社会構造に身をおく期間は長くなっている。多くの子どもたちが少なくとも18〜22歳頃までは学校という社会との関係が主体になっている。子どもたちは守られた中で、少しずつ外の社会に接し、社会とのかかわりを増加させていく。特に地域での人々のかかわり、

つまりコミュニティーは大きな社会の入り口として、子どもを守りつつ社会化させることに大きな役割を果たしてきた。

しかし、近年、そのような子どもを守る社会機能の綻びが目立つようになり、注目されるようになってきた。子どもの巣であり、子どもを育むべき家族機能の問題、特に最も子どもに問題を与える子ども虐待の問題は深刻である。それに加え、子どもを共同して守ってきたコミュニティーの崩壊、コミュニティーや家族の境界を超えて侵入するメディアの問題、子どもの犯罪被害、子どもを対象とした性犯罪や過剰な性的刺激、学校などでのいじめの問題など、子どもを守る構造がうまく機能していない状態が存在している。さらには、学校教育の制度が時代に追いついておらず、制度疲労を起こしており、改革が必要であるという意見もある(杉山, 2001)[3]。ここでは、現在小児の専門家が対応すべき問題として重要な子ども虐待を中心に述べる。虐待は子どもに影響する社会環境の問題として最大のものであり、その予防としての子育て支援から治療まで、多くの問題を包含することになる。したがって、虐待を語ることで産後うつの問題、愛着の問題、家庭の問題などを語ることができる。それに家族外の社会の問題について付け加える。

近年の急速な社会の変化や技術の進歩は人間のコミュニケーションの在り方を変え、人間同士の繋がり方を変えてきている。世界が小さくなり、多くの人とコミュニケーションを取ることができる社会は、子どもたちを豊かにしている一方で、子どもにとっての危険も増加している。ここでは臨床という立場から、社会が子どもたちに与えている負の影響を中心に整理していくが、社会の変化は決して負の面だけではないことを強調しておきたい。子どもの問題が注目されるようになってきている一方で、個性豊かで創造性に溢れる若者が増加していることも事実であり、私たちは悲観的になり過ぎることなく、次の世代を担う子どもたちのよりよい環境を模索していくことが重要である。

2 子ども虐待

1 子ども虐待対応の歴史

子ども虐待への対応はそれほど長い歴史があるものではない。子どもの権利に目が向けられるようになったたのは最近のことなのである。子ども虐待は決して最近始まった問題ではないが、拡大家族やコミュニティーの家族への支援機能が少なくなり、家族の問題がむき出しになった結果、家族機能の問題が社会の中で補完されることが少なくなったのである。それと同時に、隠されることも少なくなり、外の社会からみ

1・アメリカの歴史

　虐待対応が最も早く始まったアメリカにおいて、問題への注目を喚起して社会的な運動につなげていったのは一部の医師たちの力であった。1946年小児放射線科医のCaffey(1946)[4]は頭蓋内出血と多発骨折を認めた子どもたちを報告した。その後、その子どもたちを追いかけた結果、虐待の可能性が高かったという。アメリカにおいて虐待に対する社会的対応が発達する原点になったのは1962年にKempeが発表したBattered Child Syndromeという論文である[5]。その後、Kempeらの努力により、各州に報告義務を含む法律が整備され、虐待に対する対応が進んでいった。

▶Battered Child Syndrome

2・日本の歴史

　アメリカでの対応を受けて、日本でも先駆となる専門家が少しずつ気づいてきてはいたが、社会的注目を引き、具体的に動き出したのは、1990年頃からである。日本でその牽引になってきたのは、1990年に大阪で発足した虐待防止協会、1991年に東京で発足した虐待防止センターをはじめとして、各地につくられていった虐待対応を目指した民間団体であった。民間団体では、医師、保健師、弁護士、ソーシャルワーカー、心理士、保育士、学者、マスコミ関係者、ボランティアなど、さまざまな立場の人が集まり、縦割の行政では行い得なかった対応のモデルをつくっていったと同時に、社会に向けて虐待の深刻さを発信し、社会的認識を高めることに貢献していった。

　一方、行政では、社会の認識の高まりを受け、1996年度の厚生省(現在の厚生労働省)のマネージメントモデル事業を皮切りに、虐待対応を積極的に推し進めるように変化した。その結果、児童相談所への虐待相談数は1990年代に急速に増加していった。そのような流れを受けて、2000年、「児童虐待防止等に関する法律」が議員立法として成立し、施行されるに至った。その中で、医師をはじめとする専門家には早期発見の努力義務が課され、発見をしたら児童福祉法25条に基づいて通告する義務があることも述べられている。

▶児童虐待防止に関する法律

2 子ども虐待とは

　子ども虐待とは強者としての大人と弱者としての子どもという権力構造を背景とした、子どもに対する重大な権利侵害である。現在は以下のような種類に分けられている。

1 ▪ 身体的虐待

身体的虐待とは、子どもの身体の安全という権利が剥奪されていることである。虐待防止法では、「児童の身体に外傷が生じ、または生じる恐れのある暴行を加えること」とされている。乳幼児などでは皮膚に傷がなくても重篤な内臓出血や頭蓋内出血や骨折が起きることが多いので注意が必要である。具体的な「外傷」としては、打撲傷、裂傷、刺傷、熱傷、骨折（長管骨骨折、肋骨骨折、頭蓋骨骨折、顔面骨骨折など）、脳震盪、脳挫傷、頭蓋内出血、内臓出血、内臓損傷、白内障、水晶体脱臼、網膜剥離、鼓膜破裂などが挙げられる。

▶外傷

また、「暴行」の内容としては、首を絞める、殴る、蹴る、放り投げる、投げ落とす、熱湯をかける、熱湯に身をつける、熱いもの（煙草、アイロン、など）を押し付ける、布団蒸しにする、溺れさせる、逆さ吊りにする、縛り付ける、異物を飲ませる、罰として食事を与えない、冬戸外に出す、夜家に入れず野宿をさせる、明らかに子どもにとって危険な作業をさせる、などがある。

▶暴行

▶乳児揺さぶられ症候群

乳児期に多い形として、乳児揺さぶられ症候群(Shaken Baby Syndrome)がある。これは、頭部が大きく、頸定が不完全で硬膜下腔が大きい乳児や幼児期早期の子どもを前後や左右に振ることによって、橋静脈が破綻し、硬膜下出血と眼底出血を起こすものである。振る支点となる部位付近の骨折を伴うこともある。胸をつかんで振ることが多いので、肋骨骨折を伴うことが多いが、激しく振られる上肢や下肢の骨幹端骨折を伴うこともある。乳児揺さぶり症候群は少なくとも相当な加速度がないと起きないことがわかっている。振るだけではなくてぶつけることがないと症状につながらないという研究者もいる(Kirschner RH, 1997)[6]が、現在のところ激しく振ることで起きると考えられている。

▶代理人によるほらふき男爵症候群

さらに、特殊な形として、代理人によるほらふき男爵症候群(Munchausen Syndrome by proxy) (Meadow R, 1977)[7]がある。これは、子どもを病人に仕立てて親子で医療的なケアを受けることである。例えば、子どもに下剤を飲ませ続けて、難治性の下痢として入院したり、子どもに大量に砂糖を飲ませ、尿糖が出るようにして入院するなどといったことがある。大抵は親子で入院し、入院中は献身的な親を振る舞う。虐待者は母親であることが多く、自分自身もしくはその親などが医療関係者であることが多い(Rosenberg DA, 1997)[8]。

2 ▪ ネグレクト

子どもにとって必要なケアを与えられる権利を剥奪されることである。ネグレクトは身体的虐待と異なり、積極的な行為ではないが、子どもの命にかかわることさえある。また、成長の障害が起きたり、精神的問題につながったりすることが多い。子ど

もにとっては危険な虐待の形であることを認識しておく必要がある。以下のようなことを指す（Wayne IM, 1994）[9]。

ⅰ) **栄養ネグレクト**：子どもにとって必要な栄養を与えない
ⅱ) **衣服ネグレクト**：体温を保持することに適した衣服を与えない
ⅲ) **衛生ネグレクト**：入浴させない、おむつを替えない、不潔な環境にする、など
ⅳ) **環境ネグレクト**：子どもを危険な環境におくことで、火傷の危険がある状態をそのままにすること、口に入れては危険な物を子どもの手に届くところにおくこと、家の構造や家具の配置などが子どもにとって危険な状態を放置すること、など
ⅴ) **保健ネグレクト**：必要な予防接種を受けさせない、必要な健診を受けさせない、など
ⅵ) **医療ネグレクト**：必要な医療を受けさせない、必要な療育を受けさせない、など。怠慢であることも、意図的に医療を拒否することも含まれる
ⅶ) **監督ネグレクト**：子どもを安全から守るための必要な監督を怠ること、年少の子どもだけを家においたまま外出すること、など
ⅷ) **情緒ネグレクト**：子どもにとって必要な情緒的係りをしないこと
ⅸ) **教育ネグレクト**：子どもを学校に行かせないこと
ⅹ) **遺棄**：子どもを遺棄すること

3 ▪ 性的虐待

　子どもの性的な安全が守られる権利や性的な選択権が侵害されることである。子どもの発達年齢にとって早過ぎる性的刺激はすべて性的虐待と考えられる。性的虐待は解離性障害など、精神的な危険が高い。なお、虐待防止法では「保護者から」という限定がついたが、国際的には大人から子どもへの虐待すべてが含まれる。Kempe（1984）[10]は性的虐待の種類として、近親姦（家族内の性行為）、ペドフィリア（思春期前の子どもたちを性の対象としたがる大人たちの行為）、露出症、性的嫌がらせ（接触・愛撫・キス・同時自慰）、性交（口—性器・肛門—性器・性器—性器の接触）、レイプ、性的サディズム（性的興奮を得るために与えられる身体への損傷）、小児のポルノ写真やビデオを撮る、小児売春への関与をあげているが、これに加え、無理やりポルノ写真やビデオを見せる、他人の性的交渉場面を見せる、覗き、卑猥な言葉を投げるといった行為も性的虐待に入る。

4 ▪ 心理的虐待

　心理的虐待とは、子どもが心理的に安全に守られて発達する権利を剥奪することである。見えにくい虐待の形であり、介入が難しいが、精神的危険が高いことがわかってきており、今後注目すべき虐待の形である。以下のようなものを例として挙げるこ

とができる(Pearl PS, 1994)[11]。

　　ⅰ) **無視**：子どもにとって必要な心理的な刺激や反応を与えないこと。例えば、子どもをほとんど1つの部屋に閉じ込めて関係をもたない、子どもが話しかけても一切反応しないといったことが含まれる。

　　ⅱ) **拒否**：子どもを心理的に拒否し、その価値を否定すること。例えば、「おまえなんか生まれてこなければよかった」「おまえさえいなければ」「こんな馬鹿はいない」といった言葉をしょっちゅう投げかける、子どもが行ったものや作ったものを「汚い」などと否定する、などである。

　　ⅲ) **孤立させる**：家族の内外で子どもと他者との関係を断ち切ること。例えば、家族で外出するときはいつも1人だけ部屋に監禁しておいて行く、友だちと遊ぶことを許さず手紙なども捨てるなどが含まれる。

　　ⅳ) **差別する**：きょうだいなどと明らかな差別をすること。

　　ⅴ) **恐怖を与える**：子どもを脅すなどして恐怖を与えること。例えば、「落とすぞ」と脅しながら3階の窓の外へ掲げる、包丁をつきつけるなどである。

　　ⅵ) **腐敗させる**：反社会的行為の強要などで子どもを腐敗させること。例えば、万引きやすりを強要する、当たりやをさせるなどが挙げられる。

　　ⅶ) **言葉の暴力**：子どもの心を傷つける言葉の暴力。例えば、常に大きな言葉で怒鳴って怯えさせる、子どもの心が傷つく言葉で笑い者にするなどといったことである。

　　ⅷ) **見世物にする**：子どもを見世物にすることで金銭を取る。例えば、子どもの奇形を利用して見世物にする

　　ⅸ) **過度のプレッシャー**：子どもに過度の発達を押し付けること。極端な英才教育なども含まれる。

5 ▪ 家庭内暴力の目撃

　家庭は子どもにとって巣であり、安全基地である。しかし、その家庭が引き続く暴力で恐怖の状態であることは子どもが健全に発達する権利を損なうものである。子どもに直接の暴力が加えられなくても、子どもの精神的な発達に大きな影響を及ぼす。

3 虐待対応の目的

▶心身の危険から守る

▶疑わしきは行動を起こす

　子ども虐待に対応する最も重要な目的は子どもを心身の危険から守ることである。決して親を罰することが目的ではない。親を罰することが目的であれば、間違えて罰することを避けるため、「疑わしきは罰せず」という原則が適応される。しかしながら、虐待対応は子どもを危険から守るためであり、危機回避のためには「疑わしきは行動を起こす」でなければ守ることはできない。証明するまで待っていたら、子どもを守るこ

とができないからである。まして、子ども虐待の場合には、常に隠されるものである。疑って行動を起こさない限り、子どもを守り切れるものではない。また、親に対して疑うことに罪悪感をもち、それによって対応ができなくなってしまうこともある。しかし、前述のように、親を罰するのではなく、子どもを守るために親に対しても支援をしていくことが目的であることを十分に意識し、一時的には親は怒りを表すかも知れないが、虐待としての対応をすることは親子、さらには家族全体を守ることになることを意識しておくべきである。

4 虐待を受けることによる子どもの危険

では、虐待を受けることで子どもにどのような危険があるのかを考えてみよう。

1・生命・身体的傷害・後遺障害の危険

虐待を受けることによって子どもの命の危険や身体に傷や痛みを与える危険や後遺障害を残す危険がある。

2・精神的な危険

大人のさまざまな精神障害のリスクとして子どもの頃の虐待を受けた体験が挙げられていることが多い。その基礎として、愛着の問題とトラウマの問題が大きいことが少しずつ明らかになってきており、それに対する対応が予防的にも重要である。

▶愛着の問題
▶トラウマの問題

3・被害を繰り返す危険

虐待を受けた子どもは虐待を受けやすい行動をとることが多く、せっかく虐待者から分離しても、別の大人から虐待されたり、いじめや犯罪の被害が繰り返される危険がある。

4・加害者になる危険

虐待を受けた子どもは、問題解決を暴力で行う傾向が強くなり、強いものには従い弱いものを虐げる傾向が多くなる。さらに、衝動性も高くなるため、自分より弱いものに対して加害者となる危険がある。また、虐待をする親に虐待を受けた体験が多いことも知られており、自分の子どもを虐待する危険もある。

5 子ども虐待に対する医師の役割

子ども虐待に対する医師の役割は、予防、早期発見、危機介入(保護、通告、医学的

評価など)、他分野との連携・説明、ケア・治療、などを挙げることができる。これらの役割に関して、1つずつ検討してみよう。

1・予防

　虐待の予防は社会の認識の向上、一般子育てへの支援、リスク因子のある家族への支援などを挙げることができる。特に小児医療の専門家はリスク因子のある家族への支援を行うことが求められている。リスク因子は、親の因子、子どもの因子、親子関係の因子、家族の因子などがある。親の因子としては、物質依存、うつ、人格の問題、過去の虐待体験、孤立などを挙げることができる。子どもの因子としては、育てづらい子どもが因子となる。親子関係の問題としては、出生直後の長期分離、うまく波長が合わない親子、別れたパートナーなどのつらい記憶を思い出させる子どもの容姿や言動などがある。また、家族の危険因子としては夫婦の問題、経済的な問題、地域での孤立などを挙げることができる。

　特に、子どもの育て辛さの中に、小児医療と関係の深い障害、病気、自己調節の問題、などの問題も含まれており、そのような子どもの育児に対する支援が重要である。

▶産後うつ病

また、産後うつ病は10〜20％と非常に高い頻度であると報告されている（吉田，2002）[12]。子育て中の保護者のうつは乳幼児との関係性に大きな問題をもち、虐待、特にネグレクトのリスク要因としても重要であると考えられている。したがって、産後うつ病の早期発見と適切な介入はその予防としても注目されている。そのために、エジンバラ産後うつ病質問票が標準化されており（岡野ら，1996）[13]、産後うつ病の早期発見に役立つと期待されている。

2・発見

▶不自然さ

　小児医療において虐待を疑う所見を**表1**[14]に挙げる。しかし、それぞれの所見は非特異的なものである。所見だけではなく、全体としての不自然さに気づくことが重要である。虐待は隠されるものであり、不自然さに気づいて疑わない限り発見は困難である。

3・介入

●a．保護

　虐待の危険から子どもを守るためには、家に帰すことで危険にさらされる可能性があるときには入院などの形で保護をして、その間にリスクの判定を進めていく。

●b．通告・告知

　虐待のリスクがあると判断されたときには、児童相談所に通告をする。そして、親にその旨を告知する。しかし、リスクの高さによっては、告知と同時に分離が必要な

表 1．虐待を疑わせる医学的所見

全身所見	基礎疾患のない低身長・低体重・低栄養、器質的問題のない著明な栄養障害、原因不明の脱水、適切な刺激が不足したための発達の遅れ、窒息、など
皮膚所見	噛み跡、道具による傷痕や内出血、柔らかい組織の内出血、皮下出血を伴う抜毛、顔面の側部の傷、首を絞めた跡、顔面浮腫、境界鮮明な熱症、タバコによる熱症、不衛生な皮膚の状態、など
頭蓋内障害	頭蓋内出血や脳挫傷、乳児揺さぶり症候群(Shaken Baby Syndrome)など
眼科的所見	外傷性眼障害（網膜剝離、白内障、水晶体脱臼など）、乳児揺さぶり症候群、
耳鼻科的所見	鼓膜破裂、鼻中隔骨折
骨折	異なる治癒過程の複数の骨折跡、親の説明と不一致、比較的特徴的な骨折として長管骨幹端(metaphyseal)骨折やバケツ柄状骨折・肋骨骨折・乳幼児の捻転骨折・乳児の上腕骨および大腿骨の骨幹骨折、などがある
内臓出血	不慮の事故では小学校高学年以上に多いが乳幼児に多い、外傷発生後3時間以上経ってからの受診が多い、不慮の事故で多い脾臓の損傷が比較的少ない。重傷の内臓出血があっても皮下出血が存在しないこともある
溺水	乳幼児のお風呂での溺水。監視を怠ったネグレクトの可能性もある
性器、肛門の所見	性器や肛門周囲の外傷・出血、性感染症、性器の感染（思春期前では腟自浄作用が弱く、一般細菌の感染も多い）
妊娠	若年妊娠や本人が望まない妊娠
精神的所見	診察に対する不自然な不安や怯え、無表情、易興奮性、乱暴、無差別な愛着への希求、不眠、悪夢、食行動の問題、著明なオナニー、その他の年齢不相応な性的言動、など
親の言動	子どもの扱いが乱暴であったり冷い、不自然な説明や内容がよく変わる説明、母子手帳の未記入や子どもの発達歴などに関しての曖昧な叙述、予防接種や乳幼児健診を受けさせていない、医療関係者に対する挑発的態度や被害的態度、医師の指示に従わない、ドクターショッピング、母親やきょうだいの不自然な傷、など

(文献14)より引用)

ときもあり、告知の方法は児童相談所と相談しながら決める方が有効なこともある。

●C．医学的評価

虐待を受けた子どもの医学的評価を行い、治療に役立てるだけではなく、福祉や司法に専門的な所見を提供することが求められている。

①詳しい問診、母子手帳の確認、成長曲線

②全身の観察、診察、一般検査

③放射線医学的検査：全身骨撮影は乳児期のすべての虐待、2歳までの身体的虐待、3歳以上で症状があるとき、などが適応となるが、虐待に特徴的とされる骨折は読影に技術が必要とされるため、小児放射線医学の専門家へのコンサルトが欠かせない。また、頭部のCTやMRI、および顔面骨CTは身体的虐待で頭部に力が加わった可能性があるときには適応になる。特に乳児期では欠かせない。

④脳波検査：虐待を受けた子どもは脳波異常が多いという報告がある。子どもの治療を考えるうえで重要である。

⑤眼科的診察：乳児期および幼児期早期の虐待では必ず行う。また、それ以降で

あっても顔面に力が加わったと考えられる虐待では精査が必要である。

⑥耳鼻科的診察：顔面に力が加わったと考えられるときには、鼓膜破裂などの危険性があり、精査が必要である。

⑦婦人科的診察：性的虐待が疑われるときには性器の診察と性感染症のチェックが必要である。海外ではトレーニングを受けた小児科医が行っているが、日本では婦人科に依頼することが多い。診察は視診だけで十分であると考えられている(Reichert SK, 1997)[15]。診察が二次的トラウマとならないような配慮が必要である。

⑧小児精神医学的診察：子どもと親の面接、子どもの行動観察、心理検査などを行い、精神医学的所見をとる。その後の処遇の決定および精神的ケアや治療に重要である。

4 ▪ 他分野との連携

虐待の対応は医療だけで完結することはほとんどない。保健、福祉、司法などと連携することが重要である。連携の中で、医学的な所見を診断書や意見書などで伝えていくことも求められている。

5 ▪ 治療・ケア

症状に応じて身体的治療を行うことはもちろんであるが、心理的ケアや治療も求められている。医療に求められているのは、子どもの治療、親への支援、在宅でのケアへの参加である。

● a．子どもの治療

▶愛着障害

虐待を受けた子どもの精神的問題としては、トラウマという問題が注目されているが、最も多い診断名は愛着障害である(奥山, 2001)[16]。愛着障害とは、保護者との関係がうまくつくれず、他者との関係に問題をもつことである。DSM-IV (APA, 1994)[17]では抑制型と脱抑制型に分けて考えられている。抑制型とは、感情の表出がなく、他者との関係がもてない状態であり、脱抑制型とは誰にでもべたべたする無差別の希求があるタイプである。いずれも、自分を安心させるために他者の力を借りることができないため、保護されている感覚がなく安心感が育っていない。そのために小さな刺激でもトラウマになりやすい。また、臨戦態勢が続くため、過覚醒の状態が続き、興奮しやすく、注意が移りやすく、衝動的な状態となることが多い。また、虐待による

▶トラウマ

トラウマは、本来は守ってくれるはずの大人から繰り返し与えられるトラウマであり、信頼感が育たず、典型的な外傷後ストレス障害より、否認や解離につながりやすい(Terr LC, 1991)[18]。

▶自己感の発達

さらに、愛着に問題があると、自己感の発達に問題をもってくる。自己感の問題には自己の主体性の問題、自己の連続性の問題、自己の制御能力の問題、自己評価の問

題などが含まれる。特に自己の感情をコントロールすることが困難で、衝動的になることは大きな問題をもつ。また、自己評価は低く、自分が生きていることが認められていると信じられない子どもも多い。性的虐待では、年齢不相応な性的な言動、自分を汚いと感じる、自己破壊的な行動、身体化症状、解離症状などが多いことが知られている。

このような問題をもってくる子どもに対しては、まず安全な環境を提供することが重要である。そのうえで、守られている安心感を育て、他者に対する信頼感を育てていかなければならない。また、安全な生活の中で、自己肯定感を育てていくことが求められている。同時に、遊戯療法などを通して、トラウマに対するアプローチを行っていくことが必要になることも多い。

b．虐待者の治療

親の治療やケアが求められることは多い。親の問題として明らかな精神障害があるときには成人の精神科に依頼することが必要になる。特に物質依存があるときには専門的治療が欠かせない。精神障害としては、うつ、発達障害、人格障害などによく遭遇する。しかし、虐待をする人が精神障害とは限らない。また、虐待をしないようにする治療は必ずしもその人の精神障害の治療と一致するわけではない。子育ての支援や子育てにおける悪循環への介入が求められている。

c．在宅ケア

在宅ケアは地域のさまざまな社会資源が連携して行われなければならない。福祉・保健・医療・教育など、さまざまな立場から子ども・虐待者・家族・地域システムなどの評価が適切に行われて、総合的支援計画を立て、その一部としての治療やケアが必要となる。それぞれがバラバラに治療やケアを行うと、有効性に問題が生じるばかりか、支援が分断されて、悪い方向に向かうこともある。十分な連携が必要である。さらに、虐待の在宅ケアの場合には、危機状態になる危険性があるため、危機状態になったときの情報の流れをシミュレーションしておく必要がある。

3 その他の子どもの被害

虐待以外にも、犯罪被害、交通事故などの被害、性被害など、子どもが被害にあうことは多い。性被害では、女性の 6.4 人に 1 人が小学校卒業までに被害を受けているという結果も出ている(「子どもと家族の心と健康」調査委員会，1999)[19]。家庭内で起きる虐待とは異なり、家族機能が十分であるときには、まず、家族が子どもの心の癒しになるように支援することが重要である。子どものトラウマでは、分離不安や退行が強い、興奮しやすくなる、睡眠障害が多い、などの特徴がある(奥山，2002 a)[20]。

これらの特徴を家族に理解してもらい、子どもの心を癒す場になれるように支援していく。しかし、子どもの症状が強いときや持続が長過ぎるときには遊戯療法など、子どもに直接の治療が必要になることもある。また、集団での被害があったときには、学校などでの集団的アプローチが有効なこともある。

4 いじめ

学校でのいじめは子どもにとって大きな問題である。特にいじめが長期に渡るときには強いトラウマとなって後遺症を残すこともある。いじめに対しては、できるだけ早期に発見して、子どもを守ることが重要である。子ども自身もいじめられているということを認めたくないため、表に現れないことも少なくない。親や教師が子どもの自己評価を高めることを大切にし、なんらかの理由でいじめがすぐに解決できないときには子どもを守ることを優先させる。子どもに対しては、大切な存在であることを伝え続け、自己肯定感を高めていく努力を続けていく。

5 メディアの影響

現在はテレビ、インターネットなどを通じて、情報が直接子どもに届く。その中には、子どもに強い心理的な影響を与えるものもある。例えば2001年9月11日の多発テロ事件では直接被害を受けた子ども以外でもアメリカ中でテレビを見ていた子どもに影響があった。子どもが被害を受けたテレビ番組を見て不安になる子どももいるし、あまりに強い刺激で共感性が失われることもある。また、バーチャルリアリティー、インターネットなど、一般には子どもにとっても豊かになる道具であるものも、子どもによっては、自己の世界への没頭に役に立ったり、特殊なサイトへのアクセスによって子どもには強過ぎる刺激が入ってくることもある。今後の子どもの発達にどのような影響があるかを考えていく必要がある。また、携帯電話も新しいメディアである。出会い系サイトの問題が社会的に問題になっているが、低年齢の子どもたちにそのような問題が波及していくのは時間の問題である。

6 薬物の問題

薬物の問題は思春期以降の問題と捉えられがちである。しかし、早晩低年齢の子ど

もにも届くようになってくることは予想できる。その症状に関してなど、小児科でも知識が必要となってくる可能性も高い。問題が起きてからではなく、今のうちからその可能性に関して意識しておくことが望まれる。

●● おわりに

社会小児科学として、子ども虐待を中心に対応について述べてきた。社会の変化はどんどん加速されてきている。子どもたちの中には守られているという実感が少なく、不安からナイフなどの武器を持ち歩く子どもが問題になったことがある。武器が進化していく可能性もある。子どもの発達への支援の中で、社会に広まる技術をよい方へ使える子どもたちを増やしていく努力が必要であると同時に、残念ながら負の影響を受けてしまう子どもの問題を予想し、早期発見し、早期から対応を考えておくことが専門家としての努めである。

(奥山眞紀子)

【文献】
1) Aries, P：L'enfant et la vie familiale sous l'ancien regime. 1960 [杉山(訳)，みすず書房東京，1980].
2) Erikson EH：Childhood and Society. Rev. ed (1963), Norton, New York, 1950.
3) 杉山登志郎：制度疲労下の学校．学校における子どものメンタルヘルス対策マニュアル，JSPP 編集委員会(編), p 5-16, ひとなる書房, 東京, 2001.
4) Caffey J：Multiple fractures in the long bones of infants suffering from chronic subdural hematoma. Am J Roentogenol 56：163-173, 1946.
5) Kemp CH, Silverman FN, Steele BF, et al：The Battered Child Syndrome. JAMA 181：17-24, 1962.
6) Kirschner RH：The Pathology of Child Abuse. Helfer MD (ed), The Battered Child, p 248-295, 1997.
7) Meadow R：Munchausen Syndrome by Proxy；The Hinterland of Child Abuse. Lancet 2：343-345, 1977.
8) Rosenberg DA：Munchausen Syndrome by Proxy；Currency in Counterfeit Illness. Helfer MD, et al, (eds), p 413-430, The Battered Child, 1997.
9) Wayne IM：Neglect and Abandonment. Recognition of Child Abuse for the Mandated Reporter, Monteleone JA, (ed.), p 73-86, GW Medoca, Publishing, St. Louis, 1994.
10) Kempe RS, Kempe CH：The Common Secret；Sexual Abuse of Children and Adolescents. W. H. Freeman & Company, New York, 1984.
11) Pearl PS：Emotional Abuse. Recognition of Child Abuse for the Mandated Reporter, Monteleone JA. (ed.), p 87-112, GW Medoca, Publishing, Inc, St. Louis, 1994.
12) 吉田敬子：母子精神保健．現代児童青年精神医学，山崎晃資，牛島定信，栗田　広，ほか(編)，p 469-476, 永井書店，大阪，2002.
13) 岡野禎治，ほか：日本版エジンバラ産後うつ病自己評価表(EPDS)の信頼性と妥当性．精神科診断学 7：525-533, 1996.
14) 奥山眞紀子：子ども虐待 Child Abuse. 日本小児科学会雑誌 106(9)：1132-1141, 2002 b.
15) Reichert SK：Medical Evaluation of the Sexually Abused Chidlren. Helfer MD, et al (ed), p 313-328, The Battered Child, 1997.
16) 奥山眞紀子，ほか：被虐待児の精神症状の特徴；愛着を含む他者関係および自己制御の問題を中

心として．平成12年度厚生科学研究(子ども家庭総合研究事業)報告書，p 426-448, 2001.
17) American Psychiatric Association：Diagnositic and statistical Manual of mental disorders(4 th ed), Washington DC, 1994.
18) Terr LC：Childhood Traumas. An Outline and Overview. Am J Psychiatry 148：10-20, 1991.
19) 「子どもと家族の心と健康」調査委員会：「子どもと家族の心と健康」調査報告書．日本性科学情報センター，東京，1999.
20) 奥山眞紀子：家族外性的虐待を受けた低年齢児の症状とその経過．小児の精神と神経 12：283-291, 2002 a.

和文索引

あ

アスペルガー障害	243
アスペルガー症候群	275
アトピー性皮膚炎	145
——の定義・診断基準	147
アトピービジネス	146
アレキシシミア	54
アレルギー	145
アレルギーマーチ	150
亜急性脳炎	207
愛情遮断	163
愛情遮断性小人症	163
愛着形成	192
愛着障害	314
暗示的な治療	230

い

インターネット	316
インフォームド・コンセント	254
衣服ネグレクト	309
医学的評価	311
医療ネグレクト	309
胃粘膜保護剤	34
胃毛石	131
異食症	191
遺棄	309
遺尿症	117
——の診断基準	117
遺糞症	125
育児不安	32, 192

う

うつ病	295
——の原因	295
うなずき	37
運動性チック	204

え

エジンバラ産後うつ病質問票	312
栄養指導	185
栄養ネグレクト	309
衛生ネグレクト	309
疫学	269
円形性脱毛症	130, 131
援助システム	9

お

嘔吐の発現機序	168
親子面接	36
親の不安	32
音声チック	205

か

カウンセリング	33, 56
ガイダンス	56
化学療法	253
加害者になる危険	311
加齢(成長)	50
仮性アレルゲン	153
家族機能	306
家族合同面接	37
家族療法	24, 56
家庭内暴力の目撃	310
過覚醒	314
過換気症候群	34, 95, 97, 140
——の診断基準	98
過換気反応	95
過換気発作	98
過呼吸テスト	97
過食	178
過敏性腸症候群	83
——の診断基準	85
絵画療法	57
解離	300, 314
解離症状	315
解離性障害	300
外傷後ストレス障害	215, 292, 314
——の診断基準	294
外傷性ストレス障害	293
咳嗽	100
概日リズム	221
覚醒障害	115
学習障害	269
学習不安	252, 258
学習理論	22
学校検診	232
学校不適応	267
葛藤	30
管状視野	228
関節拘縮	197
監督ネグレクト	309
緩下剤	129
環境	281, 282
環境ネグレクト	309
環境要因	175
鑑別が必要な病態	47
顔面骨 CT	313

き

危機介入	311
気管支喘息	135
気道過敏性	136
気道狭窄	136
気分障害	295
起立血圧試験	106
起立失調症状	104
起立性調節障害	104
——サブタイプの診断基準	108
——診断基準	105
起立直後性低血圧	106
偽神経学的症状	194, 200
虐待対応	306
虐待防止協会	307
虐待防止センター	307
吸入ステロイド薬	143
求心性視野狭窄	228
急性蕁麻疹	152
急性非リンパ性白血病	253
急性リンパ性白血病	253
巨大結腸症	127
恐怖	285
恐怖不安	252
強迫観念	289
強迫行為	290
強迫症状	290
強迫神経症	276
強迫性障害	289
——の治療	291
教育ネグレクト	309
境界知能	236
近親姦	309
緊張や不安	30

く

クロミプラミン	291

け

ケア・治療	312
下剤の乱用	180
下痢軟便型	126
系統的脱感作法	23, 65
軽度 MR	268
軽度発達障害	13
携帯電話	316
警告反応期	6
血小板減少	256
権利侵害	307

幻覚	303

こ

コミュニティー	306
コラージュ療法	57
コンサルテーション	73
コントローラー	143
コンプライアンス	8
子育て援助	71
子育て支援	71
子ども虐待	306
呼吸困難	137
孤独不安	252
誤嚥	139
広汎性発達障害	127
交通事故などの被害	315
行為障害	127, 243
行動科学理論	56
行動療法	56, 133
抗潰瘍剤	34
抗コリン薬	122
抗生剤	154
抗ヒスタミン薬	149, 155
抗利尿ホルモン	115, 121
紅斑	145
紅皮症	145
高機能広汎性発達障害	75
高機能自閉症	275
構造化面接	46
骨幹端骨折	308

さ

サーカディアンリズム	221
詐聴	231
在宅ケア	315
三環系抗うつ薬	121, 122
産後うつ病	312
算数計算障害	270

し

シェイピング法	23
思春期軽度発達障害	13
思春期心身症	12
思春期における肥満治療の指針	162
次世代育成支援対策推進法	71
自記オージオメトリー	233
自己感の発達	314
自己尊厳感	267
自己破壊的な行動	315
自己評価	315
自己誘発性嘔吐	177, 180
自殺念慮	174
自閉性障害（自閉症）	242

自律訓練法	57
自律神経機能検査	107
自律神経失調	104
児童虐待	75, 96
児童虐待防止等に関する法律	307
児童相談所	76
児童福祉法25条	307
時間療法	223
失感情症	54
疾病教育	180
疾病利得	8
質問紙法	47
社会環境	305
社会恐怖	285
──の診断基準	286
──の治療	286
社会性獲得	150
社会的動物	305
若年性糖尿病	13
周期性嘔吐	167, 170
周期性嘔吐症	33
──の臨床的特徴	169
純音聴力検査	233
小児型慢性疲労症候群	259
小児気管支喘息治療・管理ガイドライン	135
小児心身症	263
小児特定疾患カウンセリング料	39
小児のポルノ	309
小児売春	309
小児肥満症	160
──の診断基準	160
──の行動療法	161
消化管運動機能障害	83
消去	23
症状・問題の持続性	42
条件反射	22
常染色体優性遺伝	203
情緒ネグレクト	309
情報提供者	43
情報の信頼性	42
食行動	158, 174
──異常	179, 192, 193
食事指導	180
食事日記	183
食事療法	160
食品添加物	153
食物アレルギー	146, 153
食物依存性運動誘発性アナフィラキシー	152
食物経口負荷テスト	146
食欲抑制剤	161

心因性意識障害	194
心因性運動障害	194
心因性嘔吐	92
心因性咳	140
心因性咳嗽	100
心因性痙攣	194
心因性視覚障害	226, 229
心因性聴覚障害	231
心因性腹痛	92
心因性歩行障害	195
心気症	4, 297
──の診断基準	299
心身医学的アプローチ	5
心身医学療法	39
心身症	3, 15, 266
心身相関	59, 88, 150
心理検査	46, 47
心理社会的要因	5, 50
心理的虐待	309
身体化症状	315
身体化障害	4, 194, 297
──の診断基準	196
身体醜形障害	298, 299
身体症状	5
身体的虐待	308
身体表現性障害	4, 241, 297
信頼関係	30
神経症的登校拒否	104, 110
神経性過食症	93
神経性咳嗽	100
神経性習癖	130
神経性食欲不振症	93, 173
神経性大食症	173, 181
神経性無食欲症	181
神経調節性失神	106, 109
神経伝達物質	283
診断面接	46
蕁麻疹	151

す

スキンケア	148
スクラッチテスト	139
ステロイド外用薬	141, 149
ストレス	6, 132, 227
ストレス食い	45
ストレッサー	4, 7
睡眠驚愕障害	214
睡眠障害の国際分類	222
睡眠相後退症候群	221
睡眠導入剤	223
睡眠遊行	214, 215

せ

セルフモニタリング	24

索引

生活指導	160
生活習慣病	157
生体防御反応	6
生体リズム	221
生物学的(遺伝的)素因	50
生命・身体的傷害・後遺障害の危険	311
成長曲線	313
性格検査	47
性交	309
性的嫌がらせ	309
性的虐待	309
性的サディズム	309
性被害	315
青斑核	287
精神遅滞	277
精神的な危険	311
精神分析	21
精神力動	194
精神療法	282
――的アプローチ	284, 289
摂食障害	173
摂食調節因子	175
説明	312
遷延性起立性低血圧	107
全身骨撮影	313
全身性アナフィラキシー	154
全身適応症候群	6
全身の症状	29
全人的医療	53
全般性不安障害	283
――の診断	284
前頭葉てんかん	197, 217
喘息増悪機序	136

そ

早期発見	311
総合的支援計画	315

た

タイムアウト法	23
ダニ	140, 146
多重人格障害	301
体位性頻脈症候群	106
対象恒常性	20
対人恐怖	285
対人空間	37
退行	315
大うつ病性障害	242
大脳神経細胞	258
大脳辺縁系	6, 215
代理人によるほらふき男爵症候群	308
第二次性徴	76
第二次反抗期	76
脱毛	130
脱抑制型	314
単純性運動性チック	204
単純性音声チック	204
単純性肥満	157

ち

チック症	100
チック障害	202
治療的信頼関係	53
治療的沈黙	35
知能・発達検査	49
中枢・末梢自律神経系調節機構	106
注意欠陥/多動性障害	75, 127, 206, 243

つ

通告	311

て

てんかん	207, 258
テタニー型痙攣	97
テレビ	316
デスモプレシン	122
手洗い強迫	268
低栄養	179
――状態	177
抵抗	22
抵抗期	6
適応障害	240
転移	22
転換型心因性視覚障害	226, 227
転換性障害	4, 96, 194, 297
――の診断基準	196
転換ヒステリー	297

と

トークンエコノミー法	23, 65
トゥレット障害	202
トラウマ	314
ドクターショッピング	30
ドパミンD_2受容体	203
ドパミントランスポーター	273
ドメスティックバイオレンス	196
ドライスキン	145, 148
投影法	48
疼痛性障害	4, 297
盗癖	174
統合失調症	242, 291, 302
頭部 MRI	229
闘争と逃走	6
特定不能の摂食障害	181
特別支援教育	279
突発性ジスキネジア	207

に

ニトラゼパム	219
二次性遺糞症	129
二次性夜尿症	119
二次的な不適応	279
――行動	264
乳酸	287
乳酸負荷	287
乳児揺さぶられ症候群	308
乳糖不耐症	86
認知機能	10
認知行動療法	291

ね

ネグレクト	308

の

脳幹(橋)	215
脳循環調節異常	109
脳波異常	313

は

ハロペリドール	211
バーチャルリアリティー	316
パニック障害	287, 288
――の診断	288
パニック発作	289
――の診断基準	289
パラドックス技法	24
肺機能検査	137
排出行動	178
排泄障害	115
排便障害	84
廃用性萎縮	197
曝露反応妨害法	23
箱庭療法	57, 62, 231
白血病	253
発達課題	305
発達障害	193, 263
発達性 Gerstmann 症候群	270
抜毛	130
抜毛症の臨床類型と治療技法	133
反抗挑戦性障害	127
反芻性障害	192
反復性腹痛	34, 90
半構造面接	46
犯罪被害	315
版権	50

ひ

ヒスタミン	152
ヒステリー	297
ビタミンB_{12}	223
ピークフロー(PEF)モニター	138
ひきこもり	104, 174
否認	314
肥満	157
肥満恐怖	179
非観血的連続血圧測定装置	106
非構造化面接	46
非ステロイド性抗炎症外用薬	149
非ステロイド性消炎剤	154
非転換型心因性視覚障害	226, 227
疲憊期	6
被害を繰り返す危険	311
脾臓摘出術	257
鼻炎	139
光療法	223
表情と動作	37

ふ

フィナプレス起立試験	108
フルオキセチン	185
フルボキサミン	185
フローボリューム曲線	137
プライマリ・ケア	14
プリックテスト	139
不安	285
不安障害	15, 240, 283
不安神経症	276
不潔恐怖	268, 276
不自然さ	312
不定愁訴	110, 111, 272
不適切な環境	32
不登校	16, 104, 110, 264
——感情	100
——の治療	244
——の病態生理	236
部分的覚醒状態	216
舞踏病	207

へ

副腎皮質ステロイド薬	155
副鼻腔炎	139
腹痛	83, 84
複雑性運動性チック	204
複雑性音声チック	204
分離不安	315

へ

ペーパーバッグ法	98, 99
ペドフィリア	309
扁桃体	216
偏食	192

ほ

保健ネグレクト	309
保険診療	38
保護	311
保湿薬	148
哺育障害	191
母子相互関係	74
母子手帳	313
母性剥奪	17
包括的医療	253
包括的ケア	253

ま

マネージメントモデル事業	307
麻痺	195
慢性ITP	256
慢性骨髄性白血病	253
慢性疾患	252
慢性蕁麻疹	152
慢性特発性血小板減少症	256
慢性疲労症候群	259

み

民間団体	307

め

メディア	316
メラトニン	223
面接	43

も

毛孔性小丘疹	145

妄想	303
問診票	43

や

やせ	45, 173, 175, 180
夜驚症	214
夜尿	116
夜尿アラーム	122
夜尿症	115
——児	116
薬物の問題	316
薬物療法	282

ゆ

輸液	171
遊戯療法	57, 88, 133, 231, 316

よ

予防	311
養育	282
抑制型	314

ら

らせん状視野	228
ラポール	53

り

リスク因子	312
リフレーミング技法	24
リラクゼーション法	57
リンパ球・好酸球系	136
良性部分てんかん	217
臨戦態勢	314

れ

レイプ	309
レプチン	157
レリーバー	143
連携	312

ろ

ローマII診断基準	85
ロールプレイ	24
露出症	309
肋骨骨折	308

欧文索引

A

AD	145
AD/HD	243, 265, 267, 272, 273
ADHD-RS	274
AN	173

B

anorexia nervosa	173
ANの家族への説明	183
β_2刺激薬吸入	141
β-エンドルフィン	96

β受容体	96
Battered Child Syndrome	307
bed-sheet technique	102
BN	173
——の家族への説明	184
——の患者への対応	184

bulimia nervosa		173

C

Caffey	307
CBCL	274
Cough variant asthma	101
CT	313
cyclic vomiting	167

D

dysgraphia	270
dyslexia	269, 270

F

fight and flight	6
Finapres	106

H

HFPDD	267
Hyperventilation Syndrome	95

I

IBS	83
IC	254

K

Kempe	307

L

LD	265, 266, 269

M

Manningの診断基準	85
MRI	313
Munchausen Syndrome by proxy	308

O

OD	105, 110

P

PEFメーター	141
posttraumatic stress disorder	292
PTSD	292

R

RAP	90
RSウイルス	139

S

Shaken Baby Syndrome	308
SpO_2	141

V

vocal cord dysfunction	140

よくわかる子どもの心身症―診療のすすめ方

ISBN4-8159-1669-1 C3047

平成15年9月5日　第1版発行

編　　集	星　加　明　徳
	宮　本　信　也
発 行 者	松　浦　三　男
印 刷 所	三報社印刷株式会社
発 行 所	株式会社　永　井　書　店

〒553-0003　大阪市福島区福島8丁目21番15号
　　　電話(06)6452-1881(代表)/Fax(06)6452-1882
東京店
〒101-0062　東京都千代田区神田駿河台2-10-6(7F)
　　　電話(03)3291-9717(代表)/Fax(03)3291-9710

Printed in Japan　　©HOSHIKA Akinori, MIYAMOTO Shinya, 2003

- 本書の複製権・翻訳権・上映権・譲渡権・公衆送信権（送信可能化権を含む）は株式会社永井書店が保有します。
- JCLS＜㈳日本著作出版権管理システム委託出版物＞
本書の無断複写は著作権法上での例外を除き禁じられています。複写される場合には、その都度事前に㈳日本著作出版権管理システム（電話03-3817-5670，FAX 03-3815-8199）の許諾を得て下さい。